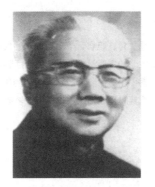

关幼波肝病杂病论
（第二版）

审订　关幼波
主编　赵伯智

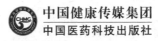

中国健康传媒集团
中国医药科技出版社

内 容 提 要

　　关幼波教授悬壶济世六十载，对肝胆病、杂症及危重症的治疗有着独到的见解和丰富的临床经验。本书记录整理了关老的主要学术思想和他治疗肝胆病、杂症及危重症的单方、验方，并通过精选验案和对验案中用药的分析展示了关老的用药经验，具有很高的学术价值和临床指导意义，对从事中医药科研及临床工作者颇有教益。

图书在版编目（CIP）数据

　　关幼波肝病杂病论/赵伯智主编 . —2 版 . —北京：中国医药科技出版社，2013. 2
　　ISBN 978 – 7 – 5067 – 5883 – 3

　　Ⅰ. ①关… Ⅱ. ①赵… Ⅲ. ①肝病（中医）– 中医学 – 临床医学 – 经验 – 中国 – 现代 Ⅳ. ①R256. 4

　　中国版本图书馆 CIP 数据核字（2013）第 001245 号

美术编辑　　陈君杞
版式设计　　郭小平

出版　**中国健康传媒集团**｜中国医药科技出版社
地址　　北京市海淀区文慧园北路甲 22 号
邮编　　100082
电话　　发行：010 – 62227427　邮购：010 – 62236938
网址　　www. cmstp. com
规格　　710 × 1020mm¹⁄₁₆
印张　　21¼
字数　　361 千字
版次　　2013 年 2 月第 2 版
印次　　2023 年 6 月第 4 次印刷
印刷　　三河市百盛印装有限公司
经销　　全国各地新华书店
书号　　ISBN 978 – 7 – 5067 – 5883 – 3
定价　49. 00 元

本社图书如存在印装质量问题请与本社联系调换

获取新书信息、投稿、为图书纠错，请扫码联系我们。

余自幼即先父习月泛学医，攻读四书五经、四部
经典著作，迄今业医五十年余，但所学无术，
但求将达广大患者之需求。
为医者不能以君道为自荣，而需明医而自慧。
社会在发展，科学在进步，中医以何进一步提高，
我辈任重而道远，必须精择善者语择善，在先哲
指导下，不断创新，在临床及理论有所发明，则中
医若途自尊乐观也。
弟子赵伯智保勇等人，将我临床及学术极见案
基成册以作引玉之举，盼诸同道面海全将
以学要山壑以自勉谨作数语以为序。
此之阅易段

编委会

再版前言

关幼波教授悬壶济世一生，循古而不泥古，发扬而不离宗，不论对肝胆疾病，还是对杂病以及危重症的治疗都有独到的见解和丰富的经验。

关幼波教授说过："我的知识生不保留，死不带走。"为了发展中医学事业，他毫不保留地传授宝贵的临床经验，著书讲学、门诊带徒，口传心授，医德高尚。1978 年出版的 23 万字《关幼波临床经验选》，在国内外影响很大，在台湾也多次被翻印。这本《关幼波肝病杂病论》是在前者基础上，在关幼波教授亲自指导下加以整理、充实于 1994 年完成的。今又再版，只为弘扬训医学事业，同时缅怀关老诞辰 100 周年。本书共分以下三章节。

第一章，重点介绍了关幼波教授的主要学术思想，并作为阅读肝胆疾病与杂病章节的引导。

关幼波教授重视气血在辨证施治中的地位和作用，提倡以阴阳为总纲，下设气血、表里、寒热、虚实八纲，合为十纲，以十纲辨证施治，使之更为完备、充实；主张以十纲辨证结合脏腑辨证，一统六经、卫气营血、三焦辨证，以达执简驭繁、推陈出新之目的。

丰富和发展了"痰瘀"学说，也是关幼波教授的主要学术思想之一。他的"痰瘀同源"学说，抓住痰、气、瘀病理变化的实质，而且为治疗顽疾怪症、肝胆疾病、杂病及慢性疾病开辟了新的治疗思路。

第二章，重点介绍了"肝病大师"关幼波教授治疗各种类型病毒性肝炎、肝癌、肝脏代谢性疾病、寄生虫病及肝病常见症状如胁痛、腹胀、痞块等独特的临床经验。

第三章，主要介绍了关幼波教授治疗杂症与疑难重症的临床经验，体现了他重视气血辨证、活血化痰、扶正固本等学术思想以及独到的体会。大部分为内科杂症，也有部分妇科、皮外科、眼科学疾病等。

限于我们的水平，本书还不能全部反映出关幼波教授的学术思想及宝贵的临床经验，也难免有错误和不当之处，肯请中西医同道批评指正。

编者
2012 年

目录

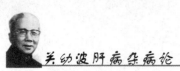

第一章

关幼波主要学术思想

第一节　辨证施治特色

关老认为辨证施治的要点，在于"善乎明辨"。对于疑难重症的治疗，他的思路尤为敏捷，常有药到病除之效。根据西医学的发展，现代化检测手段的完备，结合多年的临床实践生涯，对辨证施治突出以下几点。

一、治病求本

一般来说，正气为本、邪气为标；病因为本、症状为标；原发病为本、继发病为标；旧病为本、新病为标。急则治标，缓则治本，标本俱急则标本同治，这是通常的法则。关老则更为重视人体的内在因素，因为任何疾病的发生，不外"邪""正"相争的过程，邪是外因，是条件；正是内因，是根本。贵在明辨邪正的关系，以立扶正祛邪之大法，或以扶正为主，或以祛邪为主，或先攻（祛邪）后补（扶正），或先补后攻，或攻补兼施。首要前提，在于调动人体正气（内因）以祛邪（外因）外出。

关老在治疗肝炎中，急性肝炎多为正气未虚，以祛邪为主，祛邪即以扶正，在恢复期用健脾舒肝丸、滋补肝肾丸以扶正巩固。慢性肝炎中多属正虚，以扶正为主祛邪为辅。对于慢性乙型肝炎的治疗。关老不同意应用大量清热解毒药物徒伤正气，而主张以扶正为主佐以解毒祛邪。又如在治疗肝硬化腹水时，关老提出以扶正为本为常法，以逐水为标为权变，勿以舟车丸等峻猛逐水之法，扬汤止沸徒伤其正；勿以虻虫、水蛭等破瘀攻伐之品雪上加霜，而以扶正为主，叫做见水不治水，见血不治血，健脾益气以扶正，气旺中州运，无形胜有形，既以无形之气，胜有形之血水。

正气亏虚不仅是病损害的结果，也可成为致病的原因，以致病情缠绵、而反复不愈。因此，关老非常重视正气亏虚的原因，强调必须分清是"因病而虚"还是"因虚而病"，前者当以祛邪为主，后者当以扶正为先。在慢性肝炎辨证施治篇中，关老突出了一个"气虚血滞"的证型，以用区分通常的因病而虚的"气滞血瘀证"，强调是由于正气的虚损，气虚无以运血，而致血滞血瘀，采用补气扶正为主，以血活瘀散。

在治病求本中，他还非常重视气血化生之源、运湿之枢纽的后天之本——脾胃的脏腑功能。不仅在肝病的治疗中，"见肝之病，当先实脾"，提出了"调理肝、脾、肾，中州要当先"的治则，在各科杂病的辨证施治中，也极为重视健脾运化，以固"后天之本"。在一些危重疾病，如肝癌，强调以扶正为主，祛邪为辅，而不宜于破血消癥之品以及苦寒伤胃之剂，而注意调理脾胃，此乃"有胃气则生也"。

二、辨证与辨病相结合

关老不仅博彩中医各家之长，而且重视吸取西医之长，致力于发展中西医结合的事业。中医对疾病的治疗采用辨证施治，而随着医学事业的发展，现代检测技术的应用，新的疾病不断发现，过去一些未被认识的疾病现已被科学证实，这就为中医学提出了新课题。有人做了统计，中医病名现有 3671 个，而西医学病名已达 1 万种，目前中医的病名已难于适应西医学的需要。为此，他把西医的病名和中医的辨证相结合，就是采取辨证与辨病相结合进行施治。

脂肪肝，中医没有这个病名，关老针对本病的特征，根据中医的病因病机，辨证与辨病相结合，明确提出以"痰湿证"进行治疗，取得显著效果；淋巴肉芽肿一病，即不同于中医的"瘰病"，又不同于"瘿瘤"，根据中医的病因病机，不外气、痰与瘀血相互凝聚而致，在治疗中以理气活血化痰软坚为主，结合病情进行治疗，收效显著；原发性血小板减少性紫癜，以调补气血为主，健脾以生气血之源，佐以清凉血而疗效卓著。又如对肝吸虫病，采用辨证与辨病相结合，整体治疗，同时伍以明矾、鸦胆子粉治疗，而且鸦胆子用于治疗肠道滴虫、阿米巴痢疾、疟疾、滴虫性阴道炎等，同样疗效卓著，值得进一步研究推广。

三、辨证与辨症相结合

从中医的现状来看，一病多名、一名多病的现象普遍存在。如黄疸一病，又名黄瘅，《金匮要略》有谷疸、酒疸、女劳疸、黑疸之分，宋《圣济总录》有九疸，三十六黄之分。膨胀一病，有水蛊、蛊胀、膨胀、蜘蛛蛊，单腹胀等，又可分为气鼓、血鼓、水鼓、虫鼓等。是谓一名多病；如瘿瘤一病，又有瘿、瘿气、瘿瘤、瘿囊、彩袋之称。积聚一病，又有伏梁、息积、癥、肥气、息贲、肠覃、息肉等病名。可谓一病多名。

由于一病多名，一名多病，造成了病、证、症的混乱，难于适应现代临床的需要。辨证的目的在于论治，关老赞同徐大椿"症者，病之所见也"的观点，重视患者的症状与体征，采用辨证与辨病、辨症（客观指征）相结合进行施治。

如对慢性肝炎的治疗，因慢性肝炎病程长，大多经过中西医多种治疗，肝功能反复波动不愈，而临床表现也是多种多样，有的以实证为主，有的表现为虚证，有的虚中夹实，湿热未清，正虚邪实，病情复杂，加上个体差异性，病情轻重及阶段性的不同，如果简单固定几个证型，就不能充分发挥中医辨证施治的特点。他提出根据中医的基本理论，抓住疾病各个阶段的主要矛盾，以确定治疗方案，拟定了十种证型，而这十种证型又非固定不变，十种证型的症见，即可单独存在，也可兼夹而至，前后交错或相互转化，要重视患者症状体征的变化，根据症状的表现进行辨证施治，即掌握原则性，又有灵活性。在慢性肝炎患者中，可以继发或同时并发有其他疾病，如胆囊炎、胆道感染、脾功能亢进、脂肪肝、关节炎、肾炎、感冒等等，采用辨证与辨症相结合。如肝病合并糖尿病的治疗中，关老认为一般糖尿病（消渴）多为阴虚燥热所致，而肝病合并消渴多是由于湿热所致，脾为湿困，湿从热化，湿热阻滞三焦，热重于湿的变证。与典型的消渴不尽相同，典型的三多一少见症见较少，根据症状所见，可分为湿热偏于中上二焦，以消渴善饥为主，病情较轻；湿热偏于中下二焦，以善饥多尿为主，病情较重。治疗以治肝病为主，根据不同的症见，辨证与辨症相结合进行施治。又如有的肝病患者，通过超声波检查发现脾大、多囊肝、肝血管瘤、胆石症等等，关老根据病情轻重，标本缓急，采用辨证与辨症相结合，或以软坚散结，或以养血柔肝，或以活血化瘀，或以清热利湿排石等法则兼以施治。

采用辨证与辨症相结合，而使辨证施治更加客观充实，且取得显著的治疗效果。

四、微观辨证与宏观辨证相结合

综上所述，泛指宏观辨证，除了宏观辨证外，关老很重视微观辨证。在临床上往往可以出现"无症可辨"，有的患者肝病症状很明显，而肝脏损害轻微，有的肝功能损害严重而无明显自觉症状，有些疾病如肿瘤，早期可无明显外在表现，一经发现则病势急转直下。随着西医学的检测手段完备，增加了辨证信息，中西合参，也就是针对一些客观检测指标，采用微观辨证弥补了宏观辨证的不足。

在肝病治疗中，除了宏观辨证施治外，还应针对生化检测指标，与微观辨证相结合。关老针对黄疸指数增高，属于湿热毒邪蕴于血分；谷丙转氨酶增高，多为湿热毒邪较重；麝香草酚浊度增高在急性期多为热盛于湿，而且入于血分。慢性期多为肝肾阴血虚损；澳抗阳性，多为正虚余毒未清等等，分别辅以相应治疗。

再如重症肝炎合并肝昏迷，病情凶险，死亡率高，除了密切观察黄疸、体温、神志的变化外，并应密切注视生化指标的微观检测，如胆酶分离，血氨、凝血酶原等变化，以早期判断，并结合宏观辨证，属于热盛者重用清热解毒之品，根据西医学检测证实，中药清热解毒之品多有抑菌、杀菌、减毒之效，并可用安宫牛黄丸、加羚羊粉以清肝平逆；属于湿痰蒙闭者，可用局方至宝加芳香化浊之品。一经出现早期肝昏迷，则应中西医结合积极救治。对于已现脱证者，当慎用或禁用开窍药，而又当以扶正固脱为要。

采用微观辨证，充实了中医的辨证施治的客观性和科学性。不仅如此，关老根据西医化验客观指数及声像检测结果，结合中医的特色把他治疗肝炎和脾胃病的经验，率先输入到电子计算机诊疗系统。为中西医结合，用电子计算机进行中医辨证施治，开辟了先河。

五、三因治宜，贵在知常达变

人与大自然是一个整体，关老非常重视天人合一，因人因地因时的三因治宜，贵在知常达变。

季节气候、地理环境、个体差异的不同，对疾病的发生与发展密切相关。用药的寒热温凉要适应四季的变化，治疗法则的实施，要因地而行、因人而异。

在冬季治疗肝硬化腹水患者，黄芪曾用到160克，以达"治水先治气，气行水自制"。在赴新加坡参加国际中医学术交流会上，针对东南亚气候潮湿的地理特点，对乙型肝炎的治疗，提出以三仁汤为主进行化裁治疗。他认为脑力劳动者多为阴血虚损，对待女性患者，重视月经的变化。同一种疾病，由于民族的不同，地区的不同，在用药及药量上也有不同。

以上仅举几例说明，他以中医的基本理论为常法，要三因治宜，贵在知常达变。再如，随着时代的发展，医疗条件的改善和人民生活水平的普遍提高，外感风寒的患者很少有典型的六经传变的症见；外感风热的患者，除了一些急性传染病外，也很少出现逆传心包和伤营动血的症见，一经感冒不仅吃中药而且服西药。因此，对于感冒的治疗，他有自己独特的治法。他常说，风吹过后留下来的是尘土，因此要清理尘土。在解表清热的同时，加入赤芍、生地、丹皮等凉血活血之品，对于外感咳喘在治疗时，也是从一开始就加入了凉血活血之品，以清理"尘土"，在无里热时可起预防作用，里热已成，又可起治疗作用，与辛凉、辛温药物相伍，疗效显著，并无引邪入里之危险，反可防患于未然。从治感冒、咳喘，也可看出关老三因治宜，贵在知常达变的治则应用，不仅根据因人、因地、因时治宜，而且随着时代的发展，依据中医的基本理论，结合现今之实际，而变通发展。

六、重视调动疗法

通过调动人体潜能，调动神经系统的应激能力，以调整平衡，也就是通过调动人体的积极性，达到治疗和战胜疾病的能力。

关老曾治疗一个特殊男性患者，由于涉水受凉，养成了走路必须用手托其阴囊的习惯，而且久经治疗无效。关老不用药物，而是采用调动疗法，让患者走路时用手揪耳朵，并嘱要密切观察耳朵的变化及注意要点，病人认真按关老的要求去做，精力集中在上部而忘记了下部，不久，居然治好了走路用手托阴囊之病。诸如此类，不胜枚举。他很重视保护性医疗，擅于解除患者的思想负担，鼓励患者树立战胜疾病的信心，经治患者悲观而来，高兴而去，调动了人体的积极性，达到治疗疾病的作用。

关老还很重视养生之道，其中最主要的是不能随便消耗精神，不为七情所伤，要心情舒畅，要劳逸结合（包括气功锻炼），不为名利所惑，不为金钱所动。要有云水的风度，心襟开阔，"宰相肚里能撑船"；要有松柏的精神，在风寒中磨练，才能树立坚强的意志。只要持之以恒，自能健康长寿。

调动疗法，注意养生，以及气功锻炼等也是中医辨证施治中有特色的方法之一，而达扶正祛邪之本，可收事半功倍之效。

第二节 十纲辨证施治

八纲是辨证施治的理论基础之一，其中"阴阳"是区分病证类型的总纲；"表里"指疾病部位的深浅；"寒热"指疾病的性质；"虚实"指邪正的消长。八纲是临床对病理、辨证、治疗的纲领，自古延至而今。

关老循古而不泥于古，在长期临床实践生涯中，借鉴古代医家之长，结合西医学的发展，重视气血辨证。八纲辨证与气血息息相关，除了八纲之外，认为确有必要突出"气血"在辨证施治中的地位和作用，力倡以十纲进行辨证施治，即以阴阳为总纲，下设气血、表里、寒热、虚实八纲。

一、审证必求因，当在气血寻

引起人体发生病变的原因，不外内因、外因和不内外因。外因是致病的条件，内因是变化的根本。"邪之所凑，其气必虚"，说的是内因正气虚弱，才得以发病，而正气是指人体健康情况，抵抗和战胜疾病的能力。古人把精、气、神视为人体活动的根本，精充、气足、神全是健康的保证，是正气内存的体现，精亏、气虚、神耗是正气虚弱、致病与衰老的原因，故把"精、气、神"称为人体的三宝。精气神不但是同源，而且相互资生、相互作用，而气血是之核心。

《灵枢·本藏》篇说："人之血气精神者，所以奉生而周于性命者也。"说明了气血精神的重要性。人体的精神状态是脏腑机能活动的外在表现，《素问·八正神明论》中说："血气者，人之神，不可不谨养。"说明气血是人体脏腑活动的物质基础。因此，精气神是人体活动的根本，是健康的保证，而精气神的核心在于气血。

人体的皮毛、筋骨、肌肉、五脏六腑、四肢百骸没有血的营养，就不能产生活动。而血液的调和与循环不息，与气又密不可分，古人有"气为血帅"、"血为气母"之说。人体的一切活动，无不依赖气的推动，五脏六腑之间的功能与协调，有赖于气的充养。《素问·六元纪大论》说："故在天为气，在地成形，形气相感，而化生万物。"人体要把后天水谷精微形成体内的精、血、津液等物质来营养全身，必然要通过"气"的生化作用；而这些物质之所以能使脏腑或器官有活动能力，也要通过"气"的生化作用。

"中焦受气，取汁变化而赤，是谓血"，血随气而行，气又必须在血的基础上，才能发挥其生化运动功能。两者互相依赖，互相促进，含有阴生阳长之义，气血充足，阴平阳秘，才能精充神全，身体健壮；气血失调，阴阳失去平秘而出现一系列病证。正如《内经》所说"阴平阳秘，精神乃治，阴阳离诀，精气乃绝"。

从病因来说，外因是条件，内因是根本，内因是指人体的正气，而正气的物质基础，在于气血的充实与条达。"百病生于气也"，"血为百病之始"。

二、辨证明病机，气血为主题

疾病发生的部位，不外表里出入、上升下降的变化；疾病的性质和发展，不外寒热进退的相互转化，正虚邪实的相互交错，气血阴阳的相互失调等。而从病理变化的总体来看，不外邪正的消长与阴阳失调的变化。

邪正的消长，与阴阳失调的变化，离不开气血的平衡与失调。气属阳，血（包括阴、津液）属阴，清代唐宗海认为阴阳就是水火、水即化气，火即化血，人身气血，各具阴阳之性，互为其根，以维护人体的健康，气血失调，则阴阳不和而诸病蜂起。

气血失调不外乎气虚、气滞、气逆、血虚、血瘀、出血等的病理变化，这既是疾病所致的效果，又是再致病的原因，且气病可伤血，血病可伤气，气血失调都可造成人体各脏器官失之充养，根据脏腑生理功能的特点不同，而出现各种不同的病理变化，并与表里出入、上下升降、寒热进退、邪正虚实、阴阳盛衰等一系列病理变化和症状息息相关。气血充足、气血条达则正气充实，阴平阳秘。

古人云：“邪气盛则实”、“精气夺则虚”、“正气存内，邪不可干”。正气充实，也就是气血充实条达则病邪不能由表入里，或可不发病。正不胜邪，则表邪可入里内陷，如正气虚弱或攻伐太过，耗气伤血，则势必伤及脏腑功能，而导致由实转虚；正盛邪去则里病可以出表；正气虚弱，脏腑功能失调而出现各种各样的上升、下降失调的病理变化。如脾的清阳之气不能上升，就出现腹泻，甚至内脏下垂等脾气下陷的病证。胃的浊阳之气不能下降，而出现嗳气，呕恶等胃气上逆的病证。若心火上炎，肾水亏虚，水火失济，就会产生心悸、失眠、梦遗等一系列心肾不交的病证。

气虚泛指五脏之气而言，主要是少气懒言、语言低微、乏力自汗，舌淡脉弱。根据脏腑之功能不同，而有不同症状；气滞泛指脏腑气机不畅而言，主要是胸、胁、脘腹胀满疼痛，临床以肝郁气滞为多见，其次为肺和脾胃气机壅滞；气逆泛指脏腑气机失调，向上冲逆而言，主要是咳喘、嗳气、呃逆、呕吐等，临床以肺胃之气上逆为多见，其次为肝气上逆而致眩晕、头痛、以致昏仆、呕血等；血虚以心、肝、脾三脏证候为多见，其共有症状是面色萎黄或苍白、手足麻木、女子月经涩少、唇、舌、甲色淡无华、脉细弱；血瘀泛指各种原因所致血脉瘀滞不通，甚至凝聚成块而言，其共有症状是：痛有定处，刺痛或钝痛，按之加重，或局部肿块、或局部麻木、肌肤甲错、面目黧黑、唇舌暗或有紫斑，脉涩；出血泛指各种原因致血液离经，产生吐血、衄血、咳血、便血、尿血、崩漏等失血而言，不外气不摄血、热迫血行、阴虚火动和气逆迫血与外伤等原因。气虚属虚，气滞属实。血虚属虚、血瘀属实。血虚多兼气虚；气郁、气逆也会导致血瘀和出血。

《素问·刺志论》说：“气实者，热也；气虚者，寒也。”气血各具阴阳之性，寒为阴气偏盛，属于功能的病理性衰退；热是阳气偏盛，属于功能的病理性亢进。热可以由于阳（气）盛，也可以由阴（血）虚；寒可以由于阴盛，也可以由于阳衰。由热转寒，多由正气耗伤，病趋恶化；由寒转热，除表寒入里化热外，多为正气渐复，病趋向愈。

总之，关老认为，疾病发生的病理及其发展转归，气血为枢机，离不开气血这个主题，都离不开气血的充实与亏虚，气血的条达与瘀阻。如在血证篇中，他提出了血病必及气，气病血必伤，气充则血足，气失血濡则成“燥气”、“浮气”，成为贼害机体的“病气”。治血必治气，气实者应当清气降气，虚者当补中升陷，气充以摄血，气和血归经，方可达止血之目的。又如在黄疸、胆囊炎和胆石症的辨治中，指出黄疸以阳黄为多，为常证，阴黄者居少，为变证。黄疸的发生，是因湿热（或寒湿）瘀阻血分，致胆汁不能循常道而外溢于肌肤；若感受寒湿之邪，或脾阳素虚，湿从寒化，痰湿瘀阻血脉则成阴黄。若湿热阻于气分，为病情尚轻，病位尚浅，胆汁尚能循经而行，则可以不出现黄疸。故在黄疸的治疗中，提出治黄的三个要点之一，就是"治黄必治血，血行黄易却"的治疗原则。

综上所述，气血的调和与条达，是正气充盛之本，又是病理变化与转归的枢机，所以辨证的主题在于气血，气血调和与条达，则正胜邪祛百证皆息。故提出"辨证明病机，气血为主题"的论点。

三、治病必治本，气血要遵循

《素问·阴阳应象大论》说："审其阴阳，以别柔刚，阳病治阴，阴病治阳，定其血气，各守其乡，血实宜决之，气虚宜掣引之。"说的是辨证施治必须审查是阴证还是阳证，以区别病邪是在气分还是在血分，并提出了相应的治疗原则。《素问·至真要大论》又说："谨守病机，各司其属，有者求之，无者求之，盛者责之，虚者责之，必先五脏，疏其血气，令其调达，而致和平。"说的是治病求本，治病的主要关键之一，是疏其血气，令其通畅条达，而致于正常。

历代医家对气血在辨证施治中的作用都很重视，并有所发展。明代汪机认为阴不足即血不足，阳不足即气不足，他以调补气血为主导，继承了朱丹溪之学说，从"阳有余，阴不足"之中，着重于阴中之阳不足，采取以补血之气，使阳气充足，以化生阴血。

明代李中梓在水火阴阳论中说"人身之水火，即阴阳也，即气血也。无阳则阴无以生，无阴则阳无以化"。

明末喻昌提出"大气论"，认为人体的形成及其一切生理活动，都是依靠气来支持的，全赖胸中的大气，而荣气、卫气、宗气、脏腑之气、经络之气等，都必须在胸中大气的统摄下，才能各自发挥功能，而形成全身的统一活动。若大气一衰，便"出入废、升降息、神机化灭，气立孤危了"。

清代张璐认为，血在人体正常情况下，因其清浊不同而发生不同的作用，源虽为一，析则为三：一者和调于五脏，而为守脏之血；一者洒陈于六腑，而为灌注之血；一者流行于百脉，而为营经之血。由于血在人体内运行不息，各有专司，互不相失，因而"阴平阳秘"。

徐大椿重视保护元气和防止元气受损，认为元气（包括元阳和元阴）寄于命门，是人体最根本的东西，元气充沛则根本巩固，元气衰惫则根本动摇。元气根于命门，而与各脏腑互相连属，只要能保持各脏腑间的正常关系，使元气有所依附，便能充沛全身而抵抗疾病。只要辨证准确，不使脏腑受到损害，元气自然得以保存无虞。他所说的元气，即为真气，也就是正气。

王清任治病以气血为主，王氏认为治病的要诀，在于明辨气血，不论外感内伤，起病原因虽多，但所伤者无非气血而已。他在治疗时采取活血与理气互相结合，补气消瘀是王氏临证研究较突出的心得，重用黄芪以去瘀，他在辨证施治中以气血为主，给后人以很大启迪。

关老融贯各家之长，结合临床实践，认为"治病必治本，气血要遵循"，紧紧遵循调理脏腑的气血这个关键，才能祛邪达表，升降和谐，寒解热消，正盛邪祛，阴平阳秘而致和平。

综上所述，源于《内经》，淹通于众家，历经半个世纪的实践，关老认为"审证必求因，当在气血寻"；"辨证明病机，气血为主题"；"治病必治本，气血要遵循"。因此，作为辨证施治的纲领，不论从病因、病理及治疗上看，也不论从病位深浅、寒热性质及邪正盛衰来看，还是从阴阳类型来看，都离不开气血，而且气血占有重要位置。所以，关老力倡把阴阳作为总纳，下设气血、表里、寒热、虚实八纲，合为十纲，以十纲进行辨证施治，使之更为完备、充实。

第三节 十纲辨证结合脏腑辨证，一统六经、卫气营血、三焦辨证

六经辨证源于伤寒学说，成熟于东汉时期，是外感热性病寒化的证治体系；卫气营血、三焦辨证源于温病学说，成熟于明清时期，是外感热性病热化的证治体系。六经、卫气营血、三焦辨证均脱胎于《内经》。

自清代后期以来，对伤寒与温病二者能否结合统一起来，各家都在进行探讨。有人主张用八纲辨证统六经、卫气营血、三焦辨证；有人主张用六经辨证统卫气营血、三焦辨证。

关老主张以十纲辨证结合脏腑辨证，一统六经、卫气营血、三焦辨证。

一、六经辨证分析

六经辨证是外感风寒的辨证方法，太阳、阳明、少阳多实热，多为腑病，而属阳；太阴、少阴、厥阴多虚寒，多为脏病，而属阴。

进一步分析，太阳病即为风寒表证；阳明病即为里热实证，包括热盛津伤之经证与燥热结实之腑证；少阳病即为半表半里证。太阴病即里（脾）虚寒证；少阴病是心肾两脏机能衰减，由于阴阳气血失调而出现的虚寒与虚热证；厥阴病是肝胃失调，邪正交争，上热下寒和厥热胜复证。

概括起来，六经辨证，离不开阴阳、气血、表里、寒热、虚实与脏腑功能的盛衰。

二、卫气营血辨证分析

卫气营血辨证是外感风热的辨证方法，分析来看，卫分病实际上是表热证；气分病实际上是里热证，与六经辨证不同的是，前者为表热（卫分病）入里，后者为表寒（太阳病）入里化热；营分病为血分病之轻，为热灼营阴，心神被扰的见证；血分病为营分病之渐，为营分之邪不解，邪热深入血分伤及血络，而出现耗血、动血、热忧心神的症状。

三、三焦辨证分析

三焦辨证亦是外感风热的辨证方法。分析来看，上焦病一是卫分的表热证，一是逆传心包而出现的邪热入营的见证；中焦病一是阳明病和气分病，一是太阴病的湿热证，即"湿温证"，下焦病是邪热久羁，耗伤肝肾之阴，虚风内动，热忧心神的见证。

概括来说，"六经"是伤寒的辨证纲领，"卫气营血"和"三焦"是温病的辨证纲领。而前者是由于感受风寒之邪所致，寒为阴邪，最易伤人阳气，故伤及太阳（膀胱）、少阳（胆）、阳明（胃），在"伤寒"病的传变中，往往出现三阴（太阴脾、少阴心肾、厥阴肝与心包）寒证；后者是感受温热之邪而致，热为阳邪，最易伤人津液阴血，在"温病"的传变中，往往出现津液耗伤，营血亏虚，肝肾阴亏等证。

"温病"是在"伤寒"六经辨证的基础上发展起来的，"温病"是以卫气营血辨证为主的，三焦辨证是补卫气营血辨证之不足。卫分病变可以不经气分而到营分，逆传心包，心肺居上焦，故提出上焦辨证；中焦胃肠燥热的证候虽与气分证是一样的，但有时会出现邪从湿化的中焦湿热证（即湿温证），都是属于脾的病理变化，故提出中焦辨证；邪热久羁，不仅伤及营血，而且亦耗肝肾之阴，故提出下焦辨证。

综上可以看出，从"温病"辨证纲领中，更加突出了气、血在辨证施治中的作用及其地位，然而不论六经辨证、卫气营血辨证和三焦辨证，不论"伤寒"与"温病"的辨证，都离不开脏腑的阴阳、气血、表里、寒热、虚实的十纲辨证纲领，而且在治疗中，都离不开中医的基本治疗法则，以及三因治宜、同病异治、异病同治的灵活性。因此，关老主张以十纲辨证结合脏腑辨证，以使中医外感热性病学的"寒温统一"，以达执简驭繁，推陈出新的目的。

第四节　关老的"痰瘀"学说

丰富和发展了"痰瘀"学说，是关老学术思想的中心点之一。

一、"痰瘀"学说的渊源概述

《灵枢·邪客》篇说："营气者，泌其津液，注之于脉，化为血……"说明津与血同源，《灵枢·百病始生》篇说："若内伤于忧怒，刚气上逆，气上逆则六输不通，温气不通，凝血蕴里不散，津液涩渗，著而不去，而积则成矣。"《医学入门》也说："痰乃津液所成。"是说津血可以成瘀，津液可以化痰。

"痰"字最早见于《神农本草经》巴豆条，称其能治"留饮痰澼"（痰字古作淡），对于痰瘀同病，首先见于《丹溪心法》，说"肺胀而咳，或左或右，不得眠，此痰挟瘀血，碍气而病"，"痰挟瘀血，遂成窠囊"。《济生方》明确指出气道不顺是痰饮之本，说"人之气道贵于顺，顺则津液流通，决无痰饮之患"。张景岳认为是由于脾肾虚所致，他说"夫人之多痰，悉由中虚而然，盖痰即水也，其本在肾，其标在脾，在肾者，以水不归源，水渊为痰也；在脾者，以食饮不化，土不制水也"。更明确地指出了痰的实质是不能被利用的病理性的"水"。《血证论》说："血积既久，亦能化为痰水。"《医宗必读》说："脾土虚弱，清者难升，浊者难降，留中滞膈，瘀而成痰。"故古人有"怪病多痰"、"怪病多瘀"、"百病皆生于痰"、"百病皆生于瘀"的说法。

二、关幼波对"痰瘀"的认识

痰有狭义和广义之分，狭义之痰是指咳吐而出之痰，广义之痰关老认为脏腑的一切废物统称为痰，首先应从广义去理解，狭义之痰（或痰涎）也包括在广义痰的范围之内。他认为痰的生成原因是多方面的，如脾不健运、肾气不足、津液不能正常输布或肺气受阻，不能通调水运，则三焦气化失司，过剩的水液不能排出体外，水湿停留积聚，不能被利用，稀薄者为饮，稠浊者为痰，即所谓津液有余（量的变化）而生痰；肝肾阴亏，津液不足或热灼阴耗津，机体阴液之中水少津亏，汁稠重浊，气催不动，流行不畅，不易生化，也可以停著凝结而为痰，即所谓津液不足（质的变化）而生痰。另外各种原因引起的气虚，气化不利，气不帅血，推动不利，津液流缓，怠堕沉积也可生痰。概括来说，一切内外因素所引起的人体气血不和，脏腑功能失调，三焦气化不利为生痰之本，关键是气道不顺，而津液运行不畅，不能正常输布，水液的有余和不足，不能发挥其正常功能，停蓄留湿，凝结稠浊，以致胶固成形而为痰。

关老对于"瘀血"认为，在生理情况下，血在气的统帅下，畅行脉中，循其常道，有约束，有规律的输布流动，环行无端，称为"循经"而行。若因某种因素如气滞、寒滞、久病等影响了气血的流动，或使气与血发生质与量的变化，气血"循经"而行发生障碍，开始为血流遇缓（血滞或血不和），继而郁积不散形成"血郁"、"蓄血"，而后凝结成形，即为"瘀血"；或热迫血络，血流急速，壅阻脉道，也可形成血滞、血郁形成瘀血。由于瘀血的阻挡，不能循其常道川流而去，血即止气也不能行，气血逆乱，壅遏冲击，以致逆经决络，溢出脉道；或不慎外伤，脉络破损，血液离经外溢，均可造成出血。总之，溢出脉道之血，不论能否排除体外，统称为"离经之血"，也称为"瘀血"。

关老认为"痰瘀"即是病理产物，又是致病因素。痰浊阻络，可导致血行不畅，而形成瘀血；血瘀日久亦可化为痰水。痰与瘀互为因果，互相转化，痰瘀互结，胶固不化，而致恶性循环往复，造成人体脏腑功能的进一步失调，使病情或错综复杂或险象环生，而成"顽症"、"重症"、"怪症"。而痰与瘀二者的形成，皆与"气"之病理相联系：痰 ←→ 气 ←→ 瘀。痰与瘀构成了相辅相成的辨证关系。

三、对"痰瘀"辨证治疗法则的看法及在临证中的应用

关老认为，病之即成，必由气及血。气不行则血也不畅，而气滞则痰生，气滞则血瘀；血瘀痰阻反过来又可影响气道的通畅，血瘀日久又可化为痰水。痰瘀互结。互为因果，才是疾病难以向愈的根本所在，所以活血化痰的治疗法则要贯彻于治疗的全过程。

（一）治痰

1. 总体治则

（1）见痰休治痰，辨证求根源　痰随气行，流窜周身，而生百病。对胶固有形发于体表者易见，阻于血络形成痞块者易察。而在体内阻于气机，殃及脏腑，或在显形以前，则不易察觉。痰有广义、狭义之分，见痰休治痰即是说要审证求因，百病皆可从痰辨证，从证候特点从整体观念出发而辨证治"痰"，或治已生之痰，或阻断生痰之源，以求治其根源。

（2）治痰必治气，气顺则痰消　气为血之帅，气血流畅则脾气散精，水道通调，痰无以生；如痰已生，气机流畅，则痰可随之消散。若气郁者"留者攻之"，行气以顺之；若气虚者"虚则补之"、"下者举之"、以补气顺之；若气逆者"逸者行之"，调理以顺之。治气应理解为广义的"治气"。气机通顺，方可阻断生痰之源，已生之痰方可迅速消散。

（3）治痰要治血，血行则痰化　气血相互为用，气血流畅则津液并行，无痰以生，血活则痰易化。治血亦要从广义去理解（可见下面具体辨治）。

（4）怪病责之痰，施治法多端　自古至今，"怪病责之于痰"，痰生百病而形各色，除了根据常规辨证方法外，对疑难怪病应从"痰"辨治。今之怪病，其实不怪。只不过有些病证尚未被认识，被掌握，而从痰论治，不但突出了"辨

痰"的思路，也为疑难怪病的治疗提供了有效的途径，结合具体情况从整体辨证施治，使疑难怪病可化险为夷。

2. 具体治法

狭义之痰：采用化痰、消痰、涤痰三大法则。

广义之痰：按痰的性质，在气在血、在经络，痰扰五脏施治。

（1）按痰的性质施治

①湿痰证：痰白量多，稀而易咯，纳食不佳，身重嗜卧。采用燥湿化痰为主。

②热痰证：黄稠有块，口干面赤，心胸烦热，舌苔黄腻等。采用清热化痰为主。

③寒痰证：痰白而稀，畏寒肢冷，神倦纳呆等。采用温化寒痰为主。

④燥痰证：痰黏难咯，偶带血丝，咳嗽喘息，咽干溲赤等。采用润肺化痰。

⑤风痰证：痰多泡沫，体胖眩晕，四肢麻木。喉有痰鸣等。采用熄风化痰。

⑥顽痰证：痰稠胶固，癫狂惊悸，胸脘痞闷，苔黄垢腻等。采用荡涤顽痰为主。

⑦气痰证：痰聚咽喉，咳吐不出，咽之不下，如物梗阻等。采用利气化痰。

（2）按痰在气在血施治

①痰在气（痰阻气机）：气滞痰阻证：伴有胸胁胀满疼痛，常随情志变化而减轻或加重。采用行气化痰。

②气虚痰阻证：伴有气短乏力，懒言自汗，舌体胖淡等。采用益气化痰。

③气逆痰阻证：伴有咳喘呃逆，嗳气呕吐，头痛眩晕等。采用理气化痰。

④湿困痰阻证：伴有倦怠身重，纳呆痞闷，舌苔白腻等。采用芳香化痰。

（3）按痰在血（痰阻血络）施治

①血瘀痰阻证：伴有血脉瘀阻的症状，采用活血化痰。

②血虚痰阻证：伴有血液虚少的症状，采用补血化痰。

③阴虚痰阻证：伴有阴液不足的症状，采用养阴化痰。

④痰蒙清窍证：神志失常，狂躁妄动，或高热神昏，抽风痉厥等。采用开窍化痰。

（4）按痰在经络施治

①痰核证：湿痰凝聚，大小不一，不红不肿，不硬不痛，可生于体表各处，如瘰疬、瘿瘤等。采用消瘿化痰。

②流痰证：先天不足或久病肾虚，寒湿之邪乘隙而入，与痰浊凝聚，阻滞经络则见局部漫肿，或溃腐流脓，可深窜筋骨。采用扶正化痰。

③乳痰证：乳房中结核累累，光滑肿硬，或瘀阻血络，痰血胶结，日渐增

大，坚硬如石，称为乳岩。采用软坚化痰。

④痰包证：痰火留注舌下，见有舌下痰包，表面光滑，质软，外表色黄，局部麻木疼痛，逐渐肿大，妨碍饮食与说话。采用清火化痰。

⑤痰湿阻络证：手臂及肢体麻木，流注关节，则局部肿胀积液，活动障碍。若风痰中经、中络，可突然晕倒，半身不遂，舌塞不语。采用通络化痰。

（5）按痰扰五脏施治

痰邪扰心证：可见脏躁，癫狂等证，采用清心化痰。

痰湿犯肝证：可见烦躁营怒，惊悸抽风，与瘀血胶结则生痞块，寄于肋下，古称"肥气"。采用疏肝化痰。

痰湿困脾证：可见恶心呕吐，脘腹硬满，头胀眩晕，口干或苦，疟疾久延，痰血瘀结肋下，可出现痞块，称为"疟母"。采用健脾化痰。

痰湿阻肺证：呼吸急促，或作哮喘，若痰火犯肺，则见面红气粗，目赤怒视，口渴多饮。采用宣肺化痰。

痰浊注肾证：可见尿浊色白，尿频尿痛，遗精遗尿等。采用固肾化痰。

（二）治瘀

1. 总体治则　可归纳为 4 点：

（1）见瘀休治瘀，辨证求根据　必须针对引起气血不畅，瘀血阻络的直接或间接因素，彻底加以清除，才能瘀消病除。

（2）治瘀要治气，气畅瘀也祛　血病气必病，气病血必伤，气与血两者，气占主导地位，气虚则血滞，气滞则血瘀，气逆不顺则血上逆而走，故治瘀要治气。

（3）治瘀必化痰，痰化血亦治　痰可阻滞血脉，血瘀日久亦可化为痰水，痰瘀互结，互为结果，故治瘀必化痰。

（4）急则治其标，固本更重要　对瘀阻而致出血，瘀阻心痹，瘀阻脑髓之危重急症，当急治其标，然而固本更重要。除了针对瘀血阻络之本外，还应重视气血生化之源之本，即脾胃之本。否则瘀消血止而人亡，又有何益？

2. 具体治法

（1）按病理因素论治

①气虚血瘀证：采取益气活血。

②气滞血瘀证：采取行气活血。

③血虚血瘀证：采取养血活血。

④阴虚血瘀证：采取养阴活血。

⑤出血瘀阻证：采取止血活血。

⑥阳虚血瘀证：采取温阳活血。

⑦寒凝血瘀证：采取散寒活血。

⑧热郁血瘀证：采取清热活血。

（2）按病变部位施治

①瘀阻脑髓证：采取醒脑活血。

②瘀阻心痹证：采取通络活血。

③瘀阻肺痹证：采取清肺活血。

④瘀阻痞块证：采取消癥活血。

⑤瘀阻胃脘证：采取和胃化瘀。

⑥瘀阻肠（胆）腑证：采取通腑活血。

⑦瘀阻膀胱证：采取利水化瘀。

⑧瘀阻胞宫证：采取通经化瘀。

⑨血瘀痹阻证：采取通痹化瘀。

⑩热毒瘀结证：采取消肿化瘀。

⑪外伤蓄瘀证：采取疗伤化瘀。

⑫瘀阻膜原证：采取宣透化瘀。

⑬痰瘀互结证：采取消痰化瘀。

归纳起来，关老对痰瘀的病因、病机、病理变化的实质，对于痰瘀与脏腑的关系，痰瘀在气分在血分，痰瘀在经络，对于疾病的发生与转归，都有深刻的造诣和独到的见解，充实了对痰瘀的辨证施治，丰富和发展了痰瘀学说。他明确提出痰瘀既是病理变化的结果，又是致病因素，而且"痰"与"瘀"既可互结，也可互相转化，互为因果，恶性循环，造成正虚邪实。本虚标实、虚实交错、气血失调、阴阳失衡，百病丛生，形态各异，而成顽疾、怪病、重症。然而透过现象看本质，抓住痰←→气←→瘀的病理变化实质，许多疑难顽疾怪症还是可以治愈的。关老治疗疑难顽疾怪症很多，疗效颇佳，这里仅举肝糖原累积症的辨治以示说明。

肝糖原累积症自解放后30多年间，我国仅发现26例。本病的发生与中医"虚损"或"痰块""癥积"不同，与古代病名之"息积"、"伏梁"除了腹部有形积块以外，症状也不完全相同。《素问》把"息积""伏梁"列为奇病，而本病较其更为奇，可视为怪病之一，目前西医尚无特效药物，关老也是首次遇到一例。他从整体进行辨证，其证属肝脾两虚，瘀血败毒凝聚所致，在整个治疗中既无奇特药品，又无贵重之味，药似平淡，而从痰瘀论治，以补为主，扶正祛邪，以扶正为先，抓住痰←→气←→瘀的病理实质，气顺则痰易消，血活则瘀易化，不但消除化散了瘀结的痰血，且阻断了主痰之源，治痰瘀之妙寓意颇深。这位患儿通过不到3个月的治疗，怪病不怪，肿块消失，症状消除，恢复了健康。经随访10余年未再复发而上中学。

关老根据辨证，采用活血化痰法，不仅用于治疗疑难怪症而成绩斐然，也不仅用于治疗慢性肝胆疾病而疗效卓著，而且广泛应用于慢性疾病与杂证之中而得心应手，扩大了其使用的范围。用于贯彻治疗的始终，不但切中病机，且可阻断病情的发展，起到了事半功倍、防微杜渐之效。

综上所述，突出辨证施治的特色，重视气血辨证，丰富和发展了痰瘀学说，贯穿于本书肝胆疾病的辨证施治以及杂病辨证施治的各有关章节中。

第二章

肝胆疾病辨证论治

第一节 肝 病

一、概述

（一）肝脏的生理功能

1. 肝脏的生理特点 肝脏为五脏之一，位于右肋下，胆附于中，其经脉循行绕阴器、连目系，络于胆，交于巅，以五行分类为五脏之首，以六经排列居六经之末。五行中属木，比喻其生机活泼，动态自然；时令属春，故肝病每年春季升发之时而发病或反复；五气属风，风善行而数变，风为百病之长，故肝病发病急而变化快。

肝脏虽为五脏之一，却与其他四脏有不同的特点：脏者"藏而不泄也"，而肝脏有疏泄功能，并非完全"藏而不泄"。腑者"泄而不藏"，胆属腑，却内藏精汁、代理肝权之能，并非完全"泄而不藏"。

肝脏的生理特点有以下4点。

（1）为阴阳统一之体 肝以血为体，以气为用。气属阳主动，血属阴主静。肝在五行中其母为水，属阴，其子为火，属阳，而肝木介于水火之间。故肝居于阴阳之中，水火之间，动静结合，为阴阳统一之体。

（2）体阴用阳 肝主藏血，居于下焦，属阴，靠阴血的滋养才能充分发挥功能，故称肝体为阴。肝体阴血充足，以行气血、主疏泄、喜条达，即为体阴用阳之义。

（3）曲直刚柔的双重性 肝为刚脏，以柔为体，以刚为用，刚寓于柔之中。刚性反映为肝气肝阳的功能，表现为主动、主升、内寄相火，病理表现为肝火上炎，肝阳上亢，肝风鸱张；柔性反映为宣散条达的生理功能，表现为肝藏血以濡养肝体、制约肝阳。刚柔互济，则阴阳平衡、气血调达。肝为"将军之宫，谋虑出矣"，即是外刚内柔之意。

（4）贮藏疏泄之能 肝为藏血之脏，且可调节全身血量，运化血液。肝不但调理气机，疏畅情志，且可帮助脾升胃降。肝与胆相表里，胆不但贮备胆汁，而且在肝气的疏导下，把胆汁向肠道中排出。

2. 主藏血 肝藏血，在体为阴，包括肝阴和肝血两部分。

（1）肝阴的物质功能 肝阴的物质基础是血、精、津、液。肝与肾乙癸同源，肝脏阴血在肾的滋养下才能充盈。如果肝脏阴血不足，则肝络失养，而致胁肋隐痛；不能上充头目，则眩晕目涩。还可出现口干口苦、心烦易怒、手足心热、骨蒸潮热、盗汗、舌红苔少、脉弦细等阴亏虚热的见证，妇女还可出现经少、经闭。肝之液为"泪"，肝阴充足，则眼目清洁明亮。

（2）肝血的物质功能 "人卧血归肝"，人动则血运于周身，以供机体活动的需要。在女子下注血海为月经，又称肝为血海，妇科一向有以肝为先天之说。

肝血不足可见头晕、眼花、夜盲、易怒等症，亦可见肢体麻木、手足徐动、头摇震颤等血虚生风之象。还可出现吐血、衄血、月经过多等症。

肝藏魂，肝血不足，魂不内守则神志不安、恶梦纷纭，甚至出现精神失常。

3. 主疏泄条达 肝以阴血为体，以阳气为用，其阳气为用主要表现为疏泄条达。

（1）调达气血 人体气血条达而五脏六腑的功能活动得以正常进行。肝的疏泄功能，关系到各脏腑的气血调达，气机的升降与调畅。肝失条达则肝气郁结、两胁胀痛；若疏泄太过可致肝火上炎、肝阳上亢；若疏泄不及，可致肝气亏虚、肝阳不足。

（2）疏畅情志 人体的精神状态，情绪变化除与心主藏神有关外，与肝亦有密切关系。如肝气抑郁，可见胸胁胀闷、郁郁少欢、多疑善虑；肝气亢奋，可见暴躁易怒、头晕目眩、耳鸣失眠。人的情绪既不宜于抑郁，也不宜于暴怒。故曰"暴怒伤肝"，"肝喜条达而恶抑郁"。

（3）健脾开胃 脾主运化，胃主受纳，有赖于肝的疏泄功能，以助脾胃之气的升降，所以说"木得土而达"。肝的疏泄也影响胆汁的排泄，以助脾胃消化功能的正常。若肝失疏泄，可见嗳气脘痞、呕恶吞酸等肝胃不和、胃气上逆的症状；可见脘胀便溏、腹胀乏力等肝郁脾虚的症状；可见口苦、胁痛、目黄等胆汁郁遏的症状。

（4）调畅肝脉 肝气郁结，气不行血，血滞血瘀，可见胸胁刺痛、月经不调、乳胀结块、甚至癥瘕痞块；暴怒伤肝，肝气上逆，血随气上，可见面目红赤、衄血、吐血。肝与冲任两脉息息相关，肝气横逆，血海不藏，可出现崩漏。

（5）疏利水道 三焦为决渎之官，司全身水道的通利。水为阴，非阳气不动，若肝失疏泄、气机不畅，亦可影响三焦的功能，可出现水肿、腹水，当以行气利水，通调三焦。

4. 主筋膜 "肝为罢极之本"，筋的营养来源于肝血的充盈，筋附于骨节，筋的弛张收缩，使全身肌肉关节运动自如，能够耐受疲劳。肝血不足，血不荣筋，则肢麻手颤，甚至屈伸不利；若热灼肝阴耗血，血不荣筋，则四肢抽搐、牙关紧闭、甚则角弓反张。

"其华在爪"，爪为筋之余，肝血充足则爪甲红润光泽；肝血不足则爪甲薄软枯槁。

"主宗筋"，三阳三阴的经筋会合于前阴部，又称宗筋。肝经湿热下注宗筋，则男子阳痿、睾丸肿痛、或阴部湿疹，女子带下色黄腥臭；寒滞肝脉，则睾丸坠痛、阴囊冷缩；肝气郁结宗筋，则为疝气。

5. 开窍于目 肝气通于目，肝的经络又上联于目系。肝受血而能视，肝和则目能辨五色，肝脏功能正常，则目光有神，辨色分明，视物清楚。肝阴不足则两目干涩，肝血不足则视物不明或夜盲，肝经风热则目赤肿痛，肝火上炎则目生翳，肝阳上亢则头晕目眩，肝风内动则目斜视上吊。

6. 与胆相表里 肝胆相连，司相火，同具木火之气，表里相通，经脉络属。"肝主谋虑"，"胆主决断"。胆汁源于肝，肝之疏泄可影响胆汁的排泄，胆汁排泄失常又会影响肝，故肝胆的证候往往同时并见。

7. 肝与其他脏器的关系 五脏各有不同的生理功能，但又互相联系、依存、制约、促进，构成人体生理功能的整体性。

（1）肝与心 肝藏血、心主血，肝与心之间是血液循环与血量调节的关系。心血不足，可影响肝的调节，引起失眠多梦、眩晕等症；肝血不足亦可影响心的功能，出现心悸、怔忡等症。临床上出现的高热、昏迷、抽搐，也是心与肝互相影响的一种病理表现，心主精神意识，肝主疏泄条达（情绪舒畅），精神不足会影响情绪的舒畅，情绪抑郁也会影响精神充沛。

（2）肝与肺 肝与肺之间主要是治节与调节的关系。肺主治理调节全身之气，肝主调节全身之血。肺气虚弱可影响肝的调节疏泄，出现情绪抑郁、乏力少气；肝气郁结，气火上升也会影响肺的治节肃降，而出现咳嗽、咳血等症。

（3）肝与脾 肝与脾之间主要是疏泄与运化的关系。脾的运化，必须通过肝的疏泄，此为"土得木而达"；土为万物所归，对木的荣枯亦有影响，此为"土疏木荣"。

肝气郁结，郁而不舒，属于不及；肝气横逆，以强凌弱，则属太过。两者皆可导致脾胃运化失常。

"凡属肝病，势必乘土"，病为自肝及脾，称为"木郁克土"，当以泄肝为主，扶脾为辅；脾失健运，也会影响肝的疏泄，病为自脾及肝，称为"土壅木郁"，当以扶脾为主，而泄肝为辅；或素脾胃虚弱，导致肝气来乘，称为"土虚木贼"，当以扶脾泄肝并重。

肝藏血，调节血量；脾统血，为气血化生之源，二者相辅相成，如肝脾失调，气血失畅，可见各种出血症状以及瘀血征象。

（4）肝与肾　肝与肾之间是互相滋养的关系。《素问·五运行大论》指出："肾生髓，髓生肝。"肾水滋养肝木，水充则木荣。肝藏血，血可化精上藏于肾；肾藏精，精可以化气，气可以化血藏于肝。肝之经脉绕阴器，与肾主生殖密切相关。肝之刚性，根于肾水涵养的基础上。李中梓谓之"乙癸同源，肝肾同治"即为此义。肝病日久，必然会导致肾虚的一系列临床表现；肾阴不足，肝失柔养，而致肝阳上亢，出现眩晕、头痛、烦躁易怒等症状，称为"水不涵木"。临床上治疗肝病时，常多采用滋补肝肾法，滋水柔肝法。

（二）肝病病因病机

导致肝病发生的病因可分为外感与内伤两大类。外感包括六淫、疫疠；内伤包括七情、饮食、劳逸、瘀血、痰饮、正气亏虚等。

1. 六淫　风、寒、暑、湿、燥、火，称为"六淫"。关老认为，肝炎发病，在六淫中与湿、热关系最为密切。急性肝炎、黄疸，以湿热为本；慢性肝炎，因湿热未清，而导致一系列病理变化。

湿为阴邪，其性重浊缠绵反复，易伤阳耗气、阻碍气机，尤易伤害脾阳，致脾运失健，水湿内停，停而成痰，留而成饮，或者积而成水。

热为阳邪，其性炎上，易灼阴动血。

湿热合邪如油裹面，湿得热益深，热因湿而愈炽。湿重则口黏、脉滑缓、舌苔白；热重则发热口苦、脉滑数、舌苔黄。湿热偏于中上二焦者多见呕恶纳呆，治宜芳化；偏于中下二焦者多见二便不利，治宜通利。湿热瘀阻偏于气分，胆汁尚能循常道而泄利则无黄疸出现，清利宜轻而偏于治气；瘀阻百脉已入血分，则胆汁外溢充斥肌肤而出现黄疸，清利宜重而偏于治血。湿热弥漫三焦，多为重症肝炎之危候，黄疸迅速加重而出现昏迷，称为"急黄"，当以急救。

2. 疫疠　疫者具有传染性，疠者是自然界一种毒戾之气，危害人体更甚。疫疠之邪不同于六淫，性暴酷烈，极易蕴毒化火伤阴，传变迅速，致毒热内攻，郁蒸肝胆，伤及营血，内陷心包。临床上急性重症肝炎，中医称之"瘟黄"以及"疟疾"、"肝吸虫"等均与感受疫疠成疠之邪有关。

3. 七情　喜、怒、忧、思、悲、恐、惊是谓"七情"，七情是人体情志的外在表现，如果过于亢盛或不及则可造成脏腑功能的损害。如"暴怒伤肝"、"过喜伤心"、"思虑伤脾"、"忧愁伤肺"、"惊恐伤肾"。肝病病位在肝，但与其他四脏密切相关，尤与脾肾最为密切，七情致病主要表现在气机变化方面。如怒则气上，可出现胸闷眩晕、怒视目赤、甚则吐血昏厥；郁抑不伸，而致咽喉似有物阻，俗称"梅核气"；郁怒过甚，加之思虑不解，还可造成精神病或肿瘤。思则气结，气机不畅，脾胃运呆，可致不思饮食、神呆失眠、肢肿便溏、甚则如癫如痴等。恐则气下，卒然受恐，可致小便失禁。情志抑郁，郁而化火，称为"五志化火"，而出现肝火、胃火、肾火、心火、肺火。

情志变化是肝病的致病和病情反复的重要因素。

4. 饮食　饮食是人体后天营养的源泉，而饮食不当又成为致病的因素。如过食肥甘厚味，则易生热、生湿、生痰，成为致病的条件，俗话说"鱼生热，肉生痰，棒子面保平安"是有一定道理的。暴饮暴食或饥饱无常都可损伤脾胃，致使运化失常。贪食生冷损伤脾阳。嗜酒成癖，造成湿热内蕴，醇中毒而变生他病。饮食不洁而易生虫疾或中毒。

5. 劳逸太过　过度劳累可以伤气，贪图安逸亦可"久卧伤气"，房劳不节、房事过度，可造成肾精亏损。劳逸过度导致气血、筋骨、肌肉失其生理常态，降低人体抵抗能力，引起肝病的发生并影响其发展和恢复。

6. 瘀血　气为血帅，气止血止，气滞则血瘀，肝气郁结或久病气虚均可导致气滞血瘀、失血，或热灼阴血，血海黏滞缓慢可致瘀血；湿热或痰湿阻滞血脉亦可造成瘀血。

瘀血既是病理产物，又是致病因素。关老非常重视气血，在补气时注意补血，在活血时不忘补气，而且在肝病的治疗中，从始至终贯彻活血化瘀的原则。

7. 痰饮　清稀者为饮，稠浊者为痰，痰饮的生成，主要与肺、脾、肾三脏关系最为密切。脾为生痰之源，肺为贮痰之器，肾虚不能制水，亦可上泛为痰。痰既是病理产物，也是致病因素。

痰湿（饮）与瘀血密切相关，痰阻血脉，血行不畅，遂成瘀血；瘀血日久，又可化为痰水。二者互为因果，互相转化，而成痰瘀交阻，胶着不解。导致病情日益加重，恶性循环，形成癥瘕痞块，出现瘀血、脏腑气血阴阳等一系列失调性变化，终致"顽疾"、"怪症"。

关老高度重视痰瘀的病因病理，如在对脂肪肝的辨证治疗中，从"痰瘀"论治，提出了疏肝利胆、祛湿化痰、活血化瘀的治疗原则。他不仅在肝病的治疗中贯穿活血化痰的原则，而且对一些慢性疾病以及疑难重症多从痰瘀论治。

正气亏虚　六淫、疫疠、七情、饮食、劳逸、瘀血、痰饮等致病因素，是发病的外因，但是否发病，必须通过内因起作用。《内经》曰："正气存内，邪不可干。"正气是内因，正气是指人体的脏腑功能（阴、阳、气血），也就是人体抵抗疾病的能力。阴平阳秘、气血调和，邪不能独伤人。若阴阳气血失调，导致虚实寒热的变化，造成正气的虚损，则无力抗邪而发病。

若正盛邪微，可祛邪外出，而不出现临床症状，或很轻微。若正盛邪实，临床表现多为实证，预后较好。若正虚邪恋，正邪相持，则病情迁延不愈。若邪实正衰，则病情危重，大多难以挽回。

"邪气盛则实"，"精气夺则虚"。实指邪实，虚指正虚，正虚主要表现在气虚、血虚、阴虚、阳虚。气虚及血，阴虚及阳，互相转化；虚中有实，实中有虚，虚实夹杂。

关老在临床中，治病求本，首辨邪正虚实，病理不同，治法也异。在急性肝炎治疗中祛邪为主，扶正为辅；在慢性肝炎治疗中以扶正为主，祛邪为辅。在虚实的辨证中，强调分清是"因病而虚"，还是"因虚而病"，不可本末倒置，而犯虚虚实实之戒。

二、急性病毒性肝炎

（一）简述

急性病毒性肝炎包括黄疸型和无黄疸型两种类型。黄疸型属于中医学的"阳黄"范畴，其临床表现、病因病机、治疗治则、将在黄疸辨证施治篇中叙述，本篇重点叙述无黄疸型肝炎。无黄疸型急性病毒性肝炎，难以中医学的某个单独病证概括，多属中医学的"肝胆湿热"、"胁痛"、"郁证"、"肝胃不和"、"积聚"等范围。

肝属木，万木春天始生发，故病毒性肝炎多发生于春季，且每逢春季易于复发。肝在五气属风，风善行而数变，又夹疫疠之气，故急性病毒性肝炎具有传染性，易造成流行，对人类健康造成严重危害。其主要临床症状为：恶寒发热、食欲减退、恶心或有呕吐、口苦咽干、厌油腻、胁痛、腹胀乏力、肝脾肿大、尿黄少等。急性肝炎从西医学来看，包括甲型肝炎、乙型肝炎、丙型肝炎、丁型肝炎和戊型肝炎。除了因邪盛正衰而致急性重症肝炎外，一般来讲病势较缓，如治疗及时得当，预后较好。

（二）病因病机

急性无黄疸型肝炎的发病原因，其一是外感湿热之邪，阻滞气机，肝失疏泄，蕴结在里困遏脾胃；其二是饮食失节，损伤脾胃，湿热内生，郁蒸肝胆。以上是致病的主要外因，其内因是素体脾胃虚弱，气血不足，或肝气郁结或久病大病后正气耗伤，是导致外邪侵入的主要依据。

（三）临床施治

1. 湿热为本　湿热合邪是导致无黄疸型肝炎的主要致病原因，湿热合邪如油裹面，难分难解，亦是导致病情迁延不愈的重要原因。

（1）辨湿热轻重　湿热症见：纳呆、恶心、呕肚、厌油腻、发热心烦、尿黄短少，若湿重于热，兼见头身沉困、腹胀、便溏、苔白腻、脉沉滑，当以利湿为主兼以清热，可用茵陈五苓散加减；若热重于湿，兼见口渴、烦躁、苔黄腻，脉弦数，当以清热为主兼以利湿，可用茵陈蒿汤加减；若湿热并重，当以清热利湿，解毒泻火，可用茵陈栀子银花汤加减。

（2）辨在气在血　阳黄的发生是由于湿热之邪所致，而无黄疸的病理实质亦以湿热为本。湿热合邪致病，为什么有的出现黄疸，有的不出现黄疸？关老认为，阳黄湿热较重，无黄湿热较轻，但是肝病犯脾是一致的，故均以中州失运为主证。两者不仅湿热轻重程度有区别，湿热瘀阻的深浅也有区别。阳黄是湿热入于血分，瘀阻血脉，蕴毒化痰，瘀阻血络，熏蒸肌肤而发黄疸，在治疗上清利宜重而偏于治血；湿热入于气分，胆汁尚能循常道而泄利，可以不出现黄疸，在治疗上清利宜轻而偏于治气。

实际上气与血互相关联，难于截然分开，无黄只是偏于气分，并非完全不入血，故应仍要稍佐治血，临床上常可见到开始为"无黄"，由于不及时治疗，正气虚衰，正不抗邪或复感外邪，湿热久蕴而入血，瘀阻血分，仍然可以出现黄疸；反之，开始为阳黄，经过及时治疗及调养，正气渐复，正盛邪却，湿热由血透气，偏于气分，黄疸消退，病情减轻，疾病自愈。辨别在气在血，以掌握治疗要点。

（3）辨三焦部位　关老认为，湿热侵入三焦，与湿热侵入三焦代表温病的初、中、末三个阶段不同，临床上也难以见到明显的上、中、下焦截然分开的病证。一般以偏于中上二焦、中下二焦和弥漫三焦为多见。湿热偏于中上二焦，主要是看舌苔，如苔白、黄或腻，二是消化道症状，如恶心、厌油腻、纳呆、身重乏力。湿热在中上二焦，应以芳香化浊为主，如藿香、佩兰、银花、杏仁、橘红等；湿热偏于中下二焦，主要看大小便，如尿黄短少、大便燥结，可用茵陈蒿汤化裁。若湿热下注膀胱，证见尿频黄赤、少腹急痛、尿道灼痛等，可用八正散化裁。若湿热下注大肠，证见腹痛泻利、里急后重、肛门灼热等，可见白头翁汤或葛根黄芩黄连汤化裁；若湿热弥漫三焦，为病情重笃之象。

2. 治疗的重点在于祛邪　在急性肝炎辨治中，首先要正确处理祛邪与扶正的关系。湿热是急性肝炎的外因，在肝、脾、肾三脏的功能失调，或气血两虚，是"无黄"发生的主要内因。如肝气郁滞，失其条达，则横逆犯脾，气郁则湿郁，湿郁则热郁；肝气郁滞，因气滞而血瘀，以致肝郁血滞；气郁日久，蕴热化火，灼阴伤津，以致肝肾阴虚或血虚肝旺。湿为阴邪，易困脾阳，脾失健运，脾阳日衰，则脾虚胃弱日甚。由于阴病及阳或阳病及阴，导致脏腑功能失调，如肝郁脾虚，肝胃不和，脾肾两虚等。因脾胃为气血生化之源，上述脏腑功能失调，都会影响气血化生，导致气血两虚。如果对上述内因重视不够，则急性肝炎易向慢性肝炎演化。

急性肝炎发病急，病程短，在治疗中首先应分清虚实，进而确定攻补之法，才能取得满意的效果。急性肝炎大多属实证，虽然脏腑功能失调和气血变化，但其特点是"邪盛正未衰"，因此，治疗重点在于祛邪。在临床表现中常可见到全身倦怠、气短乏力、纳呆、腰膝酸软等虚弱之象，但这是由于温热之邪所致，乃"因病而虚"正气并未衰弱，对此应做具体分析，切不可见虚象即妄投补剂，以免助湿助热，造成"闭门留寇之患"，故应把邪实作为治疗的重点，"祛邪即以扶正"，就是说通过驱邪外出，而使正气得以恢复，先祛其邪，再顾其虚。至于祛邪之后是否一定要扶正，还要看临床具体情况，因人而异。

祛邪之药，多属苦寒攻伐之味，在治疗中，一方面本着病去则药止的原则，以防攻伐太过，脾胃受伤；另一方面为防其伤正，亦可于方中少佐扶正之品，如焦白术、大枣、甘草等，以保中州不为苦寒之口所伤，而药味不可过多，药量不宜过大。若患者确实属体壮，正气毫无虚损之象，则完全不必加用补药，只顾大胆祛邪无妨。

3. 祛邪扶正要灵活贯通　急性无黄疸性肝炎外因为湿热伤于气分，困于中州，阻于肝胆所致，故于治疗中，治理中州，清利肝胆湿热的治则，应贯穿整个过程。其内因为脏腑功能失调，气血不足，则正虚。正虚一方面表现为由病邪所致脏腑血气功能性的失调，此即，"因病而虚"；一方面是由于脏腑气血实质性亏损所致，此即"因虚而病"，所以临床上具体辨证施治时，祛邪扶正要灵活贯通。

（1）湿热轻，正虚不明显　"以清利湿热为主，佐以调中"，在恢复期阶段稍事调理肝脾即可，虽然以祛邪为主，但绝不忽视扶正的重要性。

（2）湿热稍重，正气也虚　"先治其标，后治其本"，开始以清利湿热为主，待湿热渐减，肝功能化验好转，而后再以扶正为主，兼清除余邪。

（3）湿热轻，正虚明显　不论急性发病阶段，还是恢复过程中的急性发作阶段，均应以扶正为主，祛邪为辅，正盛才能彻底祛邪外出。在急性肝炎，湿热轻，正虚明显者较少，但是亦应详细辨证，灵活贯通施治，以"治病求本"。

4. 重视恢复期的巩固治疗　关老认为，急性病毒性肝炎，虽然病势较急，预后一般来讲较好，但在恢复阶段必须注意调理，巩固治疗。湿热之邪侵入机体后，最易损伤肝脾肾三脏，造成肝郁脾虚，肝肾不足和肝胆湿热未清等证型，如果治疗不彻底，则易复发，向慢性转化。因此，在临床上即使肝功能已恢复正常，自觉症状完全消失，也不宜过早停药，而应配以丸剂继续服用一段时间，以巩固临床疗效，防止复发，以求"缓则治其本"，重点在于扶正。关老通过临床实践，定型了以下2种丸药，可供临床应用。

（1）健脾舒肝丸：

处方：

党　参12克　山　药12克　炒白术12克　陈　皮10克

草　蔻 6克　当　归10克　白　芍12克　柴　胡10克

郁　金10克

倍其量共研细末，炼蜜为丸，每丸重10克，每服1～2丸，日服2次。

功用：疏肝理气，健脾开胃。

主治：肝炎病后，胸胁胀满，纳食不甘，身倦乏力者，临床多用于肝炎恢复期，肝功能已恢复正常，消化功能未能完全恢复正常者。

方解：方中党参、山药，炒白术健脾利湿；陈皮、草蔻行气开胃；当归、白芍养血柔肝，合党参益气血；柴胡、郁金疏肝理气，合陈皮行气和胃。该方重在调和肝脾，使湿热之邪无法残存，也不至于内生。

（2）滋补肝肾丸：

处方：

北沙参12克　麦　冬12克　当　归10克　五味子10克

何首乌15克　熟　地10克　女贞子15克　川　断15克

陈　皮10克　旱莲草15克　浮小麦15克

倍其量共研细末，炼蜜为丸，每丸10克，每服1～2丸，日服2次。或作蜜膏，每服1匙（10克），日服3次。

功用：养血柔肝，滋阴补肾。

主治：肝炎病后，腰酸腿软，头晕失眠，倦怠纳呆者。临床多用于肝炎恢复期，肝功能已恢复正常，见有体虚、神经衰弱者。

方解：方中女贞子、旱莲草、沙参、麦冬、川断滋补肝肾；当归、何首乌、熟地补肾养血安神；五味子、浮小麦补五脏、敛心气；陈皮和胃理脾。该方重在滋补阴血肝肾之亏损，以扶正固本，使之余邪无法残留。

概括起来说，急性病毒性肝炎的病因以湿热为本，在临床辨证时，当分清湿热的轻重、瘀阻、出入气血的侧重，在三焦的部位。在治疗中以祛邪为主，正确地处理祛邪与扶正的关系，"无黄"偏于治气，阳黄偏于治血，灵活贯通地实施方药，重视恢复期的巩固治疗，才能彻底祛除病邪，调整机体功能，防止向慢性肝炎转化。

（四）辨证施治

主症：食欲减退、恶心、厌油腻（或呕吐）、上腹部不适、肝（或脾）脏肿大且疼痛、周身倦怠乏力、便干（或溏）、溲短赤，或伴恶寒、发热。舌苔厚腻，脉弦滑或数。

辨证：湿热内蕴。

立法：清热利湿、活血解毒、佐以化痰。

处方：

茵　陈30克　草河车15克　金钱草15克　杏　仁10克

金银花30克　六一散10克　橘　红10克　赤　芍10克

泽　兰10克　藿　香10克　蒲公英10克　生甘草6克

方解：急性肝炎当以祛邪、清热利湿为主。方中茵陈、金钱草、六一散清利肝胆湿热；公英、草河车清热解毒；藿香芳化利湿；赤芍、泽兰凉血活血；杏仁、橘红行气开胃化痰；甘草调和诸药以防苦寒伤胃，又可解毒。

加减化裁：

湿重者加佩兰、白术、生苡米、泽泻，以芳香化湿，健脾利湿。

热重者酌加炒山栀、酒芩、川连、炒知柏、大黄，以清热泻火。

恶寒发烧者加桑叶、生石膏，以解表退烧。

恶心呕吐者加生赭石、旋覆花，以平肝和胃，降逆止呕。

肝区疼痛者加醋柴胡、当归、白芍、香附，以疏肝理气，养血柔肝止痛。

胃脘堵闷者加木香、砂仁，以行气开胃。

纳呆腹胀者酌加炒莱菔子、焦三仙、厚朴、白术、茯苓，以健脾运化，消食导滞。

衄血出血者酌加白茅根、丹皮、藕节炭、军炭、阿胶珠，以凉血止血。

肝区刺痛，肝脾肿大者酌加炙鳖甲、生牡蛎、丹参、泽兰、水红花子，以活血化瘀，软坚消癥。

尿黄短赤、尿道灼痛者加萹蓄、冬葵子、车前子，以清膀胱湿热。

腹痛泄利、肛门灼痛者酌加白头翁，葛根、黄芩、黄连、秦皮，以泄大肠湿热。

腰酸腿软者加川断、寄生、牛膝，以补益肾气。

（五）验案精选（4例）

案1 赵某某，男，16岁，病历号4704，初诊日期：1991年3月1日。

主诉：身黄、乏力7天。

现病史：7天前曾发烧，2天后烧退，身肢皮肤巩膜发黄，曾大便出现白色、身痒、恶心、厌油腻、口苦咽干、尿黄。现发烧已退，白色便已消失。化验检查：黄疸指数60单位，凡登白试验迟缓阳性，胆红素>68微摩尔/升，尿三胆阳性，谷丙转氨酶700单位，谷草转氨酶245单位，麝香草酚浊度试验9.5单位，白球蛋白比值4.4/3.5，HBsAg阴性。腹部平坦柔软，肝脾未及。巩膜，皮肤如橘黄色。

舌象：舌苔薄白，舌质正常。

脉象：沉弦。

西医诊断：急性甲型黄疸性肝炎。

中医辨证：湿热内蕴。

治法：清利湿热，活血解毒，佐以化痰。

方药：

  茵　陈 30 克　青　蒿 10 克　金钱草 30 克　杏　仁 10 克

  橘　红 10 克　炒山栀 10 克　丹　皮 10 克　丹　参 15 克

  白　芍 15 克　山　楂 15 克　熟　军 10 克

治疗经过：服上药 15 剂，巩膜皮肤黄染消退，身痒消失，已无明显自觉症状。3 月 15 日复查肝功能：黄疸指数 12 单位，凡登白试验间接阳性，胆红素 20.5 微摩尔/升，谷丙转氨酶 220 单位，谷草转氨酶正常，麝香草酚浊度试验亦恢复正常，白球蛋白比值 4.81/2.36。

以上方为主，患者曾有鼻衄而加用白茅根、阿胶珠以凉血止血，黄疸退后茵陈减为 15 克，方中去金钱草、大黄、炒山栀，稍佐沙参、寄生以调补肝肾之品。4 月 16 日复查肝功能已全部正常，黄疸指数 4 单位，凡登白 5 试验直间接均为阴性，胆红素 6.8 微摩尔/升，患者无任何自觉症状。继服上药，以巩固疗效。至 5 月 7 日、7 月 1 日，连续 3 次正常，病愈而上学。

案 2　张某某，女，52 岁，病历号 4695，初诊日期：1991 年 2 月 27 日。

主诉：恶心、乏力 2 周，面目发黄 1 周。

现病史：2 周来恶心、厌油腻、纳呆、口干苦、乏力、尿黄如茶。近 1 周来发现面目发黄，身肢略觉瘙痒，眼睛酸楚不适。2 月 21 日化验检查：黄疸指数 60 单位，凡登白试验直接即刻阳性，胆红素 >68 微摩尔/升，麝香草酚浊度试验 16 单位，谷丙转氨酶 440 单位，白球蛋白比值 3.97/4.26，胆固醇 5.62 毫摩尔/升，HBsAg 1:16。

体检：面部、身肢皮肤橘黄色，巩膜发绿，患者精神弱，腹部平软，肝脾未及。

舌象：舌心白，质正常。

脉象：沉滑。

西医诊断：急性黄疸性乙型肝炎。

中医辨证：湿热中阻，蕴而发黄。

治法：清热湿热，凉血解毒，佐以化痰。

方药：

  茵　陈 30 克　青　蒿 15 克　金钱草 30 克　板蓝根 15 克

苡　米15克　杏　仁10克　橘　红10克　丹　皮10克

丹　参15克　白　芍20克　熟　军10克　草河车15克

山　楂15克

治疗经过：服上药30付，3月20日复查：黄疸指数4单位，凡登白试验值间接均阴性，胆红素6.8微摩尔/升，谷丙转氨酶试验恢复正常，白蛋白、球蛋白比值4.7/3.17，HBsAg阴转，自觉症状消失。继服上方减茵陈用量，去金钱草，熟军。4月17日，5月21日连续3次肝功正常，HBsAg阴性，白球蛋白比值4.62/3.02，患者痊愈，重返工作岗位。

案3　祁某某，女，23岁，病历号5005，初诊日期：1990年12月23日。

主诉：恶心呕吐、乏力6天。

现病史：患者12月14日发烧3天，17日烧退，开始恶心伴呕吐，呕吐物为食水及胃液，全身乏力、尿黄、纳呆。12月20日化验谷丙转氨酶1020单位，HBsAg 4.4。遂来就诊。

舌象：舌苔薄黄。

脉象：沉滑。

西医诊断：急性无黄疸乙型肝炎。

中医辨证：湿热内蕴。

治法：清利湿热，凉血解毒。

方药：

茵　陈20克　金钱草30克　藿　香10克　佩　兰10克

赤　芍20克　板蓝根15克　小　蓟20克　草河车15克

丹　皮15克　丹　参15克　车前子10克（包）

治疗经过：服药后1个月，1月28日复查：谷丙转氨酶由1020单位完全恢复正常，HBsAg亦转阴，自觉症状消失。至3月5日，6月8日连续3次复查，肝功能均为正常，HBsAg持续阴性。遂服健脾舒肝丸，滋补肝肾丸，早晚各服1丸，以巩固疗效。患者病情痊愈，恢复正常工作。随访2年，未见复发。

［按语］　以上3例均为急性病毒性肝炎，来势凶，病情急。案1谷丙转氨酶700单位，案2蛋白比值倒置，案3谷丙转氨酶1020单位，表面看来，造成了正气虚损之象，而关老抓住湿热为本，由于湿热之邪蕴于肝胆而致，正气虚损，是因病而虚，故以祛邪为主，祛邪即以扶正。祛邪的重点是清利肝胆湿热，故以茵陈、青蒿、金钱草等清利肝胆湿热，藿香、佩兰、苡米等芳化利湿。案1、案2为黄疸，黄疸指数60单位，胆红素>68微摩尔/升，为湿热入于血分，热迫胆汁外溢，以致发黄，故以赤芍、丹皮、丹参、山楂等凉血活血，血活黄易祛；方中杏仁、橘红行气开胃化痰，痰解黄易散；方中草河车、板蓝根、炒山栀

等清热解毒,毒解黄易除。大黄为凉血解毒,泄热退黄之要药。案3虽无黄疸,但是,患者尿黄、舌苔黄,呕吐频作,为防湿热入于血分而发黄疸,其治疗大法仍宗案1、案2。

案2、案3为急性乙型肝炎,从临床实践来看,急性乙型肝炎如果治疗及时得当,一般来讲病情恢复较快,预后较好,HBsAg亦多转阴。其治疗法则同甲型肝炎,清利肝胆湿热,活血解毒,佐以化痰,以祛邪为主。此二例患者,随着治疗,肝功能迅速恢复,HBsAg也于1个月后阴转。

上述3例患者,治疗后基本上1个月病情恢复,黄疸退尽,肝功能正常。而如果治疗不彻底,则易向慢性转化,故不能仅以1次肝功能正常做为判断,而是守方继续治疗,连续3次肝功能正常,病情完全稳定后,再以丸药巩固疗效,方可治疗彻底,不留隐患。案3经过2年随访,一直稳定,未再复发。

案4 黄某某,男,35岁,初诊日期:1994年1月15日。

主诉:全身乏力1周,巩膜黄染3天。

现病史:患者赴上海出差,因饮食不慎,近1周来全身明显乏力,恶心厌油,纳食不甘,3天来巩膜与全身皮肤出现黄染,立即返京前来就诊。

现症:纳食不甘,恶心厌油,全身乏力,遍身瘙痒,口苦咽干,失眠多梦,尿黄赤,便干燥。

检查:精神弱,气短声微,急性病容,巩膜皮肤黄染明显,色鲜黄,肝掌(+),蜘蛛痣(-),腹部平软,肝肋下1.5厘米,质中,脾未触及,腹水征(-),下肢可凹性浮肿(-)。

化验:总胆红素144.5微摩尔/升(17微摩尔/升以下正常),谷丙转氨酶1796单位,谷草转氨酶1587单位,麝香草酚浊度试验16单位,尿胆原强阳性。

既往史:10年前曾患急性黄疸性甲型肝炎,素有饮酒史,无其他疾病史。此次检查乙肝病毒感染标志物全部为阴性。

舌象:舌苔黄稍腻,质稍红。

脉象:沉滑。

西医诊断:急性黄疸性戊型肝炎。

中医诊断:肝瘟。

中医辨证:湿热内蕴,入于血分。

治法:清热利湿,凉血解毒,活血化痰。

方药:

茵 陈 30克	青 蒿 51克	炒山栀 10克	草河车 15克
公 英 15克	赤 芍 30克	藿 香 10克	白茅根 30克
杏 仁 10克	橘 红 10克	泽 兰 15克	焦三仙 30克

熟　军10克　丹　皮10克

治疗经过：上方服用14剂，恶心已止，呕吐未作，纳食增加，体力明显恢复，身痒消失。舌苔微黄，脉沉滑，2月1日复查肝功能：总胆红素19.2微摩尔/升，谷丙转氨酶55.9单位，谷草转氨酶17.6单位，麝香草酚浊度试验7单位。

上方茵陈改为10克，去炒山栀，加白术、生苡米各10克，以健脾利湿。3月1日复查：总胆红素15微摩尔/升，谷丙转氨酶20.7单位，谷草转氨酶16.5单位，麝香草酚浊度试验正常。诸症悉除，体力恢复。嘱其服用健脾舒肝丸、滋补肝肾丸早晚各1丸，以固疗效。

[按语]　本例患者10年前曾患甲型肝火已愈，此次化验乙肝病毒感染标志物（HBV）全部阴性，1月份又值肝病流行季节，发病急骤，因此诊为戊型肝炎。

诊断虽与上述3例不同，而病因病机相同，皆为湿热毒邪，才入血分才致发黄，若仅阻于气分可以不出现黄疸。由于入于血分病位较深，病势较重，方以茵陈、青蒿、藿香、清利湿热，芳香化浊。赤芍、丹皮、泽兰、白茅根入血分，活血化瘀，重用赤芍以增其效。杏仁、橘红化痰醒脾，焦三仙消导调中，熟军荡涤胃肠滞热，通腑祛瘀。用药精简，效专力显，清热利湿、活血化痰，佐以公英、草河车解毒。治疗以祛邪为主，祛邪即以扶正。14剂药后，黄疸消退，肝功能基本正常，湿热得减，而减茵陈用量，去山栀之苦寒，加以白术、生苡米健脾利湿而收功。1个半月病愈症除，而以丸药继续，以善其后。

三、慢性病毒性肝炎

（一）简述

慢性病毒型肝炎（以下简称慢肝）多由于急性病毒型肝炎久治不愈，或未坚持治疗，湿热病邪未彻底清除，正气虚弱，迁延复发而致。慢肝比起急性肝炎，更难于以中医的某个单独病症所能概括。慢肝包括慢性迁延型肝炎，慢性活动型肝炎；早期肝硬化、肝硬化腹水、重症肝炎，肝肿瘤将在下面有关辨证施治中叙述。

慢肝患者中，大多为乙型肝炎，次为丙型肝炎、丁型及戊型肝炎目前尚不多见。慢肝不但在我国，而且在世界上也广为流传，其发病率居各病之首，是一种严重危害人类健康和社会生产的传染病，其病程长，病情变化复杂，治疗困难，预后差，尤为慢性活动型肝炎容易转为肝硬化，有的易转为肝癌。

目前西医对于慢性肝炎的病因、病理、检测手段及疫苗注射预防等方面取得了较大进展，但是迄今尚未找到特效的治疗药物。中医中药对慢肝的治疗是大有作为的。

（二）病因病机

其原因关老认为有以下 2 个方面。

1. 祛邪不利 本病虽以湿热为因，但有湿重于热，热重于湿，湿热并重之不同。如热重于湿而利湿太过，则易伤阴助热而热邪愈深；如湿重热轻而清热太过，则易伤脾阳而湿更难化。其病位有偏于中上二焦，中下二焦，弥漫三焦之别，如果治疗时病重药轻，或未抓住重点，或未掌握好湿热泄利的途径，则致湿热未清，余邪残留。特别是临床见肝功能波动，即用大剂苦寒或清热解毒之剂，孰不知"治肝当先实脾"，医者不知扶脾，反而伤脾。过用苦寒损伤脾阳，则湿邪更易停留，"湿郁则热郁"，以致湿热缠绵羁留，病症反复不愈。

2. 忽视扶正 中医认为"邪之所凑，其气必虚"，"正气存内，邪不可干"。慢性肝炎的主要矛盾方面是正气虚为主，治疗应注意扶正，即应充分调整脏腑功能失调和增强机体抗病能力，如果攻伐太过，屡犯虚虚实实之戒，必然正不抗邪，外邪必然留恋深窜，造成迁延复发，以致长期不愈。

所以，正确的祛邪和充分重视失正，贵在预防慢肝的发生和复发，才是治疗肝炎的上策。

（三）治则

关老通过长期临床实践，对慢肝的治疗提出了以下要点。

1. 扶正祛邪，调理气血 急性肝炎以"邪气盛"（湿热盛）为矛盾的主要方面，慢肝则以正气虚（包括肝、脾、肾、气血、津液等）为矛盾的主要方面。从北京中医医院肝病组 1250 例慢迁肝患者临床症状分析，全身疲乏无力者占 90.5%，肝区痛者占 70.4%，食欲不振者占 61.5%，腹胀者占 61.6%，脉沉细，舌质淡者占 67.1%。对 2000 例病情反复波动，长期不愈的病人做了影响肝炎恢复因素调查，发现有过度疲劳、情绪波动、长期失眠、饮酒、感冒、治疗失机、药物中毒、或合并其他慢性疾病（如月经紊乱，结核病、溃疡病，痢疾、慢性感染等）。开始由于湿热之邪缠绵羁留损伤正气，造成"因病而虚"，逐步形成脏腑气血功能失调和机体防御功能减弱，以致正不抗邪，招致湿热内侵，造成"因虚而病"。

湿热羁留主要病位在肝、脾、肾。肝为血脏，体阴用阳，喜润恶燥，热为阳邪，易灼耗肝阴，暴怒抑郁也伤肝阴，因肝肾同源，导致肾源虚损，若房事不节则更伤肾阴，故成肝肾阴虚；肾阴久伤，必然肾阳不足。湿为阴邪，易伤脾阳，脾主运化，喜燥恶湿，得阳气方能运转，脾阳受湿邪困阻而致运化失常，再加上饮食不调，劳倦过度，中伤脾胃，则脾阳日渐虚弱。湿热滞留肝胆或情志不舒，产生肝气郁结，易先伤脾胃而成肝胃不和或肝郁脾虚。热伤肾阴，湿伤脾阳，以致脾肾不足。肝肾阴亏，虚火内耗，脾阳受遏内湿不化，湿不化则蕴热，虚热与湿热相合，深伏阴血则日渐伤正。

脏腑功能的盛衰，又与气血的盛衰密切相关。脾为后天之本，气血生化之源，脾失健运，日久化源不足而致气血两虚。肾藏精，精可化气，气可化血藏于肝，肾精不足，日久则无以化气血。气虚不能行血，血行迂缓而血滞，血滞日久则瘀结凝聚成痞块，瘀血不去则新血不生，相互影响，气血日益虚损。故肝病日久，脏腑功能日衰，气血日损。五脏六腑，四肢百骸，无不由气血所充盈，濡养和调节其功能。气血虚则整体功能衰退，气血充则整体功能旺盛。故慢肝的治疗应当扶正以祛邪，既从整体观念出发，重视调治肝脾肾各脏的功能，同时要注意调理气血，而达正复邪去病安。

这里要指出，慢肝患者中，多为乙型肝炎，西医目前尚无治疗乙肝的特效药物，而中药也无任何一种药物能直接杀灭人体内的乙肝病毒。有的医者效仿西医治法，应用大量清热解毒药物，把在体外实验中对乙肝病毒有抑制作用的中药罗列在一起对病人进行治疗，这是不科学的，这样不但不能聚效，而且因清热解毒之品多为苦寒之性，大量久服，必败胃伤正，乃犯虚虚实实之戒。中医治疗是整体治疗，不是只靠某一味药物，而是靠调整人体脏腑气血的平衡，来达到扶植正气，以驱邪外出的目的。有的人感染乙肝病毒后并未发病，通过检查发现 HBsAg 阴性而出现了表面抗体（抗－HBs），说明"正气存内"。大部分乙肝患者是通过体检而发现，什么时间患的病不清楚，说明病毒早已侵入并损害人体，更多的患者有明显的症状，肝功能损伤经久不能恢复，说明正气已虚。因此，治疗乙型肝炎当首辨虚实，乙肝多以正虚为主（包括脏腑和气血的虚损），故治疗原则亦应以扶正为主，扶正祛邪，调理气血。

2. 调理肝脾肾，中州要当先　关老对慢肝辨证施治，基本上是以脏腑、气血论治为原则，且以扶正治其本，祛除余邪治其标。慢肝主要是因湿热余邪未尽，其损害部位主要是肝、脾、肾三脏，肝与肾的关系是"木"与"水"的关系，即肝肾同源，肝肾同治。肝与脾的关系主要是疏泄与运化的关系，肝气郁结或肝强横逆均可导致脾胃运化失常，病为自肝及脾；反之，湿热蕴于脾胃，可导致肝气郁滞；亦可因脾胃气伤或阴伤，导致肝气来乘。肝、脾、肾三脏互为影响。

脾居中州，为后天之本，气血生化之源，运湿之枢纽，又为肝病波及之要害。张仲景《金匮要略·脏腑经络先后病脉证》曰："见肝之病，知肝传脾；当先实脾。"故在治疗中均应注意调理中州，稍佐祛邪，使之湿热余邪非但无处藏身，而且又无由以生。若湿从寒化，以致脾肾阳虚，中气不运，当以健脾助阳，温化寒湿，仍以调理中州为要。

常用的药物与急性肝炎所用的药物大体相同，而且有一定的连续性。

（1）治脾方面

①若属脾呆：症见无食欲，尚能进食，但食而不知其味，舌苔白或腻。治宜芳化醒脾，旨在促进脾运功能。常选用：藿香、佩兰、砂仁、蔻仁、杏仁、厚朴花等。

②若属脾湿：症见食欲不振、中满、口干不思饮、四肢倦怠、大便溏、舌苔白。治宜祛湿调脾。常选用：杏仁、橘红、法半夏、茯苓、生苡米、木瓜、佛手等。

③若属脾热：症见多食善饥或不欲进食、恶心、厌油、口苦或口中黏滞不爽、大便黏腻不畅、或大便干燥、舌苔黄厚。治宜清热理脾。常选用：黄连、黄芩、大黄、枳实、白头翁、秦皮、生石膏、薄荷等。

④若属脾虚：症见面色㿠白、不思饮食、消瘦、完谷不化、便泻或溏、舌质淡、体胖有齿痕。治宜健脾补气。常选用：常参、白术、苍术、生芪、山药、莲肉、诃子肉等。

⑤若属脾寒：症见形寒怕冷、四肢发凉、或见浮肿、口泛清水、脘腹隐痛喜按、喜暖，女子白带清稀量多、舌质淡，脉沉弱无力。治宜温散脾寒。常选用：白术、附子、干姜、沉香、乌药，生姜，白果等。

⑥若属脾胃失和：症见食后腹胀、能食不能化、脘腹胀满、大便量多、舌苔白。治宜调理脾胃。常选用：莱菔子、焦槟榔、木香、砂仁、厚朴、生麦芽、炒谷芽、神曲、焦三仙、生山楂等。

⑦若属肝胃（脾）不和：症见胸胁胀满、食后呃逆、吞酸、胁痛不舒、舌苔白腻或黄厚、脉弦滑。治宜平肝和胃。常选用：旋覆花、生赭石、生瓦楞、刀豆子、藿香、蔻仁、炒黄连、乌贼骨、当归、白芍、香附、青皮、陈皮等。

（2）治肝方面

①若属肝热：症见头痛眩晕、耳鸣耳聋、急躁易怒、面红目赤、胁肋灼痛、口干口苦、尿黄便干。妇女月经前期色黑、舌边尖红，苔黄脉弦数。治宜清热平肝。常选用：酒胆草、酒黄芩、丹皮、赤芍、夏枯草、青黛、野菊花、杭菊花、苦丁茶、猪胆、羚羊粉等。

②若属肝胆湿热：症见恶心、厌油、食欲不振、口苦咽干胁痛、烦躁易怒，或伴有低烧、或出现黄疸、舌苔黄腻、脉弦滑数。治宜清利肝胆湿热。常选用：藿香、醋柴胡、茵陈、青蒿、金钱草、草河车、黄连、丹参、青黛、白矾、车前子、白茅根、六一散等。

③若属肝郁气滞：症见胸满胁痛、或时痛时止、有时串痛、心烦善怒、睡眠不安、妇女月经不调、或经期腹痛、舌苔薄白、脉弦。治宜疏肝理气。常选用：醋柴胡、当归、白芍、香附、川楝子、郁金、旋覆花、生赭石、木瓜、佛手、青

皮、陈皮等。

④若属肝郁血滞：症见面色晦暗，胁下痞硬、胁痛有定处、刺痛不移、妇女月经后错、量少色黑有血块、经行腹痛、舌质紫暗或有瘀斑、脉细涩。治宜活血化瘀。常选用：泽兰、益母草、王不留行，玄胡索、当归、香附、藕节、丹参、炒山甲、鸡血藤、没药等。

⑤若属肝虚：证见面色萎黄、肝区隐痛、劳累加重、目眩目干、视物不清、或见夜盲、身痒肢麻、失眠、妇女月经涩少或经闭、唇舌色淡、脉沉细。治宜养血柔肝。常选用：白芍、当归、生地、川芎、香附、沙参、枸杞子、川楝子、丹参、石斛、首乌藤等。

⑥若属肝风，慢肝常见的肝风有 2 种情况：一是肝血不足，肝失濡养，血虚生风。症见眩晕、肢体麻木、震颤、或肢体拘急；另一种是湿热蕴毒，毒火炽盛，以致肝热动风。证见神昏谵语，高热抽搐、循衣摸床、躁动不安、四肢抽搐。前者以养血柔肝为主，佐以镇肝，常用的药物见肝虚，另加钩藤、珍珠母、龟板、鳖甲、菊花等。后者治宜清肝熄风，常选用：生赭石、生石决、生龙牡、佩兰、莲子心，黄连、菖蒲、远志、郁金，羚羊粉、琥珀等。或加用安宫牛黄丸、局方至宝丹等。

（3）治肾方面

①肾阴虚：症见低热颧红、五心烦热、咽干盗汗，腰酸腿软，下肢无力、耳鸣耳聋、梦遗、尿多、头晕目眩、失眠健忘、舌质红、脉细数。治宜滋补肾阴。常选用：熟地、山药、女贞子、旱莲草、黄精、泽泻、金樱子、芡实、夏枯草、菊花、首乌藤、远志、玄参、地骨皮、青蒿、鳖甲、浮小麦、丹皮等。

②肾阳虚：症见腰酸腿软、形寒肢冷、尿频尿少、浮肿、阴冷睾丸寒痛、或食少便溏、面色㿠白、脉沉弱。治宜温补肾阳。常选用：仙茅、淫羊藿、肉苁蓉、巴戟天、补骨脂、杜仲、阳起石、鹿茸、鹿角胶。若肾虚寒明显者，可加肉桂、附子、干姜、葫芦巴、荔枝核等。浮肿者加腹皮、腹子、冬瓜皮、二丑、茯苓皮、茯苓块、猪苓、白术，车前子等。

3. 活血化痰，柔肝软坚　　慢肝是由于湿热余邪未尽，又因心虚不能抗邪所致。湿热久羁可聚而生痰；中阳不振，运化失司而聚湿生痰；肾阳不足，水气上泛为痰；阴虚肝热，灼津生痰。湿热、痰湿阻滞血脉可致瘀血；气虚，肝郁，气不帅血可出现瘀血；阳气不足，运化无力或外伤亦可致瘀血。痰与瘀血既是病理产物，又是致病因素。痰湿与瘀血交阻，以致肝、脾、肾、气血失和，形成恶性循环，日复益深，正气益损，更无力祛邪，所以活血化痰的治则一定要贯彻治肝病的全过程。

痰湿与瘀血凝聚于肝脾，形成癥积痞块（肝脾肿大），临床证见面色晦暗、舌质暗或瘀斑、肌肤甲错、两胁刺痛或胁下痞满而痛，触之有块，腹壁青筋暴露，肝掌，蜘蛛痣。对于痞块的治疗，应在活血化痰的基础上，配合软坚散结的药物。北京中医医院肝病组开始曾试制过消肝针，其中有三棱、莪术，通过临床观察，发现这些药过于攻逐破瘀之品，非但无益反而有害。关老进一步分析了慢肝痞块形成的病理实质，认识到主要是肝阴虚，肝血虚，血虚血瘀，痰湿阻于血络所致。治疗的法则应当以补肝肾之阴，养血柔肝为主，以达到软坚消痞的目的。关老一般选用：当归、白芍、生地、丹参、王不留行、藕节、龟板、鳖甲、生牡蛎、泽兰等。配合其他活血、化痰、化瘀之品，这样使之肝脾不但能回缩，肝功能也会趋于正常。

4. 扶正需解毒，湿热勿残留　从慢肝的整个转归来看，病的发生是"因虚而病"也就是就外邪所以能够侵入机体，是以脏腑气血功能失调为其内因根据。进展过程是由"实证"到"虚证"，由气分到血分。整个病程的转化，正虚是矛盾的主要方面，由于正虚不能抵御外邪（祛邪外出），急性肝炎也就逐步发展成为慢性肝炎。但是在强调扶正的基础上，切不可忽视余邪未清，余毒未尽和湿热蕴毒的一个方面。所以在扶正为主，调理脏腑气血功能的基础上，不应当忽视清热解毒的祛邪措施。

所谓湿热未清，余邪未尽，一方面是在急性期治疗不彻底，余邪残留潜伏，另一方面也应看到由于调护失宜和脏腑气血功能失调，特别是脾胃功能失调，运化失职，湿热可继续内生，祛之未尽，又复再生。当然，如果治疗与调护得当，湿化热去毒解，单纯扶正以祛邪也是可以的。但是，慢肝是消化道疾病，脾胃运化迟呆，余邪残留和湿热内生，蕴湿生热的可能性持续存在。所以在治疗上，应当在扶正的基础上，根据病情，佐以祛湿解毒之品。一方面可以继续清除未尽之余邪，另一方面可以在新蕴生的湿热毒邪尚处于微弱之际，一鼓歼灭，湿热才能彻底清除，实际上清除余邪也有利于正气的恢复。一般讲，清热解毒剂每多苦寒，不宜过用，以免伤正。扶正之属每多甘温，长期服用甘温也易蕴热，所以配合少量苦寒之剂也寓有反佐之意。

关老常用清热利湿解毒方法有以下几种：

（1）清热解毒：如生石膏、地丁、夏枯草、栀子、金银花、连翘、薄荷、僵蚕、草河车、蒲公英、野菊花、生甘草等。

（2）化湿解毒：如藿香、佩兰、菖蒲、蔻仁、半夏等。

（3）凉血解毒：如犀角（水牛角代）、生地、丹皮、赤芍、玄参、小蓟、大青叶、白茅根、紫背天葵等。

（4）泻下解毒：如大黄、芒硝等。

（5）利湿解毒：如白茅根、泽泻、猪苓、生苡米、滑石、赤小豆、土茯苓、金钱草等。

（6）燥湿解毒：如黄连、黄芩、黄柏、白鲜皮、苦参等。

（7）酸敛解毒：如五味子、石榴皮、乌梅、木瓜、白芍等。

另外，可根据临床症状特点，按三焦病位来分析。若偏于中上二焦，应佐以芳化解毒；若偏于中下二焦，应佐以燥湿解毒；若湿热下注膀胱，应佐以清热利湿解毒，所以扶正中仍需配合解毒，湿热才能彻底清除。

由于慢肝病程长，病情复杂多变，虽然大部分预后较好，但是，也有少部分患者逐渐恶化，甚至发展成为肝硬化。所以，关老强调在急性期要合理的治疗和休息，以防止发展成为慢性肝炎。慢肝在辨证分析上应当从整体观念出发，注意气血的盛衰和各个脏腑功能的情况，详察其辨证归类，根据其阶段特点，抓住主要矛盾，分辨兼夹证候和互相转化的规律，进行辨证施治。在施治方案的拟定上要注意邪正交争的病理实质，在调整肝、脾、肾的时候，见肝之病知其传脾，故治疗中州要当先。同时从肝炎的发病机制中，体会到痰阻血络，瘀血凝聚的特点，故活血化痰要贯彻治疗的始终，在活血化痰的同时要注意养阴软坚。对于潜伏未清的湿热余邪，又当在扶正之中注意清热利湿解毒，祛除残留之湿热，使之既不能继续存在，又不能肆意再生，以达到彻底治愈的目的。

（四）辨证施治

慢性肝炎病程长，临床症状复杂，有的表现为实证为主，有的表现为虚证，有的虚中夹实，即湿热未清，正虚邪恋。在西医的诊断上也有时难取得一致意见，如慢性活动性乙型肝炎与早期肝硬化等问题，往往在临床上难以精确地加以辨别，更难以用中医的单独病证所概括。中医分类、分型，由于着眼点不同，名目繁多，不好掌握，也难于推广。在临床强调区分类型、定型、定方，虽然便于疗效观察，但是由于个体的差异性、病情轻重、阶段性的不同，就很难将复杂的临床病象，简单的归纳为几个固定的类型。实践证明，这种定型、定方的临床效果并不理想，关老不同意定型、定方，认为从辨证角度可以归纳出十种辨证归类及治肝十法。十种辨证归类：肝胆湿热证、肝胃不和证、肝郁脾虚证、脾失健运证、脾肾两虚证、肝肾阴虚证、气血两虚证、肝郁血滞证、气虚血滞证，痰瘀互结证。治肝十法：清利湿热法、平肝和胃法、健脾疏肝法、健脾和中法、健脾补肾法、滋补肝肾法、补气养血法、行气活血法。补气活血法、活血化痰法。十种辨证归类，其证候可以单独出现，也可以夹兼而至，前后交错或相互转化。这样就可以把复杂的临床病象根据中医的基本理论，抓住疾病各阶段的主要矛盾，以确定施治方案，既掌握其原则性，又具有一定的灵活性。十种辨证归类中，特别要指出的是气虚血滞和痰瘀互结两种证型，是关老临床实践中独到的特点，将在具体证型中作介绍。辨证施治如下：

1. 肝胆湿热证

病因病理：外感湿热之邪，或过食肥甘，嗜酒成性酿成湿热，或素体脾胃湿热。为湿热之邪蕴郁肝胆的证候，病位在肝胆，湿热熏蒸肝胆，以致肝胆失疏，肝胆蕴热、木郁克土而出现的一系列证候。

临床表现：恶心厌油、纳呆、腹胀、大便黏臭不爽、小溲黄赤短涩、白带发黄腥臭，或见胁痛、低热、脉滑数、舌苔黄腻。若湿热蕴久化火，则可见口苦口臭、唇焦口躁、心烦难寐、大便秘结、小溲灼热、右胁灼痛、脉数大、舌苔黄腻或起芒刺。

治则：清利（肝胆）湿热。

处方：

  茵　陈 30 克　公　英 15 克　茅　根 30 克　草河车 15 克

  赤　芍 10 克　丹　皮 10 克　车前子 10 克　六一散 10 克

  藿　香 10 克

方解：茵陈、车前子、六一散清利肝胆湿热；藿香芳香化湿，公英、草河车清热解毒；赤芍、丹皮、茅根凉血活血兼以利湿。

加减：纳呆停滞加焦三仙；便干加酒军；腹胀加橘红；便黏滞不爽加白头翁、川连、黄芩；尿黄灼痛加萹蓄、瞿麦；白带发黄腥臭加黄柏、川连、泽泻，苔黄腻加佩兰、白蔻；舌红加小蓟、丹参、泽兰；尿少加泽泻；口苦加龙胆草；心烦难寐加竹叶、莲心；右胁灼痛加川楝子、炒山栀。

2. 肝胃不和证

病因病理：肝主疏泄，胃主受纳，肝喜舒畅条达，胃以和降为顺，肝气郁结则横逆犯胃，致胃气上逆而出现的一系列证候。

临床表现：胸胁胀满或串痛，嗳气呃逆，灼心吞酸，纳呆脘胀或疼痛，或恶心呕吐，舌苔白，脉弦。

治则：平肝和胃。

处方：

  旋覆花 10 克　生赭石 10 克　杏　仁 10 克　橘　红 10 克

  焦白术 10 克　酒　芩 10 克　当　归 10 克　白　芍 15 克

  香　附 10 克　木　瓜 10 克　砂　仁 6 克　藿　香 10 克

方解：旋覆花、生赭石平肝和胃；杏仁、橘红和胃化痰；焦白术、酒芩健脾利湿，藿香利湿醒脾；砂仁行气和中，开胃消食，木瓜和胃化湿；当归、白芍养血柔肝；香附为血中气药，疏肝行气解郁。

加减：两胁胀满串痛加醋柴胡、郁金；灼心加川连；吞酸加炒萸、连、乌贼骨；呃逆加炒莱菔子；纳呆加焦三仙、鸡内金；脘胀加枳实、佛手；呕吐加法半夏、生姜，呕吐甚加伏龙肝。

3. 肝郁脾虚证

病因病理：肝主疏泄，脾主运化，肝气郁结，木郁克土，导致脾胃运化无权，气机升降失调而出现脾气虚弱的证候。

临床表现：两胁胀痛，腹胀午后为甚，大便溏薄或完谷不化，纳呆口淡，女子月经不准，头晕乏力，脉弦缓，舌质淡或暗红，苔薄白。

治则：健脾疏肝。

处方：

> 醋柴胡10克　党　参10克　白　术10克　砂　仁10克
> 藿　香10克　当　归10克　白　芍10克　香　附10克
> 木　瓜10克　生甘草10克

方解：醋柴胡、香附、木瓜疏肝理气；当归、白芍养血柔肝；党参、白术健脾益气；藿香利湿醒脾；砂仁行气和中，开胃消食；甘草调和诸药。

加减：两胁胀痛加川楝子、郁金；腹胀加川朴、木香、枳壳；便溏加苍术、苡米、茯苓；水泻减当归，加山药、莲子肉、诃子肉；气短乏力加生芪。

4. 脾失健运证

病因病理：脾为后天之本，气血生化之源，运湿之枢纽，主运化。饮食无度或劳倦损伤脾胃，湿热余邪未尽或寒湿困脾，致脾失运化而出现的证候。

临床表现：面色㿠白、乏力气短、口黏发甜、腹胀缠绵昼夜不休、或食后饱胀、大便溏泄、白带多稠、脉沉缓、舌体胖、舌边有齿痕、舌苔白腻。若湿邪困脾，可见身肢沉重，头重如裹，下肢浮肿，舌苔垢腻。

治则：健脾运化。

处方：

> 党　参10克　白　术10克　茯　苓10克　苡　米10克
> 山　药10克　厚　朴10克　草　蔻6克　橘　红10克
> 生甘草6克

方解：党参、白术、茯苓、甘草为四君子汤；党参补气，白术健脾运湿为主药；茯苓淡渗和中，辅助白术；甘草补中和胃，辅助党参；苡米、山药健脾利湿；草蔻健脾燥湿，下气消满。

加减：乏力气短加生芪；腹胀减甘草，加腹皮、木香；尿黄少加茵陈、六一散；身肢浮肿加冬瓜皮、车前子；纳呆加焦三仙、炒莱菔子；便溏加苍术；胁痛加当归、白芍；胸闷加香附；白带多加芡实、白果；苔厚腻减山药，加藿香、佩兰。

5. 脾肾两虚证

病因病理：脾为后天之本，肾为先天之本，脾肾相互资生。湿热困脾，饮食不节，或劳倦伤脾，过用苦寒之品，脾阳受损，以致运化失司，不能运化水谷之精气以充养肾；脏腑病久必下伤于肾，或肾阳不足，命门火衰，不能温煦脾阳，终致脾肾阳虚。

临床表现：身倦乏力、腰酸腿沉、肢胀浮肿、大便溏泄、小溲清长，或尿意频急、白带稀薄，或纳少腹胀、完谷不化、脉沉微、舌质淡，舌苔白。若阳虚明显，可见喜暖畏寒、少腹腰膝冷痛、五更泄泻、水鼓、脉沉迟、舌苔腻。

治则：健脾补肾。

处方：

> 党　参10克　白　术10克　茯　苓10克　山　药10克
>
> 川　断10克　寄　生30克　枸杞子10克　女贞子10克

方解：党参、白术、茯苓、山药健脾益气，补中利湿；川断、寄生、枸杞子、女贞子滋补肝肾，养阴益精。

加减：乏力气短加生芪；腰酸腿沉加牛膝；便溏加苍术、莲子肉；遗精加芡实、金樱子、生牡蛎；腰膝肢冷轻者加仙茅、淫羊藿、重者加附子、肉桂、干姜；腹胀浮肿者加生苡米、冬瓜皮、牵牛花；五更泄泻者加四神丸；舌质淡加当归、白芍。

6. 肝肾阴虚证

病因病理：过用辛温香燥，渗湿利尿之剂，或失血、劳伤精血致肝肾阴虚；湿热久羁，耗气伤阴，导致肝肾阴虚；气滞血瘀，日久化热，终致肝肾阴虚。出现肝阴虚和肾阴虚并见的证候。

临床表现：腰酸腿软、足跟痛、头晕目眩、耳鸣耳聋、失眠多梦、梦遗滑精、心悸怔忡、右胁隐痛、口干舌燥、五心烦热，或伴低热盗汗，女子经少闭经，脉弦细，舌质红，无苔或少苔，若阴虚内热；则见急躁多怒、鼻衄、牙龈出血、口苦思饮、大便干、小便黄、脉细稍数、舌质绛，苔薄黄。

治则：滋补肝肾。

处方：

> 北沙参30克　麦　冬10克　当　归10克　生　地10克
>
> 白　芍15克　枸杞子10克　川楝子10克　木　瓜10克
>
> 何首乌10克　生甘草6克

方解：此方为一贯煎加减，方中沙参、麦冬养肝胃阴；当归、白芍养血柔肝；川楝子疏肝理气泄热；生地、枸杞子、首乌滋补肝肾，养血益精；木瓜平肝通络，敛耗散之津液；甘草调和诸药。

加减：腰酸腿软加川断、寄生；足跟痛加牛膝、淫羊藿；头晕目眩加杭菊、钩藤；耳鸣加菖蒲、远志；失眠多梦去首乌加首乌藤、枣仁、远志；梦遗滑精加生牡蛎、金樱子；心悸怔忡加丹参、柏子仁；口干舌燥加石斛、天冬；口渴思饮加花粉、玄参；口苦加川连、胆草；五心烦热加丹皮、炒栀子；低热加青蒿、银柴胡、地骨皮；舌红加赤芍、丹皮、齿衄加白茅根、小蓟；鼻衄加藕节炭、军炭、阿胶珠。

7. 气血两虚证

病因病理：脾为气血生化之源，湿热久羁，蕴于中州，脾运失司，气血生化不足，或因失血，气随血耗，导致气血两虚。精血化源不足，或湿热久羁，耗气伤阴，或气滞血瘀日久化热，故久之亦可见兼有阴虚之象。

临床表现：面色无华或苍白、头晕目眩、自汗、心悸气短、全身乏力、累后胁痛、纳呆腹胀、口干不思饮、月经错后量少、大便软、小溲清、毛发不荣、脉沉细无力，舌质淡，舌苔薄白或无苔。若兼见阴虚，可见口燥咽干、午后发热、潮热盗汗、腰膝酸软、舌红有裂纹、脉细数无力。

治则：补气养血。

处方：

生　芪30克　党　参10克　白　术10克　茯　苓10克

白　芍15克　生　地10克　当　归10克　川　芎10克

甘　草　6克

方解：党参、白术、茯苓、甘草为四君子汤，是健脾益气基本方。黄芪补益中气，补气兼能扶阳，配黄芪以加强健脾益气之功；白芍、生地、当归、川芎为四物汤，地黄滋补阴血，生地偏于清热凉血，肝炎者多有血热，故关老多用生地、当归补血活血，白芍养血敛阴，川芎行气活血。诸药合用共奏补气养血之效。

加减：头晕目眩加杭菊、夏枯草；自汗加浮小麦、生牡蛎；心悸气短加远志；柏子仁；全身乏力加川断、枸杞子；胁痛加木瓜、香附；纳呆加砂仁；腹胀加厚朴；月经后错量少加益母草、泽兰；月经量多加阿胶珠、炒地榆；便软加苍术；血小板减少加地榆、阿胶、大枣；盗汗加金樱子、五味子。若兼见阴虚，可参见肝肾阴虚证化裁。

8. 肝郁血滞（气滞血瘀）证

病因病理：气为血帅，气滞则血瘀，湿热之邪侵犯肝胆，肝失疏泄，气机阻滞，由气病及血，气滞不行则血脉瘀阻，为因病致虚。

临床表现：胸闷气憋、抑郁不舒、两胁痛或周身串痛、气短乏力、善太息、纳呆腹胀，因情绪变化或劳累则加重，胁下痞块，妇女痛经，经血夹有血块或闭经，舌苔白，舌质暗或瘀斑。若瘀血日久，则可见面色晦暗或黧黑，肌肤甲错，唇暗舌紫，肝脾肿大坚硬，两胁刺痛，口不欲饮。

治则：行气活血。

处方：

醋柴胡10克　木　瓜10克　香　附10克　当　归10克

白　芍10克　泽　兰15克　丹　参15克　党　参10克

白　术10克　砂　仁6克

方解：醋柴胡、木瓜、香附疏肝行气；党参、白术健脾益气；砂仁行气和中；白芍、当归、泽兰、丹参养血柔肝，凉血活血。

加减：两胁胀痛加川楝子、郁金，刺痛加玄胡索、赤芍；气短乏力加生芪；腹胀加厚朴、枳壳；痛经加茜草、益母草；肝脾肿大加炙鳖甲、生牡蛎、水红花子。

9. 气虚血滞证

病因病理：慢肝湿热羁留，主要病位在肝、脾、肾。偏重于血分。热伤阴耗津，湿伤阳耗气，湿热久羁，以致肝肾阴亏，虚火内耗，脾阳受遏内湿不化，湿不化则蕴热，虚热与湿热相合深伏阴血，则日渐伤正。脾失健运，日久化源不足而致气血两虚。肾精不足，日久则无以化气血。气虚不能行血，血行迟缓而滞，血滞日久则瘀结凝聚成癥块，瘀血不去则新血不生，病久脏腑功能日趋衰退。本证就是指由于脏腑功能的衰退，气虚不能行血，血行迟缓而滞、阴血不足而流涩，以致进一步发展为瘀血，出现的一系列临床证候是"因虚而病"。而肝郁血滞（气滞血瘀）证，是由气病及血，是因病而虚。两者症状相似，而病因迥异。关老十分强调分清"因病而虚"、"因虚而病"，病因病机不同，治则而异，临证当详辨，不可不察。

临床表现：面色黧黑、唇舌紫暗、肌肤甲错、两胁刺痛、痛有定处、肝脾肿大坚硬、口干不欲饮、妇女痛经、行经不畅有血块、纳呆乏力气短、脉弦，舌质暗或有瘀斑。

治则：补气活血。

处方：

党　参10克　生　芪20克　当　归10克　白　芍15克

赤　芍15克　丹　参15克　泽　兰15克　生牡蛎30克

炙鳖甲15克　藕　节10克　鸡内金10克　香　附10克

水红花子10克

方解：党参、生芪健脾益气；当归、二芍、丹参、泽兰养血活血，凉血祛瘀；水红花子散血消积；生牡蛎、炙鳖甲益阴软坚、化瘀消癥；鸡内金补脾健胃、消积化瘀；香附为血中气药，行气解郁，藕节疏肝行气。

加减：两胁刺痛加醋柴胡、王不留行、玄胡索；口干口苦加丹皮、炒山栀；齿鼻衄血加白茅根、阿胶珠、大小蓟；痞块不消加夏枯草、杏仁、橘红以化痰消痞。

10. 痰瘀互结证

病因病理：痰和瘀血既为病理产物又是致病因素，概括来说，湿与热久羁，可以化生痰浊，痰浊阻络，血运不畅，遂致血瘀；血积日久亦能化为痰水。痰浊与瘀血互结，互为因果，互相转化，胶着不解，恶性循环，造成肝、脾、肾的损害和气血失调，除了慢性活动性乙型肝炎外，脂肪肝亦属此证型。因此，关老十分强调活血化痰的治则，且在慢肝的治疗中，亦应从始至终贯穿这一原则。

临床表现：身体肥胖、面色暗滞、肝脾肿大刺痛、脘痞纳呆、恶心、厌油、咯吐痰涎、头晕、心悸、肢体沉重、难寐或嗜睡、便溏不爽、舌质胖嫩边有齿痕、舌质暗或有瘀斑、苔腻脉滑。

治则：活血化痰。

处方：

生赭石 10 克	旋覆花 10 克	杏　仁 10 克	橘　红 10 克
赤　芍 10 克	白　芍 10 克	丹　参 10 克	香　附 10 克
瓜　蒌 15 克	小　蓟 10 克	藕　节 10 克	泽　兰 10 克

方解：方中杏仁、橘红、瓜蒌和胃醒脾化痰，配合赭石消痰浊；香附、泽兰、丹参、藕节、小蓟，二芍疏肝行气，活血通络。

加减：胁痛明显加醋柴胡、川楝子、玄胡索；纳呆滞加炒莱菔子、焦三仙；肝脾肿大加鳖甲、生牡蛎、内金、炒山甲；心悸加菖蒲、远志；难寐加首乌藤、炒枣仁；便溏加山药、诃子肉；便干加酒军；妇女经期减丹参、泽兰；脘腹胶满加木香、砂仁、厚朴；嗳气吞酸加乌贼骨、煅瓦楞；脾虚气弱加党参、生芪。顽痰胶着不解者，加青黛 3 克，白矾 3 克，且有显著降低血脂作用。体胖湿盛者加炒二术、茯苓、生苡米。

病毒性肝炎以湿热为本，湿为阴邪，黏腻重浊，阻碍气机，伤人阳气；热为阳邪，其性炎上，灼阴耗精动血。肝病主要受损的脏腑为肝（胆），脾（胃）、肾（膀胱）。湿热之邪又可弥漫三焦。因此，肝病涉及到阴阳、气血及脏腑的病理变化，同时又有痰阻、血瘀、痰瘀互结的病理变化，病情非常复杂。上述十种证型，是关老多年实践的概括归类。在临床上，单独出现的某一证型是很少见的，由于邪正交争的盛衰与个人体质的不同，以及脏腑受损程度的不同，各种证型可以兼夹而出现，随着病情的变化，证型之间也可以互相转化。上述十种证型不但可以在慢性肝炎中出现，在急性肝炎中也可以出现，不过气虚血滞证与痰瘀互结证则在慢性肝炎、慢性活动性乙型肝炎以及肝硬化中多见。关老相应的提出治肝十法，不仅用于治疗慢性肝炎，亦用于急性肝炎的治疗。总的原则，要整体辨证，以湿热为本，在急性期以祛邪为主，慢性期以扶正为主，扶正中，又当以中州当先，调理肝脾肾，在整个治疗中，要贯穿着凉血活血，清热化痰利湿。下面介绍病案 10 例。气虚血滞证，将在肝硬化证治中介绍，痰瘀互结证，将在脂肪肝证治中介绍。肝胆湿热证已在急性肝炎证治及黄疸证治中介绍，此处不再介绍。

（五）验案精选（10 例）

案 1 马某某，女，34 岁，初诊日期：1976 年 9 月 26 日。

主诉：恶心乏力，胁痛时有反复已 2 年余。

现病史：患者自 1974 年春开始全身无力，有时恶心，食纳不佳，肝功能：谷丙转氨酶 250 单位，其他项目均属正常。6 月初查澳抗阳性。住院保肝治疗，1 个月后，谷丙转氨酶 185 单位，澳抗阳性，出院上班工作。9 月复发，二次住院，1975 年初出院，6 月份肝功能恢复，症状好转而上班工作。1976 年 3 月因症状复现，查谷丙转氨酶 500 单位以上，麝香草酚浊度试验 6 单位，澳抗 1：32 ~ 1：64，持续到 10 月份，食纳不佳，恶心、打嗝、口苦、胁痛，后背时痛，大便稀，月经周期尚正常，量少。

舌象：舌苔薄白。

脉象：沉滑。

西医诊断：迁延性肝炎。

中医辨证：肝胃不和，脾虚湿蕴。

治法：平肝和胃，健脾利湿。

方药：

党　参 12 克	藿　香 10 克	焦白术 10 克	生赭石 10 克
旋覆花 10 克	橘　红 10 克	白　芍 10 克	当　归 10 克
香　附 10 克	草　蔻 6 克	川　断 15 克	川　连 3 克
首乌藤 30 克	黄　精 12 克		

另用：五味子 150 克，白矾 30 克，木瓜 60 克，丹参 30 克，共研细末炼蜜为丸，每个重 6 克，每次服 1 丸，日服 2 次。

治疗经过：上方连服 20 剂，食纳好转，恶心已减，大便正常，舌脉同前。11 月 1 日查肝功能：麝香草酚絮状试验（＋），麝香草酚浊度试验 8 单位，谷丙转氨酶 332 单位，澳抗 1：16 ~ 1：32。上方去川连、黄精，加川芎 10 克、生地炭 10 克、山药 15 克。另外，中午服乌鸡白凤丸 1 丸。

1976 年 12 月 19 日，服上方后，胃脘时有不适，食纳尚可，大便稀，后背时痛，月经正常，肝功能化验（12 月 13 日结果）：麝香草酚浊度试验 4 单位，麝香草酚浊度试验（－），谷丙转氨酶 171 单位，澳抗 1:8～1:16。

方药：

党　参 15 克	藿　香 10 克	炒苍白术各 10 克	茯　苓 15 克
白　芍 15 克	当　归 10 克	丹　皮 10 克	香　附 10 克
泽　兰 15 克	首乌藤 30 克	山　药 12 克	草　蔻 6 克
生地炭 10 克			

另：五味子 240 克，丹参 30 克，木瓜 30 克，共研细末，早晚每服 3 克。乌鸡白凤丸午服 1 丸。

1977 年 5 月 6 日，上方共服 60 剂，复查谷丙转氨酶 100 单位以下，麝香草酚浊度试验 4 单位，麝香草酚絮状试验（－），澳抗 1:32。饮食、精神良好，自觉有力。

[按语]　患者系慢性迁延性乙型肝炎、胁痛、恶心、打嗝、纳呆、大便稀、苔薄白、脉沉滑，为肝胃不和，脾失健运之象。方中生赭石、旋覆花平肝和胃，橘红和肝化痰，炒苍白术健脾燥湿；藿香利湿醒脾，草蔻健脾燥湿，温中止呕，木瓜和胃化湿。当归、白芍、香附养血柔肝，行气解郁。川连清热解毒而厚胃肠。服药 20 剂，食纳有增，恶心、打嗝消失，肝功能趋于好转。根据病情的变化，改以健脾补肾为主，加用党参、生地炭、山药、乌鸡白凤丸等健脾补肾，丹皮、泽兰以凉血活血。1977 年 1 月患者因工作较忙，停药 1 个月，肝功曾出现波动，继服药 2 个月后，肝功又稳定恢复正常。

案 2　孙某某，女，39 岁，门诊号 1688，门诊日期：1974 年 6 月 27 日。

主诉：胁痛腹胀，腰酸腿软 2 年。

现病史：患者于 1972 年 1 月自觉全身无力，右胁下疼痛，下肢浮肿，胸闷腹胀，经某医院检查：谷丙转氨酶 239 单位，麝香草酚浊度试验 10 单位，诊为急性肝炎。经过治疗 1973 年 11 月复查肝功能正常，但发现澳抗阳性，其后于 1974 年 6 月和 7 月 2 次复查，均为阳性，其他肝功能化验仍属正常，但症状未消。1974 年 6 月 27 日来北京中医医院门诊，当时症见：身倦无力、肝区发紧作痛、腰痛腿软、下肢浮肿、食后腹胀、二便如常、月经尚属正常，肝于右肋缘下 1.5 厘米，质中等偏软，脾未及。

西医诊断：迁延性肝炎。

中医辨证：肝郁脾虚，肾气不足。

治法：疏肝健脾、补益肾气，佐以清热利湿。

方药：

醋柴胡　10 克	党　参 10 克	白　术 10 克	当　归 10 克
赤白芍各 12 克	何首乌 15 克	丹　参 15 克	川　断 15 克

小　蓟　15克　酒　芩10克　白茅根30克　草河车12克

沉香面1.2克（冲）

另，乌鸡白凤丸，每日中午服1丸。

治疗经过：7月11日，服上方14剂，症状未见好转，肝区发紧，腹胀仍在，食纳尚可，二便自调，脉沉，舌苔正常。上方去小蓟，沉香面加土茯苓15克、车前子、草各15克、泽兰10克继服。便稀时曾加用诃子肉12克，腰痛甚时曾加用淫羊藿12克、菟丝子12克。共治疗2个多月，服药40余剂。于8月5日复查肝功能，谷丙转氨酶167单位，麝香草酚浊度试验5单位，澳抗已转阴。以后又于9月17日、10月22日、12月26日3次复查澳抗均为阴性，肝功能正常。1975年1月25日复诊时，前些天因过度疲劳和感冒，自觉疲乏无力、困倦、腹胀，谷丙转氨酶229～800单位，麝香草酚浊度试验8～10单位，脉沉细，苔薄白。

方药：

生　芪15克　当　归10克　赤白芍各12克　川　断15克

焦白术10克　淫羊藿15克　菟丝子　15克　白茅根30克

草河车12克　丹　参15克　诃子肉　12克　生龙牡各15克

另服，五味子120克、丹参30克，共研细末装一号胶囊，每次1个。

乌鸡白凤丸午服1丸。

以后一直服用本方，并静点葡萄糖加维生素C。2月19日复查澳抗阴性，谷丙转氨酶正常，麝香草酚浊度试验13单位，麝香草酚絮状试验（＋），继服前方。5月8日复查谷丙转氨酶正常，麝香草酚浊度试验7单位，一般情况尚好，有时乏力、脉沉细、苔薄白。

方药：

醋柴胡10克　党　参10克　白　术10克　山　药10克

扁　豆10克　白　芍15克　当　归10克　香　附10克

木　瓜10克　川　断15克　杏　仁10克　橘　红10克

泽　兰15克

另，午服乌鸡白凤丸1丸。

1975年6月26日复查肝功能，谷丙转氨酶正常，麝香草酚浊度试验6单位，澳抗均属正常，上方加生芪24克，继服以巩固疗效。随访2年以上，至1976年11月，共复查澳抗6次均属阴性，肝功能持续稳定。

[按语]　患者1972年患急性病毒性肝炎，经治疗1年余肝功能恢复正常，但发现澳抗持续阳性。来院时证属肝郁脾虚，肾气不足，湿热未清。治以健脾疏肝，补益肾气，清热利湿。方中党参、白术、生芪健脾益气；赤白芍、当归、丹

参、何首乌、川断养血柔肝，调补肝肾；醋柴胡、香附、木瓜疏肝理气；小蓟、白茅根、酒芩、草河车凉血祛湿解毒。另服乌鸡白凤丸养血滋补肝肾。因脾失健运，时有便溏，故加诃子肉以涩肠止泻，兼有下气消胀之效；腰腿酸痛甚时，曾用淫羊藿、菟丝子以补肾气；尿少浮肿时加泽兰、车前子活血利湿行水。以健脾补肾，益气养血，扶正为主，兼以祛邪。2个月后肝功能正常，澳抗转阴，后因感冒而肝功能又出现异常，又经调治半年，才得以恢复，后随访2年余，症状改善，肝功稳定，澳抗一直阴性。

案3 翟某某，男，6岁，门诊简易病历，初诊日期：1977年9月26日。

主诉：纳呆，乏力3年。

现病史：（其母代述）1974年初开始，吃饭不好，当时未引起注意，夏天以后，饮食不佳，有时恶心，进食量少，腿酸痛、疲倦无力，查肝功能：谷丙转氨酶265单位，麝香草酚浊度试验9单位，澳抗阴性，9月份开始西药治疗。10月20日查谷丙转氨酶230单位，麝香草酚浊度试验9单位，麝香草酚絮状试验（＋＋），澳抗（－），服用一枝汤1个月，谷丙转氨酶178单位，麝香草酚浊度试验单位，澳抗（＋）。1976年1月以后仍用保肝疗法，及当归丸，至9月以前，肝功能仍有波动。9月21日查肝功能，麝香草酚絮状试验（＋＋），麝香草酚浊度试验10单位，谷丙转氨酶500单位以上，澳抗放射免疫自显影法测1:16～1:32。

舌象：舌苔白。

脉象：沉。

西医诊断：慢性迁延性肝炎（乙型）。

中医辨证：脾虚湿困。

治法：健脾利湿，活血化痰。

方药：

党 参10克	白 术10克	草 蔻 3克	藿 香 6克
酒 芩 6克	当 归10克	赤白芍各10克	香 附10克
泽 兰10克	山 楂10克	焦槟榔 10克	草河车 6克

治疗经过：11月5日，上方服20剂后，食纳尚好，有时肝区痛、易疲劳、二便如常，苔脉同前。上方去赤芍、泽兰、焦槟榔，加黄精12克、杏仁10克、橘红10克。另外中午服乌鸡白凤丸1丸。11月1日复查肝功能，麝香草酚浊度试验10单位，谷丙转氨酶207单位，澳抗放射免疫自显影法测1:8（＋）～1:16。

12月19日，继服上方20剂，精神尚可，乏力见轻，但自觉仍不适，大便日解1次尚正常。舌苔脉象同前，方药如下：

党　参12克　白　术10克　藿　香10克　杏　仁10克

橘　红10克　酒　芩10克　白　芍10克　当　归10克

草河车10克　山　楂10克　香　附10克　小　蓟15克

另服：五味子240克、丹参30克，共研细末，每次10克。

1977年1月20日复查肝功能：麝香草酚浊度试验8单位，麝香草酚絮状试验（＋＋），谷丙转氨酶100单位以下，澳抗转阴。因症状及一般情况良好，自动停药1个月。2月16日复查肝功能：麝香草酚浊度试验12单位，谷丙转氨酶109单位，澳抗阴性（对流法）。3月份又开始服用中药，4月份、5月份2次复查肝功能正常，澳抗阴性，体力增强，食欲好，精神好无疲劳感。

继服下方以巩固疗效：

党　参10克　藿　香10克　炒白术各10克　茯　苓10克

山　药10克　白　芍10克　当　归　10克　川　断12克

使君子　3克　草河车10克　乌　梅　3克　橘　红10克

生甘草6克

另服：五味子240克，丹参30克、黄柏30克，研末，每次10克，日服1次。

[按语]　该患儿迁延性乙型肝炎2年余，纳呆，有时恶心、腿酸痛、疲倦乏力、苔白，此证属脾虚湿困，余热未清。治则健脾化湿，活血化痰。方中党参、白术、茯苓、甘草为四君子，健脾益气运湿，苍术健脾燥湿，草蔻燥湿，温中止呕；藿香芳化利湿，杏仁、橘红和胃醒脾化痰；山楂、焦槟榔消食导滞除满；当归、二芍、泽兰、小蓟凉血活血，香附为血中气药；酒芩，草河车清热解毒。本例以健脾化湿为主，活血化痰贯彻其中，解毒祛邪为辅。在治疗显著好转时，曾停药一阶段，肝功能出现反跳，继续服药，又趋好转，说明坚持治疗和恢复后的巩固是重要的。

案4　张某某，女，40岁，门诊病历，初诊日期：1991年8月24日。

主诉：纳呆、乏力、腰酸腿软3年。

现病史：患者乙型肝炎3年，始未治愈，8月15日查谷丙转氨酶229单位，麝香草酚浊度试验10单位，澳抗1:64，自觉疲乏无力、肝区隐痛、纳呆腹胀、困倦、腰酸腿软、大便溏、小便调、月经正常，舌苔薄白，脉沉细。

西医诊断：迁延性乙型肝炎。

中医辨证：脾肾不足，余邪未尽。

治法：健脾利湿，调补肝肾，活血化痰。

方药：

生　芪15克　党　参15克　白　术10克　茯　苓10克

当　归 10 克　二芍各 10 克　川　断 10 克　淫羊藿 10 克

菟丝子 10 克　丹　参 10 克　茅　根 30 克　草河车 10 克

诃子肉 10 克

另：五羚丹每服 6 粒，日服 2 次。乌鸡白凤丸午服 1 丸。

服药 20 剂，4 月 26 日查肝功能：谷丙转氨酶正常，麝香草酚浊度试验 13 单位，澳抗阴性。继服上药 50 剂，11 月 17 日复查肝功能：谷丙转氨酶正常，麝香草酚浊度试验 7 单位，澳抗（-），有时乏力，余无明显不适，舌苔薄白，脉沉细，方药如下：

党　参 10 克　白　术 10 克　山　药 10 克　醋柴胡 10 克

白　芍 15 克　当　归 10 克　香　附 10 克　泽　兰 10 克

木　瓜 10 克　杏　仁 10 克　橘　红 10 克　川　断 10 克

茅　根 10 克

另，午服乌鸡白凤丸 1 丸。

服上药 2 个月后于 92 年 1 月 15 日复查肝功能：谷丙转氨酶、麝香草酚浊度试验全部正常，澳抗（-）。纳呆、眠安，无明显不适。上药加黄芪 20 克继服，以巩固疗效。随访 2 年，至 92 年 10 月共复查澳抗 5 次，均属（-），肝功能亦无反复。

[按语]　患者系慢性迁延性乙型肝炎，经治 3 年未愈。中医辨证属脾肾不足，湿热未清，正气虚而余邪未尽。故以党参、白术、生芪健脾益气；山药、川断、淫羊藿、菟丝子以补肾气；当归、白芍、乌鸡白凤丸养血滋补肝肾；醋柴胡、香附疏肝理气；赤芍、丹参、泽兰、茅根、木瓜、草河车凉血活血，祛湿解毒；五羚丹解毒祛邪；杏仁、橘红化痰醒脾。因脾虚便溏，故加诃子肉涩肠止泻，兼下气消胀。经中药治疗，1 个月后澳抗转阴，3 个月后肝功能全部恢复正常，经 2 年随访观察，澳抗连续 5 次复查正常，肝功能持续稳定。

案5　曾某某，男，36 岁，初诊日期：1991 年 10 月 8 日。

主诉：腹胀便溏，腰酸足跟痛 4 年。

现病史：1987 年发现急性病毒性黄疸型肝炎，肝功能持续异常 4 个月，曾服中药。自觉腹胀乏力、食欲不振、尿浑浊、大便溏、腰酸、足跟痛。检查：肝脾未及。4 年肝功能反复异常。1991 年 10 月 5 日肝功能化验：谷丙转氨酶 650 单位，麝香草酚浊度试验 10 单位，澳抗阴性。肝区痛、脚跟痛仍在，进食好转，大便不畅，胸闷，小便黄。

舌象：苔白腻。

脉象：沉弦。

西医诊断：慢性迁延性乙型肝炎。

中医辨证：脾肾两虚，湿热未消。

方药：

生　芪 15 克	青　黛 10 克	白头翁 15 克	秦　皮 15 克
生甘草 10 克	五味子 12 克	藿　香 10 克	佩　兰 10 克
焦白术 12 克	白　芍 15 克	泽　兰 15 克	酒胆草 10 克
川　断 15 克	淫羊藿 15 克		

另，午服河车大造丸 1 丸。白矾 10 克装 0 号胶囊，每次 1 粒，每日 3 次。

治疗经过：上方服药 50 剂，1992 年 4 月 2 日，自觉腹部胀气、胃纳不佳、打嗝、胁痛，症见肝胃不和，足跟痛仍在，尿深黄，脉沉细，苔白，加用疏肝和胃之品，方药如下：

生赭石 10 克	旋覆花 10 克	焦三仙 30 克	生　芪 15 克
青　黛 10 克	五味子 12 克	藿　香 10 克	佩　兰 10 克
生甘草 10 克	白　芍 15 克	泽　兰 15 克	焦白术 12 克
川　断 15 克	酒胆草 10 克	淫羊藿 15 克	

另，午服河车大造丸 1 丸，白矾胶囊 1 粒，每日 3 次。

5 月 8 日，自述足跟痛减轻，大便稀黏不畅，日解 1 次，食纳尚可，肝功能复查：谷丙转氨酶 600 单位，麝香草酚浊度试验 13 单位，胆固醇 6.76 毫摩尔/升，方药如下：

生　芪 15 克	茵　陈 15 克	白头翁 15 克	秦　皮 15 克
青　黛 10 克	五味子 12 克	藿　香 10 克	佩　兰 10 克
酒胆草 10 克	白　芍 12 克	泽　兰 15 克	焦白术 12 克
川　断 15 克			

继服河车大造丸及白矾胶囊。

6 月 2 日，体重增加，乏力明显，大便稀，足跟痛仍在，饥饿时肢颤心悸、出汗，舌苔薄白，脉沉。肝功能复查：谷丙转氨酶 455 单位，麝香草酚浊度试验 15 单位，胆固醇 5.62 毫摩尔/升，方药如下：

生　芪 15 克	仙　茅 12 克	淫羊藿 12 克	白　芍 15 克
当　归 12 克	香　附 10 克	黄　精 12 克	何首乌 12 克
马尾连 6 克	远　志 12 克	小　蓟 15 克	金钱草 30 克

6 月 12 日自觉症状好转，仍感足跟痛。复查肝功能：谷丙转氨酶正常，麝香草酚浊度试验 7 单位，胆固醇 5.88 毫摩尔/升，继服上方，症状基本消失。至 10 月 13 日 2 次复查肝功能均属正常。服用健脾舒肝丸、滋补肝肾丸巩固疗效，恢复轻工作，门诊观察至 1993 年 8 月肝功能均属正常。

[按语] 患者病程 4 年余，始于急性病毒性黄疸型肝炎，久病体自虚，伤

及肝脾肾和气血。症见腹胀、胁痛、便溏、尿浑浊等，说明湿热仍羁留于中下二焦。患者正虚而湿热未清，开始治疗时扶正与祛邪并用，因其湿热残留中下焦，所以用藿香、佩兰芳香化浊开中焦，白头翁、秦皮清利下焦湿热，酒胆草清肝胆。历时月余后，中下焦症状已减，又见有腹胀、胁痛、呃气、胃纳不佳等中上焦湿热残留和肝胃不和的证候。遂去秦皮、白头翁加用生赭石、旋覆花、焦三仙等调理肝胃和消导之剂。后来中上焦湿热渐减，又出现大便黏腻不畅等偏于中下焦的证候，又加秦皮、白头翁。足以说明慢性肝炎各类证候的互相交错和前后交替的特点，正虚又有湿热残留的双重矛盾。所以在治疗时应配合清热祛湿之剂，扶正与祛邪兼施。后期，患者体重增加，但是明显疲劳、大便稀，比较突出的症状是足跟痛始终存在，属于脾肾阳虚之证，但是，开始由于湿热残存，难于温补，待温热已清时，故用生芪、白芍、当归、何首乌，益气养血，淫羊藿、仙茅、黄精温补脾肾，佐以香附、远志疏肝交通心肾，马尾连、小蓟、金钱草清除余毒，继以丸药而收功。

案6 王某某，男，14岁，简易病历，初诊日期：1976年11月22日。

主　诉： 便干尿黄，心烦失眠，伴低热4年。

现病史： 患者于1971年发现急性病毒性无黄疸型肝炎，病情反复波动，肝功能异常，麝香草酚浊度试验8～10单位，麝香草酚絮状试验（＋＋），谷丙转氨酶180单位，遂来北京中医医院门诊。当时症见：口干、心悸、烦急、失眠、午后燥热，体温37.5℃，大便时干，尿黄。

舌象： 舌无苔，边尖红赤。

脉象： 沉弦细。

西医诊断： 阴虚血热，湿热隐伏。

治法： 养阴凉血，清热安神。

方药：

北沙参15克　白　芍15克　醋柴胡10克　草河车12克

热　军10克　薄　荷6克　青　蒿12克　地骨皮12克

丹　皮12克　生　地12克　远　志12克　柏子仁12克

首乌藤30克

另服，五味子120克、丹参30克、木瓜12克、白矾15克共研细末，每次服3克，每日2次。

乌鸡白凤丸，每日中午服1丸。

治疗经过： 12月2日上方服25剂，症状略有好转，复查肝功能：谷丙转氨酶正常，麝香草酚浊度试验8单位，澳抗阳性，继服20余剂。1977年1月15日，化验肝功能：谷丙转氨酶正常，麝香草酚浊度试验6单位，澳抗（－），自觉症状减轻，睡眠尚好、偶有恶心。午后低热已除。前方去薄荷、丹皮、远志、柏子仁，加当归 12 克，川断 24 克、藿香 10 克、橘红 10 克、五味散剂、乌鸡白凤丸继服。2 月 17 日复查肝功能已全部正常，澳抗阴性。

[按语]　本例患肝炎已 4 年，历经治疗不愈，澳抗阳性，症状烦急失眠，午后低烧，便干溲黄，舌红、脉细，此仍肝肾阴虚，血分毒热郁滞，营阴被耗，致阴虚火旺，血不养心而心神浮越。治以养阴凉血，清热安神。方中沙参、生地、白芍，五味子滋肝肾之阴生津液，远志、柏子仁、何首乌养心安神，草河车清热解毒，熟军清热导滞，柴胡、薄荷疏肝胆之郁滞；青蒿、地骨皮、丹皮养阴清热凉血，可使肝胆，血分蕴结之毒热外泄，营阴得复，故燥热低烧渐解，肝功能恢复、澳抗转阴性。

案7　邵某某，女，25 岁，初诊日期：1991 年 8 月 27 日。

主诉：乏力气短，胁痛腰酸时有反复已 9 年。

现病史：患者自 1982 年患病毒性无黄疸型肝炎，曾在某医院门诊治疗半年，并住院治疗半年，肝功能持续异常。迄今已 9 年余，症见气短乏力、面色无华、食纳不甘、有时恶心、胁痛腰酸、夜寐尚可，大便溏，小便有臭味。检查腹部柔软，肝在肋缘下 1 厘米、质软光滑，脾未触及。肝功能化验：谷丙转氨酶 86 单位，麝香草酚浊度试验 13 单位，澳抗（－），丙肝抗体阳性。

舌象：舌苔稍白、舌质正常。

脉象：沉细无力。

西医诊断：慢性迁延性丙型肝炎。

中医辨证：气血两虚，肝肾不足。

治法：益气养血，滋补肝肾。

方药：

北沙参 15 克　草河车 10 克　菟丝子 12 克　女贞子 12 克

诃子肉 12 克　生甘草 10 克　生　地 12 克　白　芍 15 克

当　归 10 克　川　芎 10 克　川　断 15 克

另，乌鸡白凤丸午服 1 丸，降酶粉每次 3 克，每日 2 次。

治疗经过：服上方 20 剂后，身倦仍在，纳食尚可，复查肝功能：谷丙转氨酶 268 单位，麝香草酚浊度试验 8 单位。继服上方 20 剂，症状同前，上方加生芪 15 克。9 月 23 日复查肝功能：谷丙转氨酶 205 单位、麝香草酚浊度试验 10 单位，方药如下：

生　芪 15 克　党　参 12 克　生　地 12 克　白　芍 15 克

当　归 10 克　川　芎 10 克　川　断 15 克　秦　皮 12 克

菟丝子 12 克　诃子肉 12 克　白头翁 12 克　生甘草 10 克

淫羊藿 12 克

另，乌鸡白凤丸午服 1 丸，降酶粉早晚各 3 克。

1991 年 10 月 25 日，疲乏减轻，纳食增加，其他无明显自觉症状。上方加藿香 6 克，以后按上方略有加减，曾加用过生地炭、乌梅、黄精、阿胶珠、小蓟以及山羊血 90 克焙开研末，每次 3 克，每日 2～3 次。1992 年 2 月 9 日复查肝功能：谷丙转氨酶正常，麝香草酚浊度试验 8 单位。继服前方。3 月 5 日复查肝功能，全部恢复正常，惟觉两胁不适，稍感乏力、纳可、二便正常，上药改为丸药，以巩固疗效。

[按语]　患者慢性肝炎 9 年未愈，乏力、纳呆、面色无华、脉沉细无力，证属气血两虚，方中以生芪、党参、黄精、生地、当归、白芍、阿胶珠、川芎健脾益气，滋阴养血；用山羊血之血，肉有情之品养血，患者病久胁痛腰酸，絮浊不降，谷丙转氨酶偏高，证属肝肾不足，湿热未尽，方中以沙参、菟丝子、女贞子、淫羊藿、乌鸡白凤丸滋补肝肾。因便溏用诃子肉、秦皮、白头翁以固肠止泻，且清热利湿解毒。经治疗半年，气血得复，肝功能恢复正常，诸症得以恢复，后用丸药以巩固疗效。

案 8　宋某某，男，32 岁，1972 年 3 月 12 日入某医院住院，会诊日期：3 月 29 日。

主诉：厌油、纳差、乏力 3 个月余。

现病史：患者于 1971 年 12 月下旬自觉厌油乏力、呕吐、便稀，肝肋下一指，谷丙转氨酶 500 单位，麝香草酚浊度试验 16 单位，胆红素 15.4 微摩/升，黄疸指数 9 单位，尿胆原 1:20 阳性，尿胆红素阳性，诊为急性黄疸性肝炎，住长春某医院。开始用静脉滴葡萄糖，能量合剂治疗 10 天，症状减轻，但肝功能不见好转。白 1972 年 2 月 3 日起用激素（泼尼松）治疗，共口服 31 天，食量增加，体重上升，但出现胃痛、呕吐、泛酸、白细胞多数情况下偏低，于 3 月 12 日转入北京某医院治疗。

入院后查体，肝在肋下可以触及，脾（－），谷丙转氨酶 800 单位（最高稀释到 800 单位），麝香草酚浊度试验 12 单位，白球蛋白比值 3.9/2.6，胎甲球蛋白（－）。1970 年 7 月超声波检查即有较密微小低波。诊为慢性肝炎急性发作。治疗曾静脉点滴胰岛素 10 天。3 月 25 日复查肝功能：谷丙转氨酶 800 单位，麝香草酚浊度试验 13 单位，与 10 天前相比，肝功能无明显变化。

3 月 29 日会诊，当时症见：乏力、气短、不欲言、纳差、胃脘不适、腹胀肠鸣，面黄瘦、便溏，口干苦，不思饮。

舌象：舌苔白，质红。

脉象：弦滑数。

中医辨证：气阴两伤，脾胃虚弱。

治法：补气养阴，健脾和胃，清利湿热。

处方：

生　芪15克	茵　陈15克	藿　香10克	焦白术10克
茯　苓15克	杏　仁10克	橘　红10克	蔻　仁3克
白　芍30克	丹　参15克	石　斛15克	郁　金10克
酒　芩10克	秦　皮12克		

7天后，4月5日二诊。患者食欲好转，大便成形，但仍乏力、尿黄、两手胀热、脉象同前。继用上方去石斛，加川断15克、木瓜12克，每日中午加服河车大造丸1丸。再进7剂，4月12日复查：谷丙转氨酶115单位，麝香草酚浊度试验15单位。症状已不明显，只觉手胀，尿稍黄，脉弦滑，舌净无苔。

上方去杏仁、酒芩、橘红，加酒胆草10克，五味子12克，焦三仙30克，继服河车大造丸，午服1丸，又进12剂，于4月26日查：谷丙转氨酶正常，麝香草酚浊度试验9单位，麝香草酚絮状试验（±）。症状除晨起恶心、反酸外，无其他不适，脉沉滑，舌苔薄白。继用前方去胆草、焦三仙加旋覆花10克、生赭石10克、党参10克、生瓦楞30克，又服9剂。

5月3日复查：转氨酶正常，麝香草酚浊度试验8单位，麝香草酚絮状试验（±）。患者无自觉症状、脉沉、舌苔正常，以前方制成丸药继服，以善其后。

[按语]　辨证施治是中医学的核心。患者乏力、气短，精神萎靡懒言，口干、舌质红，证属气阴两伤。纳差、腹胀、肠鸣便溏，为脾胃虚弱；溲黄、口苦、不思饮，脉数是湿热未清。身体本来虚弱，肝炎湿热未清，加之激素副作用产生的虚弱假象，给辨证带来了困难。尽管错综复杂，关老抓住气阴两伤和脾虚胃弱是主要矛盾，湿热未清是次要矛盾。否则治疗上无所事从。"治病必求于本"。尽管转氨酶在800单位以上，但这是"标"，不是"本"，其本质是气阴两伤，脾胃虚弱。由于始终以生芪、党参、白芍、五味子、石斛、丹参、河车大造丸补气养血育阴，以白术、茯苓、藿香、蔻仁、杏仁、橘红、旋覆花、生赭石健胃和胃两法治疗为主，而以酒芩、胆草、秦皮、茵陈、郁金等清热利湿治疗为辅，从而使脾胃得健，气血得生，阴液得复，抵抗病毒感染能力自然增强。药后14剂，使转氨酶由800单位以上降至115单位，共26剂使转氨酶正常，麝香草酚浊度试验由15单位下降至9单位，并未一见转氨酶高，即用大剂苦寒清热解毒之品，或用五味子粉等单纯降酶。服药35剂絮浊亦基本恢复正常。

案9　詹某某，男，36岁，初诊日期：1991年5月28日。

主诉：口干溲黄、右胁疼痛、腰膝酸软1年余。

现病史：患者于1990年2月，因恶心、厌油腻，去某医院检查肝功能：谷丙转氨酶 127 单位，麝香草酚浊度试验 13.5 单位，血清胆红素 111 微摩尔/升，HBsAg 1:256。住院治疗 1 个多月，黄疸消退，但肝功能仍不下降，出院时肝功能：谷丙转氨酶 148 单位以上，麝香草酚浊度试验 18 单位，麝香草酚絮状试验（+++），HBsAg 1:126。后又在该医院门诊和其他医院多方治疗，病情仍不见转机，遂来就诊。当时症见：两胁隐痛、腹胀纳呆、口干腰酸、腿软周身乏力、大便溏、尿黄。化验检查：谷丙转氨酶 586 单位，麝香草酚浊度试验 16 单位，HBsAg 1:128。

舌象：舌苔薄白，质红。

脉象：沉滑。

西医诊断：慢性活动性乙型肝炎。

中医辨证：肝肾阴虚。

治法：滋补肝肾，佐以清热解毒。

方药：

北沙参 20 克　草河车 15 克　醋柴胡 10 克　白　芍 20 克

丹　参 10 克　香　附 10 克　川　断 15 克　菟丝子 15 克

女贞子 10 克　桑寄生 30 克　石　斛 15 克　黄　精 10 克

公　英 15 克　首　乌 15 克　五味子粉 6 克（分冲）

另，乌鸡白凤丸午服 1 丸。

治疗经过：以上方为主，随证加减，大便不成形加用党参、焦术、山药、莲子肉，去首乌、北沙参；腰腿酸软明显加淫羊藿、牛膝；肝区痛明显加郁金、川楝子；尿黄加茵陈，小蓟。共服 4 个多月，自觉症状明显减轻。化验检查：谷丙转氨酶已恢复正常，麝香草酚浊度试验 11 单位，HBsAg 阴转，至 1992 年 2 月 22 日复查：谷丙转氨酶正常，HBsAg（-），麝香草酚浊度试验 7.5 单位。1992 年 5 月 24 日肝功能全部恢复正常。后又连续于 7 月 19 日和 1993 年 1 月 27 日两次复查肝功能均稳定正常，至今未再复发，已正常上班工作。

[按语]　患者肝功能损害明显，属于乙型慢性活动性乙型肝炎。症见两胁隐痛，周身乏力、腰酸腿软，口干尿黄、舌质红，证属肝肾阴虚，湿热未尽。方中沙参、石斛育阴生津；白芍、当归养血柔肝；川断、菟丝子、女贞子、黄精、首乌、寄生滋补肝肾，养阴益精；五味子敛耗散之津液，公英，草河车清热利湿解毒；佐以醋柴胡，香附以疏肝理气。五味子粉降酶效果显著；乌鸡白凤丸不仅滋补肝肾，而且有降絮浊之功效。经治 4 个月，谷丙转氨酶及 HBsAg 恢复正常。经治 1 年，肝功能全部正常，体力恢复，已正常恢复工作。

案 10　汪某某，男，40 岁，初诊日期：1990 年 9 月 18 日。

主诉：右胁疼痛，气郁加重 1 年余。

现病史：患者于去年 4 月患急性黄疸性肝炎，住某医院好转后出院，此后肝功能时有波动，始终未恢复正常。症见右胁及胸痛，因情绪变化而加重，四肢乏力、纳食不甘，精神欠佳、大便时干，尿黄。化验检查：谷丙转氨酶 510 单位，胆红素 25.5 微摩尔/升，澳抗阳性。

舌象：舌苔薄白。

脉象：沉弦。

西医诊断：慢性迁延性乙型肝炎。

中医辨证：肝郁气滞，湿热未清。

治法：疏肝理气，清利湿热。

方药：

党　参 10 克	茵　陈 15 克	藿　香 10 克	杏　仁 10 克
橘　红 10 克	焦　术 10 克	旋覆花 10 克	丹　皮 10 克
生赭石 10 克	赤　芍 15 克	草河车 15 克	白　芍 15 克
丹　参 10 克	川　断 15 克	木　瓜 10 克	泽　兰 15 克

五味子粉 6 克（分冲）

治疗经过：服上药 20 剂后，精神及饮食均有好转，右肋时痛，大便稍干、尿黄，脉沉弦。复查肝功能：谷丙转氨酶 180 单位，胆红素正常。方药如下：

醋柴胡 10 克	香　附 10 克	赤　芍 10 克	生赭石 10 克
白　芍 10 克	木　瓜 10 克	党　参 10 克	藿　香 10 克
旋覆花 10 克	茵　陈 10 克	当　归 10 克	酒　芩 10 克
草河车 10 克	橘　红 10 克	五味子粉 6 克（分冲）	

以上方略有加减继服，12 月 11 日复查肝功能：谷丙转氨酶 250 单位。胁痛减轻，诸症渐消、惟纳食欠甘。继服上方，1991 年 1 月 14 日复查肝功能：谷丙转氨酶 170 单位。纳食增加，症状消失，澳抗转阴，1991 年 2 月 1 日肝功能已完全恢复正常，无明显自觉不适。

[按语]　患者肝炎 1 年半，肝功能始未恢复正常，右胁及胸痛，情绪变化加重，四肢乏力、纳差、舌苔薄白、脉沉弦。证属肝郁气滞，方中醋柴胡、香附、木瓜疏肝行气；二芍、丹皮、泽兰、当归养血柔肝，凉血活血。患者大便时干、尿黄为湿热未清，方中以生赭石、旋覆花、杏仁、橘红平肝化痰，佐以茵陈、酒芩、焦术、草河车健脾利湿，清热解毒。使肝气得舒，湿热得清。虽然患者谷丙转氨酶一度出现反复，但是关老通过整体辨证，抓住疏肝理气、清热利湿的治疗大法不变，经治疗 5 个月，患者症状消失，肝功能恢复正常。

四、早期肝硬化

（一）简述

肝硬化的发生原因比较复杂，同一致病因素对不同的个体并不一定导致肝硬化，而是多种因素综合作用的后果。在我国，主要是病毒性肝炎，其次为寄生虫病、慢性酒精中毒和营养不良导致肝硬化。病毒性肝炎主要由乙型肝炎和丙型、丁型肝炎引起肝炎后肝硬化，有人认为与病毒复制无直接关系，是由于机体的免疫反应对感染肝细胞反复损害的结果。肝炎发展为肝硬化的病程，短至数月长至10~20年，转化为肝硬化的发生率各地报告差异很大，低的仅占3.9%，高的达50%以上。肝硬化分为早期肝硬化（代偿期）和肝硬化腹水（失代偿期）又称晚期肝硬化。本节仅讨论早期肝硬化。根据其临床表现，属于中医"痞块"、"积聚"、"癥瘕"等范围。

（二）病因病机

本病的发生，多因急、慢性肝炎失治、误治、或治疗不彻底所致。关老认为，由于湿热之邪未彻底清除，或因饮食不节，嗜酒成性，劳逸无度，以伤脏腑、气血，日甚一日，恶性反复而致，病位在肝，与脾肾密不可分。一方面，湿热困脾，脾失健运，气血化源不足，湿浊不运，正气不行，湿浊顽痰凝聚胶结。另一方面，热灼阴血，导致肝肾阴虚。由于病久，肝脾肾脏腑的虚损，而正气日衰，气虚而血行滞缓，以致血瘀，湿热蕴久灼津生痰，痰瘀互结，胶注不化，阻滞血络，循环往复，而成痞块（肝脾肿大），进而凝缩坚硬，推之不移，脉道受阻，故见脉络怒张，青筋暴露（腹壁或食道静脉曲张）；热伤血络或脾失统血而见吐血、衄血、便血。关老认为，气虚血滞是早期肝硬化之本，湿热毒邪稽留血分是标。热灼阴津动血，损及肝肾，湿伤脾阳耗气，气血化源不足，肝肾阴精无以济，而致肝肾阴虚；阴虚生内热，虚热与稽留血分之湿热相合，虚实夹杂而致阴虚血热；肝病日久，气血日衰，阴精日耗，阴病及阳，气衰阳微，而至脾肾阳虚。所以，早期肝硬化以肝肾阳虚，阴虚血热，脾肾阳虚三种证型为常见，而湿热毒邪未清，热伤血络和湿热痰阻入于血分发黄，为常见的兼夹证。

临床上，各证型间往往交错出现或互相转化，应掌握其病情实质，辨证施治。在治疗法则上，应以补气活血，养血柔肝为基础，根据其证型或滋补肝肾，或养阴清热，或温补脾肾。在治疗中重视健脾化痰，兼以清除余邪。

（三）辨证施治

1. 肝肾阴亏，气虚血滞

主症：面色晦暗或黧黑，身倦乏力，形体消瘦，眩晕耳鸣，失眠多梦，心烦急燥，腰膝酸痛，两胁隐痛喜按，胁下或见痞块，口干溲黄。

舌象：舌苔白，舌质红。

脉象：弦细数。

治法：补气活血、益肾柔肝。

方药：宗慢性肝炎气虚血滞证用药化裁。

2. 阴虚血热，气虚血滞

主症：除肝肾阴虚诸证外，兼见咽干口燥、齿鼻出血、五心燥热、盗汗、大便干、小便短赤，或午后低热、颧红盗汗、或肝掌、蜘蛛痣。

舌象：舌质红少苔龟裂。

脉象：沉细数。

治法：益气养阴，凉血活血。

方药：宗慢性肝炎气虚血滞证方药化裁。

3. 脾肾阳虚、气虚血滞

主症：面色枯黄、神疲气怯、口淡不渴、小便清白、大便稀溏、脘腹胀满、腰酸背寒、或胁下痞块、手脚发凉、或肌冷肿胀。

舌象：苔薄白、舌质淡。

脉象：沉弱。

治法：温补脾肾，益气补血柔肝。

方药：宗慢性肝炎气虚血滞证方药化裁。

（四）验案精选（4 例）

案1 周某某，男，28 岁，门诊简易病例，初诊日期：1963 年 2 月 27 日。

主诉：浮肿、乏力、胁痛，纳差 1 年半。

现病史：患者自 1961 年下半年开始，自感两下肢轻度浮肿，乏虚无力，1962 年 2 月曾查血，发现肝功能异常，谷丙转氨酶 200 单位，麝香草酚浊度试验 12 单位，9 月以后症状加重，纳食不佳，肝区虚胀隐痛、恶心、乏力、下肢浮肿、尿黄，触诊肝肋下二指，复查肝功能，谷丙转氨酶 500 单位，麝香草酚浊度试验 19 单位，经住某院保肝治疗、症状及肝功能均见好转，12 月出院，1 个月后症状重现，肝功能又恶化。逐渐面色晦暗，无黄疸，面部及手掌出现蜘蛛痣，肝肋下触及，脾于肋下 1 厘米，中等硬度，轻触痛，两下肢轻度可凹性水肿，化验检查：谷丙转氨酶正常，麝香草酚浊度试验 6 单位，白细胞 3.2×10^9/升，血小板 79×10^9/升，蛋白电泳 γ 球蛋白 29.5%，酚四溴酞钠试验：30 分钟 15%，肝穿刺病理证实为结节性肝硬化。食道造影：食道下端静脉曲张。住院 2 个月余，经保肝治疗，症状未减，送来北京中医医院门诊。

舌象：舌苔白，舌质红。

脉象：沉细滑。

西医诊断：结节性肝硬化，食道静脉曲张。

中医辨证：肝肾阴亏，脾失健运，气虚血滞、瘀血阻络。

治法：滋补肝肾，健脾补气，养血柔肝，活血通络。

方药：

生　芪15克　　白　芍30克　　女贞子15克　　党　参12克

菟丝子15克　　川　断15克　　木　瓜12克　　阿胶珠 9克

白　术 9克　　地　榆15克　　茵　陈15克　　藿　香 6克

蒲公英15克　　地　龙 9克　　香　附 9克　　小　蓟15克

乌梅炭 3克

治疗经过：以上方为主稍有加减，连续服药 4 个月，1963 年 6 月 22 日曾换药如下：

生　芪30克　　当　归12克　　生　地15克　　鳖　甲24克

何首乌30克　　白　芍30克　　青　蒿12克　　川　连 6克

败酱草 9克　　玄胡索 9克　　木　瓜12克　　茵　陈15克

乌　梅 9克　　地　榆15克　　小　蓟15克　　生甘草 3克

直至1965 年底均以上两方为主加减治疗，症状好转，肝功能逐渐恢复，两次食道造影复查，证明静脉曲线已消失。1966 年以后中断服药，1970 年 5 月复查食道造影仍未见静脉曲张，血小板计数 136×10^9/升。

[按语]　本例患者详细发病日期不详，症状出现半年后，检查肝功能发现异常。症见面色晦暗，肝区虚胀隐痛，舌质红，脉细，属肝肾阴虚，纳食不佳、疲乏无力、下肢轻度浮肿，乃脾失健运，水湿不化之证；恶心、苔白、尿黄、蜘蛛痣，为湿热蕴于血分未能清除而致；胁下痞硬、食道静脉曲张，属于气虚血滞，瘀阻血络。方中与当归补血汤补气养血；白芍、生地、何首乌，阿胶珠养血柔肝；党参、白术健脾益气、女贞子、菟丝子、川断、木瓜滋补肝肾；香附、玄胡索、地龙疏肝行气，活血通络；鳖甲滋阴软坚；乌梅、甘草酸甘化阴，敛邪解毒；青蒿透达阴血伏热，均属扶正培本之品。佐以藿香、小蓟、公英、地榆、川连、茵陈、败酱草芳化清热，凉血解毒，纵观用药，并无特殊奇异之品，关键在于掌握其病理实质，决非活血破瘀，消克伐肝之剂所能济，反之过于攻伐，不仅促使病情恶化，甚至引起食道静脉破裂出血，这种教训关老是遇见过的，所以他一再强调以扶正补虚为主，以益气健脾养血治中州为关键，中州运化，后天得养，水谷充沛，五脏六腑得充。继而养血柔肝，肝脏阴血充盈，则坚自消而得柔润，功能始恢复。当归、白芍是关老治疗肝硬化最常用的养血柔肝之品，气充血足，气帅血行，阴平阳秘，则瘀血去络脉通。虽见肝脾肿大、食道静脉曲张，查

其方药，仅用鳖甲养阴软坚，地龙活血通络，制方之妙，寓于其中。本例兼见血热未清，瘀血阻络，见有蜘蛛痣，故用生地、川连、小蓟、地榆凉血解毒。本例的治疗过程，大体反应了关老对早期肝硬化治疗的基本看法，即抓住气虚血滞的病理实质，调整肝脾肾三脏的实质损害带来的功能性障碍。以扶正为主是其特点，兼以清除余邪，禁用克伐攻逐以免损伤正气。

案2 吴某某，男，30岁，简易门诊病历，初诊日期：1975年4月14日。

主诉：腹胀乏力5年。

现病史：患者于1970年下半年开始，自觉乏力、腿酸、食减、腹胀，1年后肝大，化验检查：谷丙转氨酸840单位，麝香草酚浊度试验20单位，诊为肝炎，经保肝治疗后恢复正常。1970年10月12日病情反复加重，疑有腹水，经治疗后好转，12月症状又加重，4月14日来北京中医医院门诊。当时症见：纳食不香、午后腹胀、两胁胀痛、疲乏无力、二便尚调。

既往史：素有胃病史，12年前诊为十二指肠球部溃疡，胃黏膜脱垂，1969年，因急性穿孔行手术治疗，有失眠史10余年。

检查：腹软，肝于肋下15厘米，剑突下3厘米，质硬，有触痛，脾于肋下1厘米，质硬有触痛，肩、颈，手腕部见数个典型蜘蛛痣，有明显朱砂掌。

化验检查：血小板29×10^9/升，白球蛋白比值3.4/3.0，麝香草酚浊度试验20单位。

舌象：苔薄白。

脉象：沉。

西医诊断：早期肝硬化，脾功能亢进。

中医辨证：气虚血滞，脾肾两虚。

治法：健脾补气，活血化痰，滋补肝肾。

方药：

生芪12克	党参12克	焦白术 9克	藿香 9克	杏仁 9克
橘红 9克	赤芍15克	白 芍15克	当归 12克	香附 9克
泽兰15克	阿胶 9克	鳖 甲12克	王不留行15克	
藕节12克	乌鸡白凤丸午服1丸			

治疗经过：以上方为主，调治11个月，症状逐渐好转，1976年3月18日，复查血小板上升至105×10^9/升，肝功能正常，白球蛋白比值4.1/2.55，已恢复全日工作，门诊随诊。

[**按语**] 本例肝硬化的治疗用药均属扶正之品，方中生芪、党参、白术健脾补气；当归、二芍、香附、泽兰、阿胶养血柔肝，行气治气；杏仁、橘红健脾化痰；鳖甲滋阴软坚；王不留行走血分，通血脉，利小便；藕节凉血止血兼能化

痰；乌鸡白凤丸补气养血，调补肝肾。全方共奏健脾益气，养血柔肝，活血化痰，滋补肝肾之效。经治疗 11 个月，肝功能恢复正常，血小板回升，蛋白比值恢复正常，恢复全日工作。

案3 王某某，男，46 岁，初诊日期：1973 年 3 月 18 日。

主诉：身倦腰酸，手足心热伴衄血 2 年。

现病史：1971 年 7 月 2 日，因高热寒战诊为"疟疾"，大量服用伯氨奎宁及氯化宁治疗。于 10 月 17 日查尿三胆阳性，谷丙转氨酶 205 单位，麝香草酚浊度试验 29 单位。12 月 1 日来京，经某院检查：肝在右肋缘下 6 厘米，剑突下 8 厘米，质偏硬，表面光滑。化验：血红蛋白 100 克/升，白细胞 5.2×10^9/升，血小板 94×10^9/升，血沉 69 毫米/小时，黄疸指数 12 单位，谷丙转氨酶 495 单位，麝香草酚浊度试验 29 单位，碱性磷酸酶 5 单位，白球蛋白比值 2.6/4.4，肝扫描：肝增大，脾显影。门诊印象：奎宁中毒性肝炎，肝硬化。收住院治疗，曾用中西医药及冻干人血白蛋白等多种方法治疗 2 个多月，至 1972 年 2 月出院时肝功能仍未恢复正常，麝香草酚浊度试验 27 单位。1973 年 3 月初复查肝功能，谷丙转氨酶 520 单位，麝香草酚浊度试验 20 单位，于 3 月 18 日来北京中医医院门诊，当时症见：面色黧黑、身倦腰酸、失眠多梦、心烦急燥、手脚心热、口苦、齿鼻衄血常出不止、小溲黄短、朱砂掌明显。

舌象：舌苔白，质绛。

脉象：弦。

西医诊断：早期肝硬化。

中医辨证：阴虚血热，气虚血滞。

治法：益气养阴，凉血活血。

方药：

生　芪 25 克	生　地 15 克	白　芍 15 克	丹　参 24 克
藕　节 12 克	红　花 15 克	泽　兰 15 克	草河车 15 克
木　瓜 12 克	阿　胶 9 克	郁　金 12 克	王不留行 12 克
槐花炭 12 克	羚羊粉 0.6 克（分冲）		

治疗经过：服药 14 剂，复查肝功能明显好转，谷丙转氨酶 142 单位，麝香草酚浊度试验 6.5 单位，效不更方，药味基本如上，共达半年余，至 1974 年 4 月复查：谷丙转氨酶正常，麝香草酚浊度试验 10 单位，白球蛋白比值 4.6/3.2。

[**按语**]　本例患者有明显药物中毒史，且出现轻度黄疸，肝损害严重，肝火质硬。从病因上似与病毒性肝炎发展为肝硬化有异，但是从中医辨证属于阴虚血热。方中白芍、丹参、阿胶养血柔肝；草河车、生地、藕节、槐花炭清热解毒、凉血止血；红花、泽兰、王不留行活血化瘀；郁金、木瓜疏筋理气。重用生

芪益气。羚羊粉专用清肝热，有时可用金银花配天花粉代之，也有羚羊粉之效。关老在治疗上，着重分析阴虚偏重还是血热偏重，用药也有测重。如以午后发热为例，偏阴虚者重用鳖甲、青蒿、秦艽；偏血热者用丹皮、炒栀子、生地炭。生地炒炭能入血分，有凉血止血之功。

案4　刘某某，男，44岁，初诊日期：1971年4月4日。

主诉：气短乏力、腹胀、两足发凉2年。

现病史：患者自1963年2月患无黄疸型肝炎，多次反复。1970年10月以来，肝功能一直明显异常，持续已达1年半之久，最近一次化验结果：谷丙转氨酶350单位，麝香草酚浊度试验18单位，血小板84×10^9/升。白球蛋白比值2.86/3.14。曾服用中西药物，症状及肝功能无显著变化。1971年4月4日来北京中医医院门诊，当时症见：面色㿠白无泽、气短乏力、全身倦怠、纳少腹胀、便溏、两足发凉。

舌象：舌苔白，舌质淡。

脉象：沉细无力。

西医诊断：早期肝硬化。

中医辨证：脾肾阳虚，气虚血滞。

治法：温补脾肾，益气养血柔肝。

方药：

生　芪 30克	淡附片 10克	焦白术 10克	党　参 12克
香　附 10克	杏　仁 10克	橘　红 10克	白　芍 15克
当　归 15克	草河车 12克	茵　陈 15克	

治疗经过：此方服药1个月后，症状有所好转，两足转温，腹胀轻减，大便仍稀，食纳渐进。复查白蛋白3.42克/升，球蛋白31.2克/升，其后仍服原方，改生芪为45克。继服2个月之后，于7月复查肝功能，白蛋白34克/升，球蛋白31.2克/升，至1973年1月复查白蛋白31.6克/升，球蛋白28.2克/升，后将生芪改为每剂60克，淡附片15克，服至1973年5月，复查白蛋白为33.6克/升，球蛋白为25.3克/升，至1973年8月结束治疗时，白蛋白为38.5克/升，球蛋白为21.3克/升，谷丙转氨酶正常，麝香草酚浊度试验8单位，患者食欲好转，二便正常，但易疲劳，睡眠欠安、舌净、脉沉。

[按语]　本例肝硬化，关老在辨证时，抓住其倦怠便溏，四肢发凉，脉沉细无力等虚寒之性的特点，判定为脾肾阳虚，气虚血滞，故重用生芪、党参、焦白术甘温益气健脾升阳；淡附片温肾助脾阳，为本方的主要药组。当归、白芍养血柔肝、养阴以和阳；香附、杏仁、橘红疏肝化痰，开胃行气；茵陈清湿热利水以祛余邪；紫河车为血肉有情之品，益精髓补气血，培元气偏于补先天；党参、

白术补气培本偏于补后天。药虽平淡，但突出抓住脾肾阳虚的特点，在肝功能严重损害的情况下，从诊断上以辨病为主，在中医治疗上以辨证为主。

病案3为阴虚血热，病案4为脾肾阳虚，而气虚血滞为其共同证型。所以在治疗上。病案3用生芪、生地、白芍偏于补阴；病案4则用党参、生芪、当归、白芍偏于甘温。两例都用血肉有情之品大补精血，病案3用阿胶、其性味甘平，补血止血，滋阴润燥，偏于补阴；而病案4则用紫河车，其性味甘咸温，益气养血补精，偏于补阳，识别阴阳，用药恰当，才能取得疗效。

病案3由于肝肾阴虚进一步发展而致，阴虚血热，虚实夹杂，用羚羊粉清肝护阴，配合生地"壮水之主"；病案4由于脾肾不足（气虚）发展而致，阳虚有寒，以虚为主，故用附子温肾扶阳"益火之源"。一从阳治，一从阴治，否则"寒不去则气难益，热不去则血更耗"。病案3和病案4白蛋白与球蛋白比值明显倒置，关老多从补气血益肝肾入手，但是仍应分清阴阳和辨别病位，根据其阴阳属性相配合相应的血肉有情的胶类药物，对于提高和调整血清蛋白是极为有益的。

五、肝硬化腹水

（一）简述

肝硬水腹水是肝硬化晚期，也就是失代偿期的表现，腹水是其主要的临床特床。属于中医学的"水鼓"、"石水"、"蜘蛛鼓"、"单腹胀"范围。早在《灵枢·水胀》篇中就指出其证候特征，说："鼓胀如何？岐伯曰：腹胀身皆大，大与腹胀等也，色苍黄，腹筋起，此其候也。"

（二）病因病机

中医认为本病的发生，与气、血、水三者息息相关，与肝、脾、肾三脏密不可分。历代医家对此各有所见。以李东垣、朱丹溪为代表的，提出湿热论；以赵养葵、孙一奎为代表的提出火衰论；以喻嘉言为代表的提出水裹气结血凝论。

关老认为本病的发生有以下三点。

（1）由于慢性肝炎长期反复不愈，本身调养失宜及治疗延误所致。本病初发之时，多因湿热毒邪加之情志郁结，殃及脾胃，脾失健运，日久则水湿停留，积蓄腹中。

（2）湿伤脾阳耗气，热灼阴血耗津，湿热久羁，以致肝肾阴亏虚火内耗；脾阳不振，湿留不化日久则蕴热。湿热与虚热相合日渐伤正，终致气血两虚，气虚则血行滞缓，气血运行不畅，则津液不能疏布，日复一日，著而不去，聚于腹中。

（3）脾失健运，湿困日久而热蒸生痰，入于肝经，阻于血络，形成瘀血，痰瘀交阻反又影响肝脾运化，造成后天生化无源。新血不生，恶血不祛，三焦阻塞，决渎无权，终成肝硬化腹水。

关老认为，本病有痰血瘀阻，腹水等邪实的一面，又有肝脾肾虚损、气血大亏的一面。虚中夹实，实中夹虚，虚实夹杂。其正虚为本，邪实为标。因此，在治疗上以扶正为本，逐水为标，以扶正为常法，逐水为权变。水的代谢，因"其源在脾"，故要在中焦上下功夫。气为血帅，气旺血生，气帅血行，恶血久蓄，正气大伤，血失其帅，焉能自行？如不补气扶正，健脾化痰，而单纯寄于活血利水药物，则会往返徒劳，难以收效。活血首先要照顾到气，治气要考虑到血，气血不能分割，故当先以补气养血，健脾化痰，而以平和之品行血利水，再加以软坚柔肝之味就比较全面。治疗中切忌以"舟车丸"等逐水之法，扬汤止沸，徒伤其正；勿以三棱、莪术、水蛭、虻虫等破瘀攻伐之品，落井下石，雪上加霜。救恐不及，又安敢戳伐呢？这就叫做见水不治水，见血不治血，气旺中州运，无形胜有形。即健运脾胃，以无形之气而胜有形之水、血。

关老治疗肝硬水腹水的基本方药：

生黄芪 50 克	当　归 10 克	白　术 10 克	茵　陈 30 克
杏　仁 10 克	橘　红 10 克	茯　苓 30 克	赤　芍 15 克
白　芍 15 克	泽　兰 20 克	香　附 10 克	藕　节 10 克
车前子 15 克	木　瓜 10 克	厚　朴 15 克	生　姜 3 克
大腹皮 10 克	丹　参 15 克		

方解：方中以当归补血汤为君，二芍、泽兰、丹参、香附、藕节佐之。君药中重用生芪，补气扶正以帅血行，更能走皮肤之湿而消肿，可重用 30 至 150 克无任何副作用。二芍味酸入肝，凉血活血，为缓急止痛养肝之要药。丹参功同四物，能养能行。泽兰善通肝脾之血脉，活血不伤正，养血不滋腻，胎前产后均可应用，药力在中焦，横向运行，与桃仁、红花不同。对所说"门静脉循环障碍"确有通达之功。香附、藕节为血中气药，气血兼行，藕节还兼有开胃之长。

臣药白术、茯苓健脾运湿，以杏仁、橘红、木瓜、厚朴、腹皮、茵陈、车前子为佐。杏仁、橘红辛开苦降，醒脾开胃，通利三焦，化痰和中。木瓜味酸，调胃不伤脾，疏肝不伤气，柔肝止痛，为调和肝胃之要药。厚朴、腹皮行气利水而消胀。茵陈、车前子清热祛湿，利水消肿而不伤阴，有黄无黄皆可用之。少佐生姜辛温醒脾，为方中之使药。

此方药性力求平和，无峻猛之品，立意于"疏其血气，令其条达，而致和平"。方中包括了补气养血扶正，行气活血，健脾利湿，清热化痰，利水消肿等诸法，临症加减化裁，用之得心应手。

然而，治疗肝硬化腹水一病，非一方一药所能胜任，临床应用贵在权变。

若湿热仍炽，伴有黄疸者，应先治其标，方中去生芪，易茵陈为君，再伍以草河车、蒲公英、小蓟、板蓝根等清热解毒之品。

若脾肾阳虚明显者，酌加肉桂、桂枝、干姜、附片等通阳利水之品。

齿鼻衄血者，加茅根、血余炭、槐花炭；吐血便血气短汗出者，可加西洋参、阿胶、三七粉等。

肝脾肿大者，可选用生牡蛎、炙鳖甲、鸡内金等。慎用三棱、莪术、水蛭、虻虫之品，虑其破血伤正，促使肝脏进一步恶化，且有消化道出血之虞。

蛋白倒置者，加用鹿角胶、龟板胶、河车大造丸等血肉有情之品。

经治疗腹水顺利消退后，因病久肝肾俱损，应取中下焦之法，滋补肝肾，健脾和胃，调理气血，以巩固疗效；如残毒余热未净者，仍可用清热解毒之品，以除后患；如病情迅猛发展，腹水黄疸加重，伴有早期神志改变，应考虑到肝昏迷的发生，可参见重症肝炎辨证施治。

（三）辨证施治

1. 湿热内蕴，水湿泛滥

主症：腹大坚满、脘腹胀痛、口苦咽干、烦热口渴、渴不欲饮或饮而不多、气短、咳吐、小溲短赤、大便秘结或黏滞不爽、或见黄疸、恶寒发热。

舌象：舌苔黄腻、白腻或灰黄。

脉象：弦滑或兼数。

治法：清利湿热，活血化痰，理气利水。

方药：宗上基本方化裁加减。

2. 气血两虚，水湿内停

主症：腹部胀满、脘腹痞闷、面色萎黄、心悸气短、语言低怯、倦怠乏力、纳少便溏、小便短少、色清、下肢浮肿。

舌象：舌苔薄白，舌质淡。

脉象：沉细。

治法：补益气血、活血化痰、利水消肿。

方药：宗上基本方加减化裁。

3. 阴虚血热，水湿内停

主症：腹大胀满，口干思饮，日晡潮热，衄血，心烦不安，胸闷腹胀，尿黄短赤。

舌象：舌苔薄白或舌净无苔，舌质红降。

脉象：沉弦滑或细数。

治法：养阴凉血，柔肝理脾，利水消肿。

方药：宗基本方加减化裁。

4. 气虚血滞，水湿内停

主症：腹大如鼓，坚满攫急，神倦懒动，气短声怯，脘腹痞胀，腹壁脉络怒张，胁下痞块坚硬刺痛，面部或胸背部散在红痣血缕（蜘蛛痣），手掌赤痕（肝掌），面色黧黑，口干不欲饮，大便或秘或溏，小便短少。

舌象：舌苔白，质暗或有瘀斑。

脉象：沉细。

治法：活血化瘀，益气行水消肿。

方药：宗基本方加减化裁。

（四）验案精选（8 例）

案 1 郑某某，男，33 岁，住院号：83552。

主诉：黄疸伴有腹水 2 个月。

现病史：患者于 1958 年 9 月 28 日因黄疸伴有腹水 2 个月而住院治疗。症见口唇干燥、思饮、厌油腻、纳差、心烦急燥、上腹不适、全身胀甚，有时体温在 38℃上下、大便正常、小溲短赤、舌苔黄厚、脉弦滑数。

查体：发育中等，营养稍差，体质较弱，全身黄疸明显，心（－），两肺下野叩诊稍浊，腹部膨隆，腹围 88 厘米，有明显腹水征，肝脾未触及，腰部及足踝部有指凹性水肿。

化验检查：黄疸指数 80 单位，胆红素定量 106 微摩尔/升，凡登白直接阳性，麝香草酚浊度试验 20 单位，高田反应阳性，白球蛋白比值 3.54/2.55。

西医诊断：肝硬化腹水。

中医辨证：肝胆湿热，热重于湿，水湿泛滥。

治法：清热利湿，活血化瘀，理气利水。

方药：

茵　陈 90 克（另煎兑服）	马尾连 5 克	丹　皮 12 克	
蒲公英 10 克	黄　芩 30 克	通　草 3 克	木　通 10 克
瞿　麦 10 克	海金沙 10 克	泽　泻 10 克	杏　仁 10 克
橘　红 10 克	大腹皮 15 克	薄　荷 5 克	鸡内金 10 克
当　归 10 克	赤　芍 15 克	白　芍 15 克	泽　兰 15 克

治疗经过：以上方为主，后随病情变化而略有加减，在发热阶段，并用局方至宝丹每日 1 丸，分 2 次吞服。按此方调治半年余，患者于 1959 年 5 月 23 日临床痊愈出院，出院时患者除食量少于平日外，已无其他不适，睡眠、二便正常。腹围 73.5 厘米，黄疸消退，腹部平坦，腹水及肢体浮肿消退，肝功能恢复正常。后转门诊继续巩固治疗。

[按语]　本例腹水患者为湿热内蕴，热重于湿。方中茵陈、黄芩、马尾连、蒲公英、通草、木通、瞿麦、海金沙、泽泻、大腹皮清利三焦湿热，解毒退黄，利水消肿，其中重用茵陈至 90 克，并配以泽兰、丹皮、赤芍，因患者湿热之邪已深伏血分，故用凉血活血才可加速退黄作用；杏仁、橘红、柴胡理气解郁化痰；薄荷轻清宣散，开郁透邪，患者热郁在里，仿逍遥散之意，与当归、白芍、柴胡相配养血柔肝，气血双调。肝硬化患者已有内虚，如不加调理之品亦难取效，方中用鸡内金不仅在于消积化瘀，且有健脾开胃作用，其意亦在于此。本方虽无大量利水之品，但抓住湿热蕴于肝胆，热于血分，采取清热利湿，活血化痰，理气利水之法，腹水消退，肝功能恢复，而病得恢复。

案2　顾某某，女，64 岁，初诊日期：1991 年 1 月 14 日。

主诉： 腹胀、下肢肿，尿少月余。

既往史： 10 年前患肝炎已愈。

现病史： 患者半年来食欲不振，1 个月前发烧后尿量减少、腹部胀大、下肢浮肿。

现症： 口干口苦、食欲不振、胃脘做胀、食后更甚、轻度咳喘、气短、胸满而闷、两胁肋胀痛引腋窝、时或胸腹掣痛、少腹满、尿少而黄、下肢浮肿、大便如常。

检查： 发育营养较差，体瘦，心（－），呼吸音弱，腹部膨隆，腹壁青筋显露，腹围 82 厘米，有明显移动性浊音，肝脾未触及，腰及下肢有可凹性水肿。胸透：左侧胸腔中等量积液，心脏向右移位。化验：血胆红素 17 微摩尔/升，麝香草酚浊度试验 12 单位，白球蛋白比值 2.98/3.27。

舌象： 舌苔白腻。

脉象： 弦滑。

西医诊断： 肝硬化腹水，伴有左侧胸腔积液。

中医辨证： 湿热内蕴，湿重热轻，水湿泛滥。

治法： 健脾利湿，疏利三焦，佐以清热化痰，化瘀软坚。

方药：

生　芪 30 克	茯　苓 60 克	炒白术 20 克	大　枣 4 枚
茵　陈 30 克	麻　黄 3 克	杏　仁 10 克	葶苈子 10 克
防　风 10 克	防　已 10 克	苡仁米 20 克	冬瓜皮 15 克
冬瓜子 15 克	川厚朴 10 克	大腹皮 10 克	肉　桂 3 克
车前子 30 克（包）		木　通 10 克	猪　苓 10 克
赤小豆 30 克	王不留行 10 克	穿山甲 3 克	炙鳖甲 10 克
桃　仁 10 克			

治疗经过：以上方为主，随症略有加减，服药 80 剂，咳喘已平，胸腹胀痛消失，食睡均佳，二便正常，无何不适，惟下午及晚间下肢仍有轻度浮肿。检查：两肺呼吸音正常，腹水及胸水消失，腹围 73 厘米，肝脾未触及，下肢不肿。化验检查：血胆红素 34 微摩尔/升，黄疸指数 4 单位，麝香草酚浊度试验 4 单位，高田反应（－），白球蛋白比值 3.62/3.31，继续观察。

[按语]　　患者湿热内蕴，阻滞三焦，水湿泛滥，湿重于热。三焦排泄水液的决渎作用，与肺、脾、肾的生理功能分不开。肺主治节司气的呼吸，肺气宣达肃降，才能通调水道，下输膀胱；脾主运化，升清降浊；尤关重要的是肾，肾主水，司开阖，肾阳的温煦具有调节控制水的输出与排泄作用。水的代谢，实际上是"其源在脾"，"其布在肺"，"其司在肾"。而疏利三焦，实为宣肺以开鬼门，或疏涤肠胃去宛陈莝，或健脾以转枢机，或温肾利水以洁净腑，根据病情，灵活应用。

本例上有胸水，中有腹水，下肢浮肿，属于水湿泛滥，弥漫三焦，所以法当疏利三焦。方中麻黄、杏仁、葶苈子、防风宣通肺气，以开发上焦，且杏仁、葶苈子可宣肺化痰平喘；白术、茯苓、苡米、川朴、大腹皮健运脾气，以理中焦；肉桂、防己、木通、茵陈、车前、猪苓、赤小豆等温肾通关，以利下焦。冬瓜皮、子并用，兼有通利上下作用。上药合用，共起疏利三焦作用，本方还本配合生芪、大枣以养气血，王不留行、穿山甲、鳖甲、桃仁等活血化瘀软坚，标本兼顾。关老强调疏利三焦应在中焦上下功用，盖水为至阴，其本在肾，其标在肺，水惟畏土，故其利在脾，凡治肿者必先治水，治水者必先治气，所以要注意健脾补气，使之"气化则能出焉"，绝非一味疏利，否则亦可戕伤正气而难以收治。

案 3　宁某某，女，38 岁，住院号：1165。

主诉：腹部胀满反复 10 年。

现病史：10 年来腹部胀大，经检查诊为肝硬化腹水，初起时服中药，一度腹水消退，但不久腹水又起，月经断闭，体重 85 千克，腹围最大曾达 160 厘米，腹胀难忍，每月须行腹穿放液一次，每次放水量 7000～8000 毫升。至 1956 年 12 月来诊时，放腹水的次数已记不清，其后在门诊治疗中常服黄芪煎剂及紫河车粉，先后达 3 年半之久，尿量较前增多，腹胀减轻，穿刺放液延长至 4～6 个月进行一次，腹围保持在 100 厘米以内，月经复至，身体稍胖，行动自如，食睡二便正常，后患者要求进一步治疗而收住院。

检查：发育中等、营养稍差，面色萎黄，心音正常，心尖向左上移位，肺听诊（－），腹部膨隆，腹围 96 厘米，腹壁静脉曲张、腹水征明显，肝脾触不清，下肢不肿。化验：初来门诊时肝功能异常，至入院时已正常。

舌象：舌净无苔。

脉象：沉细缓。

西医诊断：肝硬化腹水。

中医辨证：气血两虚、水湿内停。

治法：补益气血、活血化痰、利水消肿。

方药：

生黄芪60克　党　参10克　紫河车15克　当　归10克

赤　芍10克　白　芍10克　杏　仁10克　香　附10克

泽　兰15克　红　花10克　桃　仁10克　丝瓜络10克

茜　草15克　通　草 3克　泽　泻10克　车前子15克

抽葫芦15克　鲜水葱30克

治疗经过：以上方为主，基本不变，黄芪用量逐渐增加。入院 3 周后曾放腹水一次，放后立即重用黄芪，最多 1 昼夜曾服黄芪达 420 克，腹围缩小至 80 厘米，腹水仅见可疑，肝脾未触及。其后未再放水，治疗 2 个月，精神好转，面色润泽，体力增加，睡眠饮食二便均正常，出院继续巩固治疗。

[按语]　本例重用生芪 60 克以补气，与党参、归、芍相配，更具补气养血之力，紫河车培本扶元，久服大补精髓。上述五味药兼顾阴阳、脾胃、气血，为培补气血之主药，患者腹水 10 年，尽管反复多次大量放水，并未诱发肝昏迷肝衰竭等危候，反而肝功能逐渐恢复，腹水消退，实由于培补气血之功。通草、泽泻、车前子、抽葫芦、鲜水葱祛湿利水，其中抽葫芦甘平滑，利水消肿，专治腹水；鲜水葱又名冲天草，通利小便消肿。桃仁、红花、泽兰、茜草、丹皮、赤芍等活血化痰，调和气血，活血而不伤正，气血舒畅则水温易行。香附、杏仁、丝瓜络疏肝行气，宣肺以开水之上源，通络化痰以条达气机。重点在于重用生芪，补气以促血行，血行则水化。

另外，腹水穿刺放液疗法，我国古代医籍中也早有记载。如晋葛洪《肘后备急方》中说："若惟腹大，下之不去，便针脐下二寸，入数分，令水出孔合须腹减乃止。"而放腹水易导致腹腔感染、电解质紊乱及诱发肝昏迷，古人也有类似见解，如《千金方》中说："凡水病忌腹上出水，水出者月死，大忌之。"从本例看，用中药大补气血以防止因放腹水而出现并发症，也是关老治疗腹水的体会之一，值得进一步研究。

案4　许某某，男，29 岁，初诊日期：1992 年 8 月 5 日。

主诉：腹胀、下肢肿，尿少 1 年余。

现病史：1 年来自觉腹渐胀大，下肢浮肿，尿少，色茶红，经常鼻衄，肝脾肿大，因未同意脾切除术而来诊治。症见气短乏力、食欲不振、左肋下时疼痛、腹胀、小便黄少。

检查：发育中等，营养差，面黄体瘦，语声低弱而缓慢，心浊音界向左扩大，肺（－），腹部膨隆，腹围90厘米，腹壁静脉怒张明显，腹水征阳性，肝未触及，脾于左肋下7.5厘米，中等硬，下肢可凹性浮肿。

化验：黄疸指数5单位，胆红素6.8微摩尔/升，麝香草酚浊度试验5单位，白球蛋白比值3.407/1.898。

舌象：舌质淡，苔白。

脉象：沉细。

西医诊断：肝硬化腹水，脾功能亢进。

中医辨证：气血两虚，水湿内停。

治法：补气养血，活血化痰，利水消肿。

方药：

生　芪30克	丹　参15克	醋　柴　胡　5克	当　归10克
杭白芍15克	杏　仁10克	橘　　红10克	香　附10克
郁　金10克	丹　皮10克	红　　花　6克	泽　兰15克
牡　蛎15克	木　瓜10克	牛　　膝10克	木　香　3克
砂　仁　3克	生姜皮　3克	腹皮子各12克	通　草　3克
苡仁米12克	抽葫芦15克	冬瓜皮子各10克	车前子10克

治疗经过：以上方为主，后随证略有加减，共服药3个月，药后除偶有齿衄外，已无不适，食睡二便均正常。查体：腹水征消失，腹围80厘米，脾大同前，下肢不肿。

化验：黄疸指数4单位，胆红素13.6微摩/升，麝香草酚浊度试验3单位，白球蛋白比值3.536/2.157。出院门诊继续治疗观察。

[**按语**]　重视调理气血是关老治病的最大特点，不论外感、内伤、急性、慢性、惟使其气血和畅，才能给疾病的痊愈创造最有利的条件。若气血运行乖涩，往往造成疾病的迁延，而调理气血必须在辨证施治中加以运用，如病浅、症急、日短者常取调气和血；病深、症缓、日久者常取补气养血，补气活血。故对肝硬化病例，一般以双补气血治本为主。方中黄芪补气升阳、固表行水，与丹参、当归、白芍合用以补气养血。方中杏仁、橘红、丹皮、红花等活血化痰。在理气活血时，尽量选用疏畅气血又不伤气耗血之品，他常选用醋柴胡、木瓜疏肝理气。前人曾有柴胡劫肝阴之说，以其具有升举阳气之功，今柴胡用醋制，酸能入肝，且可制约柴胡劫阴、升发之弊；木瓜酸温，能疏肝和络化湿。此外，香附、郁金既调气又能理血。泽兰除能通行肝脾、祛瘀通经之外，还有行水之功，其性微温，其气味清香，对于痃块、腹水最为相宜。本例以补气养血，调理气血、扶元培本为主，佐以软坚化痰、利水消肿之品而获效果。

案5 史某某，男，22岁，住院号26960。

主诉： 肝脾肿大3个月，腹部胀大，尿少，便溏1个月。

现病史： 3个月前发现肝脾肿大，在某医院诊断为肝硬化，脾功能亢进，进行了脾切除手术，手术经过顺利。近1个月来腹部胀大，检查有腹水，于1959年1月29日来诊。当时症见：恶心、鼻衄、牙龈溢血、胸闷、腹胀、食后胀甚，午后低热，体温37.5℃～38.5℃，夜间燥热不眠，大便稀、日行4～6次，小便黄短。

检查： 发育营养较差，身体消瘦，皮肤巩膜无黄染，心肺未见异常，腹部膨隆，左上腹有弧形手术瘢痕，腹围86厘米，腹水征明显，肝未触清，脾已切除，下肢不肿。

化验： 黄疸指数6单位，胆红素5.1微摩尔/升，麝香草酚浊度试验5单位，白球蛋白比值3.536/2.545。

舌象： 舌质红。

脉象： 沉弦数。

西医诊断： 肝硬化腹水，脾切除术后。

中医辨证： 阴虚血热，肝郁脾虚，中焦水停。

治法： 养阴凉血，柔肝理脾，利水消肿。

方药：

银柴胡10克	青　蒿 5克	白　薇10克	赤　芍10克
白　芍10克	地骨皮10克	丹　皮10克	生知母10克
生黄柏10克	酒　芩10克	白茅根30克	连　翘15克
白僵蚕10克	蝉　蜕10克	鳖　甲10克	生牡蛎15克
炒枳壳 6克	川　朴10克	泽　泻10克	茯苓皮30克
猪　苓10克	冬瓜皮15克	冬瓜子15克	抽葫芦15克
鲜水葱20克			

治疗经过： 以上方为主，随症略有加减，共服药54剂，至1959年3月23日，患者腹泻渐止，齿鼻衄血明显好转，食睡正常，体温平稳，腹水消失，腹围65厘米，肝未触及。复查黄疸指数5单位，胆红素12微摩尔/升，麝香草酚浊度试验8单位，白球蛋白比值3.8/2.7，出院门诊继续治疗观察。

[按语] 慢肝患者若过用利水之剂则"下后伤阴"，若过用滋阴则"湿恋水蓄"，关老十分重视滋阴养血与利水并用的法则。本例患者肝硬化脾切除术后，由于湿热久蕴，复因手术伤阴耗血，而致阴虚血热，故见低烧、衄血、燥躁不眠，法以养阴凉血，柔肝理脾，利水消肿为治。方中银柴胡、青蒿、白薇、丹皮、白茅根、地骨皮、知柏养阴清营凉血，透血分伏热；连翘、酒芩清热；白僵

蚕辛咸性平，能泄热化痰，镇痉散结，蝉蜕甘寒清热，能驱除肝经风热，二者相配，对平素阴虚肝旺，夹有风寒、咽红身热者退热效果尤著，兼能解表散风，且不致大汗伤阴。关老常以二者并用，以治阴虚血热兼有蕴毒之症，有时在用青蒿、银柴胡、地骨皮等除蒸退热不效时，投入白僵蚕、蝉蜕多可取效；配合枳壳、厚朴宽中理气，在此有双重意义，一方面与茯苓、猪苓、泽泻、冬瓜皮、抽葫芦、鲜水葱等利水药同用以运中焦而泄下焦，共起通利三焦、行水消胀作用。另一方面与赤芍、鳖甲、生牡蛎等活血软坚药相配伍，借其行气之力，以助散瘀消癥之功，且对于养血滋阴之味使之静中有动，防其呆滞不化，但此类药物终属气分药，多用久用势必耗气伤阴，故应因人而异，配伍而用，合理发挥其效用。

案6 王某某，男，52岁，门诊病历，初诊日期：1993年5月25日。

主诉：腹胀、腿肿、手足心热、尿短赤2个月。

现病史：1988年经体检发现肝功能异常，经服中西药治疗，时有反复。五年来未坚持治疗，亦未检查。1993年2月曾作拔牙手术，至3月15日因乏力、腹部胀满，下肢时有浮肿、晚间为显，遂到某院检查，谷丙转氨酶87单位，谷草转氨酶53单位，抗HCV（＋），诊为丙型肝炎。曾服用中西药及利尿剂（双氢克尿赛，呋塞米，螺内酯片等），效果不显。近2个月来，腹胀日益明显，尤以下午及晚间为重，纳食不甘，口干思饮，手足心热，齿龈衄血，腰酸腿软，全身乏力，尿黄短赤，下肢浮肿。于5月25日请关老诊治。

检查：面色黧黑，身体消瘦。巩膜皮肤无黄染，心肺未见异常，腹部胀满，腹壁青筋显露，腹水征阳性，腹围94厘米，肝脾触诊不满意，双下肢可凹性浮肿。

化验：5月20日检查谷丙转氨酶57单位，谷草转氨酶64单位，麝香草酚浊度试验15单位，白球蛋白比值3.0/3.5，抗HCV（＋），B超：肝回声不匀，弥漫性增强，腹水大量，门静脉高压，脾厚4.0厘米。

舌象：舌质红，舌苔微黄。

脉象：沉细。

西医诊断：肝硬化失代偿。

中医辨证：阴虚血热，湿热未尽，水湿内停。

治法：养阴凉血、清热利湿、利水消肿。

方药：

茵　陈20克	青　蒿10克	北沙参30克	五味子10克
麦　冬10克	赤　芍15克	丹　皮10克	生　地10克
泽　兰15克	白茅根30克	藿　香10克	生苡米10克
生牡蛎15克	砂　仁5克	厚　朴10克	猪　苓10克

茯　苓15克　冬瓜皮15克

另：五羚丹每次6粒，日服2次。乌鸡白凤丸，午服1丸。

治疗经过：6月8日，上方服用14剂，患者尿量增加，腹胀有减，口干减轻，腹围86厘米，舌质淡红。复查谷丙转氨酶37单位，谷草转氨酶40单位，麝香草酚浊度试验13单位，白球蛋白比值为3.0/3.3。药已见效，方中去青蒿，加生芪30克，以益气养血、利水消肿。

7月6日，上方服用30剂后，症状显减，手心热消失，腹已不胀，尿量正常，牙龈偶有出血，体力有增，晚间下肢略有浮肿。体验检查：谷丙、谷草转氨酶均已正常，麝香草酚浊度试验8单位，白球蛋白比值3.6/3.5。舌苔薄白，舌质正常。于上方去茵陈、沙参，生芪改为40克，加阿胶珠15克、黄精10克。

8月3日，继服1个月后，牙龈出血止，下肢肿消失，腹围75厘米，已无明显自觉症状，复查：谷草、谷丙转氨酶正常，麝香草酚浊度试验4单位，白球蛋白比值4.0/2.8，RNA（－）。B超：腹水消失，脾厚3.5厘米。已临床治愈，现正在巩固治疗中。

[按语]　腹水是肝硬化失代偿的晚期表现，在临床中，属于脾肾阳虚证者易于治疗，以基本方加温助脾肾之品化裁，每多收效，虽来势急，然去亦速。而属肝肾阴虚证者，治疗颇为棘手，已如病案5所说。本例患者长期服用利水及西医利尿剂，为肝肾阴虚伏下病机，然而水湿未得清利，蕴而化热，加之肝肾阴虚内热，故见腰膝酸软，手足心热，尿黄短赤，热迫血行而现齿衄，舌质红，苔微黄，证属阴虚血热，湿热未尽，水湿内停。方中沙参、五味子、麦冬、赤芍、丹皮、生地、泽兰、白茅根以养阴凉血，养血活血，以利水行，茵陈、青蒿清利湿热；藿香、生苡米、砂仁、厚朴健脾理气，运化中州，后加用生芪，以助行气利水；猪苓、茯苓、冬瓜皮利水消肿。方中佐以生牡蛎软坚化痰散结。五羚丹系关老研制的降酶药，适用于慢性肝病转氨酶持续不降者，单独应用或与汤剂并用均能取效，且效果稳定持续，反跳率低。乌鸡白凤丸用以滋补肝肾，降絮浊。

服药1个半月，腹胀消失，转氨酶正常，蛋白倒值已基本纠正，惟晚间肢肿，偶有齿衄。故加大生芪用量，易茵陈、沙参，加阿胶、黄精，以扶正益气，利水止衄。

本例患者经2个半月治疗，诸症消失，肝功能完全恢复正常，蛋白倒值得以纠正，RNA亦转阴性，临床治愈。

案7　张某某，男，37岁，初诊日期：1993年5月4日。

主诉：腹胀、下肢肿胀1年余。

现病史：患者1年多来，自觉腹胀，阴囊及下肢肿胀，经某院确诊为肝硬化腹水。就诊时症见：胃脘胀满，精神不振，食纳不佳，睡眠不安，乏力气短，小便黄少如浓茶。

检查：发育正常，营养中等，巩膜皮肤无黄染，腹部胀满，腹壁青筋显露，腹水征明显，腹围 83 厘米，肝脾未触及，下肢有明显可凹性浮肿。

化验：麝香草酚浊度试验 20 单位，白球蛋白比值 1.9/2.9。

舌象：舌苔白，质暗淡。

脉象：沉弦细。

西医诊断：肝硬化腹水。

中医辨证：气虚血滞，水湿内停。

治法：活血化痰，益气行水消肿。

方药：

茵　陈 10 克	茯　苓 15 克	通　草 3 克	泽　泻 10 克
杏　仁 10 克	橘　红 10 克	生　芪 30 克	当　归 10 克
杭白芍 15 克	丹　皮 10 克	牛　膝 10 克	生姜皮 3 克

治疗经过：5 月 20 日，服上方 15 剂后，小便量逐渐增多，精神好转，睡眠、食纳好转。检查腹围 75 厘米，腹水基本消失，下肢浮肿消失。化验：麝香草酚浊度试验 5 单位，白球蛋白比值 3.5/2.6。继服上方巩固治疗。

[按语]　关老在治疗腹水的过程中，很重视活血行气化痰之法，由于久病脏腑的虚损而气虚血滞、气血不畅是水湿停滞的重要环节。又因湿热凝聚结痰，痰阻血络，则更致血滞瘀阻而水湿难消。本例患者病程 1 年余，有明显腹水，下肢浮肿，证属气虚血滞，水湿内停。关老首先重视用生芪、当归养血益气扶正，使之气充血行，且以牛膝、白芍合当归养血柔肝，又以杏仁、橘红化痰通络且可醒脾，继以茯苓、通草、茵陈、生姜皮、泽泻利水消肿，佐丹皮凉血活血，旨在活血行气、化痰以助水行。此乃"治水先治气，气行水自制"的原则，方中虽无行气之品，但以补气为治，气充血行，血活痰化，以利水行，故药后小便量增，腹水减少，下肢浮肿消失，非但症状改善，肝功能也趋于恢复。

案 8　张某某，男，35 岁，初诊日期：1992 年 4 月 10 日。

主诉：腹胀乏力，下肢浮肿 3 年。

现病史：3 年前开始腹胀，身倦乏力，消瘦，下肢浮肿，在当地医院检查肝脾肿大，有腹水，来京前曾大吐血 1 次，诊断为肝硬化腹水伴有上消化道出血。当时就诊时症见：腹胀胸闷、两胁胀满、睡眠不佳、精神不振、食纳差、头痛易怒、尿黄少。

检查：身体消瘦，巩膜皮肤无黄染，心肺未见异常，肝于剑下三指，质中偏硬，腹水征明显，腹围 92 厘米，腹壁静脉怒张，下肢可凹性浮肿。

化验：谷丙转氨酶 560 单位，麝香草酚浊度试验 15 单位，白球蛋白比值

2.7/3.2，血红蛋白 12 克/升，红细胞 4.68×10^{12}/升，白细胞 6.35×10^9/升，血沉 40 毫米/小时，血小板 193×10^9/升。上消化道钡餐造影未见食道静脉怒张。

舌象：舌苔稍白，质暗红。

脉象：沉滑。

西医诊断：肝硬化腹水。

中医辨证：气虚血滞，水湿内停。

治法：活血化痰，补气行水消肿。

方药：

焦白术 10 克	党　参 15 克	生　芪 15 克	当　归 10 克
茵　陈 15 克	酒　芩 10 克	杏　仁 10 克	橘　红 10 克
泽　兰 10 克	王不留行 10 克	牛　膝 10 克	红　花 10 克
赤　芍 15 克	白　芍 15 克	香　附 10 克	青　皮 6 克
陈　皮 6 克	木　瓜 10 克	大腹皮 10 克	蒲公英 15 克
败酱草 15 克	生　姜 3 克	厚　朴 10 克	车前子 10 克

治疗经过：4 月 17 日，7 剂药后腹胀减轻，右胁痛、精神不佳同前。按上方服 1 个月后，腹围减为 80 厘米，腹胀已不明显，移动性浊音消失，精神好转，身倦仍在。5 月 8 日复查肝功能，谷丙转氨酶 28 单位，谷草转氨酶 10 单位，麝香草酚浊度试验 17 单位。按上方加减化裁服用 3 个月后肝功能：转氨酶正常，麝香草酚浊度试验 12 单位，白球蛋白比值 3.8/2.35。

加减用药：山药、红花、首乌、川断、寄生、女贞子、鳖甲等药，前后共治疗 1 年，病情一直稳定，除饭后偶有腹胀，腰背微酸外，无其他任何不适。复查谷丙转氨酶 10 单位，麝香草酚浊度试验 7 单位，白球蛋白比值 4.65/2.50，腹水消退，肝大消失。又观察半年，病情一直稳定。

[按语]　本例气虚血滞，水湿内停，以脾气虚为主。脾居中州，为运化水湿之枢机，脾虚或肝病及脾，运化失职而水湿内停。升降失司，气逆壅膈故腹胀胸闷、纳差、消瘦。痰瘀阻络则青筋暴露，腹水如鼓。肝气郁滞则胁胀善怒。治以益气养血为主，药用党参、白术、生芪、当归、杭芍健脾益气，养血柔肝，气血双补；杏仁、橘红、泽兰、王不留行、牛膝、红花、赤芍活血化痰；香附、木瓜、青陈皮理气开瘀；厚朴、大腹皮宽中消胀；生姜、车前子温脾行水；佐以茵陈、酒芩、蒲公英、败酱草清热利湿解毒。本例益气养血与利水并用，以扶正为主，利水为辅，中州健运，气旺血充，而腹水得消，此即"无形之气，胜有形之水"。经治疗后，腹水消失，随访半年，病情稳定。

六、重症肝炎

重症肝炎是病毒性肝炎中最为严重的临床类型，亦可见药物性肝炎、妊娠期急性脂肪肝等。重症肝炎病势凶险，变化快，预后极差，可在短期内死亡，残废率高达70%～90%，偶有患者病变为可逆性，存活者通常完全恢复。提示早期诊断，及时治疗与加强护理的重要性。临床上，将发病后10天以内发生深度黄疸、昏迷、腹水、出血或肾功能衰竭等症状的重症肝炎称为急性重症肝炎。发病10天以上8周以内出现上述症状者称为亚急性重症肝炎。

古人说："疫疠瘟黄杀人最急。"《金匮要略》中描述："黄疸之病，以十八日为期，治之十日以上瘥（即痊愈），反剧为难治。"这和西医学的描述颇为相似。可见当时已认识到此病由传染而来，发病急骤，死亡率高。中医称之"急黄"、"疫黄"、"瘟黄"。对其病理过程也有"毒热攻窜、湿热互结，波及心肝，胀满躁扰、神昏而死"的记载。

关老认为，重症肝炎多因湿热结痰，痰热蕴毒，湿热弥漫三焦、毒火攻心以致内闭；或因气血虚，阴阳俱损，湿热未清，痰湿蒙闭清窍所致。前者多为急性，后者多为亚急性或慢性重症肝炎。

（一）急性重症病毒性肝炎

由于毒热势急，迅速灼阴耗气，开始多属实热，很快就出现正虚之候，为邪盛正衰，中医称之"急黄"。临床上又可分为痰热偏盛和痰湿偏盛两类。前者除神昏黄疸外，兼见高热、面红、目赤、气粗、唇燥、谵语、烦躁不安，大便秘结，小便短赤，舌质红，苔黄糙或焦黑，脉数或弦大。当以清热解毒，活血化痰，开窍醒神为主；后者神志模糊、呆钝、身重舌强、口中黏腻、频吐痰沫、喉中痰鸣，舌苔腻，脉滑数。当以芳香除痰，并注重活血，开窍醒神为主。

关老常用的清热解毒，凉血解毒，活血化痰的药物（见慢性病毒性肝炎辨治一节）。常用的开窍药物有：石菖蒲、远志、莲子心，或局方至宝丹；若毒热炽盛者，用安宫牛黄丸。平肝镇惊熄内的药物有：勾藤、木瓜、石决明、全蝎等；热盛者可用羚羊粉。

附病案2例

案1　马某某，男，21岁，外院会诊病历，会诊日期：1971年4月2日。

主诉：黄疸进行性加重伴神志反应迟钝7天。

现病史：患者于1968年开始发现肝功能异常，以后曾出现过黄疸，住院治疗而愈。1971年3月25日因过劳受凉，再次出现黄疸，并有腹水，再次住院，至4月2日黄疸进行性加重，腹水增多，住院后出现神志变化，反应迟钝，化验检查：谷丙转氨酶430单位，麝香草酚浊度试验180单位，麝香草酚絮状试验

（＋＋＋），黄疸指数 100 单位以上，总胆红素 523 微摩尔/升，白球蛋白比值 3.5/3.1，凝血酶元时间 25.5 秒，活动度 47%。多次会诊诊为病毒性肝炎，急性肝坏死。西医治疗包括激素（氢化考的松 80 毫克/日），抗感染（青霉素 200 万单位/日，链霉素 1 克/日，黄连素 0.6 克/日），利尿剂（双氢克尿噻 100 毫克/日，螺内脂片 40 毫克/日）以及输血浆，葡萄糖等支持疗法，并用中药复方 6912 注射液（茵陈、黄连、黄柏、黄芩、栀子、大黄）每日 100 毫升加入静脉点滴。同时请中医会诊。当时症见：神志尚清，反应迟钝，一身黄染，色黄如橘皮，两胁隐痛，脘腹作胀，口干思饮，大便不畅。

舌象：苔黄干，质红。

脉象：弦滑。

西医诊断：病毒性肝炎，急性肝坏死（肝昏迷前期）。

中医辨证：毒热炽盛、弥漫三焦，势欲动风。

治法：泻热解毒、清肝凉血。

方药：

茵　陈 60 克	黄　连 10 克	黄　芩 15 克	丹　皮 15 克
黄　柏 15 克	酒　军 10 克	栀　子 15 克	赤　芍 15 克
银　花 30 克	蒲公英 15 克	地　丁 15 克	枳　实 10 克
野菊花 15 克	板蓝根 15 克	草河车 15 克	瓜　蒌 30 克
半　夏 10 克			

上方煎后分 4 次服，并服局方至宝丹，每次半丸，每日 2 丸。

治疗经过：经中西医结合治疗，尿量每日维持在 300 毫升左右。至 5 月中旬腹水减少，黄疸逐渐消退，黄疸指数 30 单位，总胆红素 109.5 微摩尔/升，直接胆红素 85.5 微摩尔/升，间接胆红素 24 微摩尔/升，谷丙转氨酶 220 单位，麝香草酚浊度试验 6 单位。患者自觉症状减轻，舌苔转薄白，脉沉滑。停用 6912 注射液、西药、激素等开始逐渐减量，拟以清热解毒与健脾柔肝兼施。方药如下：

茵　陈 45 克	败酱草 30 克	焦白术 10 克	公　英 30 克
生　芪 30 克	茯　苓 15 克	藿　香 10 克	香　附 10 克
当　归 12 克	白　芍 12 克	泽　兰 15 克	车前子 15 克（包）
六一散 12 克（包）			

以上方为主，随症略有加减，至 8 月 19 日氢化考的松已全部停用。腹水消失，化验检查：黄疸指数 7 单位，胆红素 22 微摩尔/升，谷丙转氨酶 130 单位以下，麝香草酚浊度试验 6 单位以下，麝香草酚絮状试验（－），白球蛋白比值 3.7/2.5。患者正常两下肢无力、关节酸胀、舌苔白、脉沉滑。前方改茵陈为 30 克，加黄精 12 克，川断 15 克，赤芍 12 克，红花 12 克。

10月28日，以上方调治，复查肝功能胆红素已全部正常，白球蛋白比值3.8/2.1。患者自感乏力、纳食不香，大便不畅、舌净、脉沉滑。拟以健脾益气、养肝柔肝之剂以善其后，方药如下：

> 生　芪15克　党　参12克　焦　术10克　藿　香10克
> 草　蔻6克　佛　手10克　茵　陈15克　瓜　蒌15克
> 冬瓜皮12克　大　枣10枚　焦三仙30克　赤　芍12克
> 白　芍12克　泽　兰15克　鸡内金12克　生牡蛎15克

患者出院后不久即恢复整日工作，随访至1975年底，4年来除过重体力劳动外，其他活动如常，饮食正常，体重恢复至130斤。后又随访至1977年底，情况仍属良好。

[按语]　患者始于急黄肝，经治临床痊愈，后因过劳受凉再次急性发作，出现急性肝坏死、神志呆钝、黄疸、腹水俱见、已有早期肝昏迷之势、病情危重。患者神识迟呆、全身黄如橘皮、口干思饮，大便不畅，舌质红、苔黄干，脉弦滑，证属湿热蕴毒、毒热炽盛、热盛于湿，欲犯心包。因其正气尚支、元气未脱、邪虽盛而尚未深陷、窍蒙神呆而尚未闭、犹可中西医结合积极抢救力挽危局。方以黄连解毒汤，五味消毒饮合方加减。配以局方至宝丹芳香开窍。黄连解毒汤功能苦寒直折，泄火解毒，配合茵陈，酒军清利肝胆，荡涤肠胃之邪从二便排出。银花、板蓝根、野菊花、公英、地丁、草河车清热解毒。以上诸药泻三焦燎原之邪火，荡涤血分蕴郁之毒热。丹皮，赤芍凉血活血，其中黄连，半夏、瓜蒌为小陷胸汤、清热涤痰，宽胸开结，配以枳实友气消痰除痞、合局方至宝丹之芳香开窍，以防止肝风蠢动，痰热攻心。

服药1个半月余，病去大半，拟以清补兼施，补法又忌呆滞，取而健脾柔肝。再服3个月左右，随着激素的减量，相应增加生芪、党参、白术、茯苓、当归、白芍等健脾益气调补肝肾之剂。同时减用或停用清热解毒之品，至出院时中药已转为健脾益气调肝养血为主。整个治疗中，中西医密切配合，故收效甚佳。

关老认为，对于应用激素的病例，若减量或撤用时，中药可起到很有效的配合作用，可根据病情和机体状况，采用不同法则。本例以健脾益气，调补肝肾之参、芪、术、苓、归、芍等为用。若气血虚者，则重用生芪、丹参以气血双补。若脾肾阳虚，可用附片、肉桂、仙茅、淫羊藿等温补命门。总的原则是调补气血阴阳失衡。

案2　刘某某，女，27岁，外院会诊病例，初诊日期：1962年2月17日。
主诉：腹部探查术后神昏、高烧、黄疸加重伴出血2天。
现病史：患者于1962年2月4日起突然上腹部剧痛，继而发烧，体温38.8℃。巩膜发黄，右上腹压痛，腹泻，以胆道蛔虫合并感染收入某院治疗。入院查体温40℃，白细胞28×10⁹/升，腹痛及黄疸加重，胆红素222微摩尔/升，黄疸指数100单位，乃于2月15日剖腹探查，术中胆囊正常，无结石及蛔虫，胆总管无扩大，惟肝脏高度充血肿胀，病理诊断为急性传染性肝炎。术后即神志不清、高烧、全身有大小不等之出血点、瘀斑、阴道大量流血、柏油样大便多次。化验检查：血培养有类大肠杆菌，黄疸指数125单位，胆红素222微摩尔/升，脑絮（＋＋＋），麝香草酚絮状试验（＋＋），谷丙转氨酶320单位。凝血酶原时间（何氏法）27分，非蛋白氮150毫摩尔/升，血钾14.1毫摩尔/升，血钠301.5毫摩尔/升，氯化物250毫摩尔/升，白细胞16.6×10⁹/升，中性细胞0.85，嗜伊红细胞0.01，淋巴细胞0.14。经大量抗生素、维生素、丙酸睾丸酮、氢化考的松及凝血质治疗未见好转，且进行性加重、呼吸微弱、血压下降、脉弱不能及，经抢救并加用独参汤，病情略有好转，遂于2月17日请中医会诊，当时症见：神志昏迷、鼻衄大作、高烧不退、周身发黄、全身紫斑、阴道下血、四肢浮肿、大便色灰、小溲微黄。

舌象：舌苔黄厚而垢腻，舌质淡。

脉象：极细微。

西医诊断：①急性传染性肝炎；②肝昏迷；③败血症；④急性肾功能衰竭氮质血症。

中医辨证：肝胆湿热，弥漫三焦，蒙蔽心包。已露元气欲脱之象。

治法：滋阴回阳，扶正固脱，止血化瘀，佐以利湿清宫开窍。

处方：

  西洋参 9克 侧柏炭 9克 阿胶珠 9克 地榆炭 9克
  茵 陈15克 川连炭 5克 白 芍30克 当 归12克
  生 地 9克 生 草 5克 金银花30克 麦 冬15克
  茯 苓15克 藕 节 9克 紫肉桂1.5克 藿香叶 3克
  胆草炭 9克 羚羊粉0.6克（兑服） 童便一杯（兑服）

治疗经过：2月19日服药2剂后神志已清，鼻衄已止，出血渐止，身黄渐退，但仍唇裂口干，舌绛无苔，脉沉细。病虽有转机，但仍未脱险镜。上方加党参9克，另以伏龙肝90克水煎液再煎上药。

2月23日，神志已清，身黄已退，出血已止，惟言语不利，反应迟钝，黄疸指数52单位，胆红素31微摩尔/升，非蛋白氮29毫摩尔/升，继续治疗，邪热渐退，而正气仍虚，故宜扶正祛邪并重。

处方：

  西洋参 5克 茵 陈30克 白 芍30克 苍 术 9克
  白 术 9克 茯 苓15克 杏 仁 9克 橘 红 9克

石　斛15克　金银花30克　勾　藤7.5克　僵　蚕3克

菖　蒲9克　丹　皮9克　天　冬9克　麦　冬9克

川　贝12克　花　粉9克　地　丁15克　藿香叶4.5克

羚羊粉0.6克（兑服）

再服5剂后，病情已基本恢复，原方去西洋参、羚羊粉继服，以调巩固，痊愈出院。

[按语]　本例原系急性黄疸型传染性肝炎，但临床表现极似胆道阻塞合并感染，而误行手术，促使病情恶化，导致急性肝肾功能衰竭，出现尿毒症、肝昏迷、电解质紊乱、广泛出血、败血症，病情极严重。

根据中医辨证，系肝胆湿热蕴结于内，弥漫三焦，蒙闭心包，邪热入血，迫血妄行，其势嚣张，以致气血双亏，正气不足暴露元气已脱之象，又因周身紫斑，便血频致，下血如崩，出血过多，以致阴血虚绝，阳气失附，致脉微欲绝，倾刻即有亡脱之可能。针对上述病情，当时邪势猖獗，正气欲脱，故以扶正固脱为主，即所谓正气犹存尚可后而退邪。若以祛邪为主，则邪不能去，而正已亡。人身之中，贵于气血，若气血充沛，则百邪可祛。方中仿生脉散之意，以西洋参煎汤经常小量频服，以西洋参、麦冬滋阴复脉，以生地、当归、白芍补血。在上述诸中佐以肉桂一味，培补命门之火。侧柏炭、地榆炭、川连炭、胆草炭、丹皮、童便等清热凉血止血，童便具有化瘀生新之功，且有清热而不伤于寒凉之妙。况患者产后未过百日，崩血不止，童便又有调经之效，用之甚安。方中用茵陈、金银花、茯苓、藿香等品以清利湿兼以解毒。又因湿热蒙闭心包，以菖蒲、远志开窍醒神。

上方看似平淡，而切中病机，药证相符，故2剂药后神志已清，身黄渐退，出血渐止。6剂药后黄退血止，病势十去其七。惟恐病体较亏，元神未复，以党参、苍白术益气健脾扶正，去其凉血止血之品，以杏仁、橘红、川贝等行气开胃化痰，以石斛、花粉、天冬等养阴生津，复加勾藤、僵蚕凉肝解痉，且僵蚕有很强的解毒作用。又恐热邪深伏，余热不清，仍以羚羊粉撤其余热。对此频死危症，经中西医结合努力抢救，转危为安，迅速挽救了患者的生命。

（二）亚急性重症肝炎

本类型包括重症亚急性病毒性肝炎，是发病10天后至8周内出现肝昏迷，黄疸，腹水、出血呈肾功能衰竭者。慢性者呈慢性发展过程，以致后期失去了代偿功能，肝功能衰竭，出现了神经系统症状，终末期可以出现昏迷。关老认为此类患者久病自虚，气血不足，阴阳俱损。肝阴不足，血不养肝以致虚风内动。湿热毒邪潜伏血分，进一步发展则鼓动虚风，邪正交争，以致时而意识昏蒙。且多由郁忿或过劳而致痰迷窍闭，以致神昏。亚急者治则同急性重症肝炎，慢性者应以补虚扶正醒神开窍为主，佐以清利余邪。

附病案 2 例

案 1 陈某某，女，10 岁，外院会诊病例，会诊日期：1970 年 6 月 5 日。

主诉：腹水 50 余日，烦躁不宁 2 天。

现病史：患儿 1 年多以前因乏力，纳呆，检查肝功能异常，诊为急性病毒性肝炎，以后迁延未愈。8 个月以前出现黄疸，全身浮肿、尿中红白细胞满视野，近 1 个月来出现腹水，于 1970 年 5 月 10 日入某院治疗。入院时检查：全身皮肤、巩膜黄染、扁桃体二度肿大，心率 100 次/分，心尖部轻度收缩期杂音、腹部膨隆、腹围 70 厘米，腹壁静脉曲张，肝脾触诊不满意，有明显移动性浊音，下肢可凹性水肿。化验检查：胆红素定量 56 微摩尔/升，麝香草酚浊度试验 13 单位，麝香草酚絮状试验（＋＋＋），谷丙转氨酶 300 单位，白/球蛋白＝2.1/3.0，血氨 76 微摩尔/升，尿蛋白微量，红细胞满视野。6 月 2 日（入院后第 22 天），患儿烦躁不安、哭叫不止，当时检查：膝腱反射亢进、踝阵挛及巴彬斯基征阳性、血氨上升 92 微摩尔/升，诊为肝昏迷早期。西医主要处理：氟美松每日 1.5 毫克，螺内脂片 200 毫克。于 6 月 5 日请中医会诊，当时症见：面色橘黄、面部及下肢浮肿、腹胀如鼓青筋暴露、时有躁汗自出、小溲不利、尿红赤、大便日数行有黏液。

舌象：舌苔薄黄稍腻。

脉象：滑细数。

西医诊断：肝硬化腹水、早期肝昏迷合并急性肾炎。

中医辨证：气虚血滞，湿热弥漫三焦，蒙闭清窍。

治法：清热利湿，芳香开窍，佐以调补气血。

方药：

茵　陈 30 克	酒　芩 10 克	木　通 3 克	生　芪 15 克
槐花炭 6 克	当　归 10 克	茯苓皮 12 克	车前子 12 克
焦白术 10 克	赤　芍 12 克	白　芍 12 克	藿　香 10 克
杏　仁 10 克	橘　红 10 克	冬瓜皮 12 克	香　附 10 克

另局方至宝丹每次半丸，每日 2 丸。

治疗经过：上方连服 5 剂，烦躁已止、大便自调。6 月 12 日出现腹腔感染、患儿腹痛，发烧、尿少。化验检查：白细胞 16.8×10^9/升。加用青、链霉素肌内注射。以前方合麻黄连翘赤小豆汤化裁，共进 20 剂，感染控制，停青、链霉素，氟美松改为泼尼松，每日 10 毫克，螺内脂片改为氨苯喋啶每日 300 毫克。其后中药仍按前方，有时加入水红花子 12 克、泽兰 12 克、木瓜 12 克、桂枝 3 克。

共住院 114 天，肝功能全部恢复正常，尿中红细胞消失，改以脾肾双补法善后。追访至 1972 年 4 月，肝功能正常，尿检（－），一般情况良好，已复学。

[按语]　　患儿发病半年后出现黄疸，伴发急性肾炎，2 个月前出现腹水，入院后 22 天出现肝昏迷。从中医观点来看，患儿周身橘黄、烦躁、两脉滑细数、苔黄、全身浮肿、腹胀如鼓、证属湿热弥漫三焦。水道不利而尿短，湿热下注膀胱而尿红赤，浸于大肠而大便有黏液，湿热蕴于血分熏蒸肌腠而周身发黄；湿热上扰神明、蒙蔽清窍而烦躁不安；湿热久羁，脾为湿困，中州不运而脾虚气虚。气为血帅，气虚则血滞，故见腹胀、浮肿、腹壁青筋暴露。治宜清热化湿，通利二便，益气行血，健脾芳化。方中以茵陈、酒芩、车前子、木通、冬瓜皮、茯苓皮清热化湿利水，藿香、杏仁、橘红、香附疏调中焦，芳化开郁，中焦气机舒展，上下通调，三焦得运，则小便方可通利，湿热之邪方有出路，实为治疗之关键。方中生芪、白术补气健脾、当归，赤白芍养血行血，槐花炭清热止血、至宝丹开窍醒神。而后曾配合麻黄连翘赤小豆汤化裁，此方宣肺清热利湿解毒，对急性肾炎及肝硬化腹水可收兼顾之效。

案 2　刘某某，男，37 岁，初诊日期：1975 年 5 月 30 日。

主诉：意识模糊伴鼻衄、视物不清 2 年余。

现病史：患者因肝硬化于 1972 年行脾切除术，术后逐渐发现失眠，甚则通宵不寐，重时连续十几昼夜不得安睡，渐至夜间发作性舌塞，上唇麻木，两臂不能抬高，每次历时十几分钟，以后曾出现无意识动作，以及说胡话，白天则头晕头痛、记忆力极差，缺乏思考能力、急躁易怒、鼻衄、视物不清、大便干硬难解。经各种中西药物治疗、并用针灸、理疗、水针、耳针等治疗 2 年多，仍不能控制。1975 年 5 月 30 日来北京中医医院门诊，当时症见：右手及面部发麻，午后双上肢不能高抬，失眠、夜间盗汗、有时发作性意识模糊、口鼻干燥，大便 3～4 天一行。化验检查：谷丙转氨酶 180 单位，血氨 105 微摩尔/升。

舌象：舌苔黄。

脉象：沉弦。

西医诊断：肝性脑病（慢性肝昏迷）。

中医辨证：气血两虚，湿痰蒙窍，肝胆余热未清。

治法：调补气血，芳化痰湿，清肝开窍。

方药：

生　芪 15 克	当　归 10 克	赤　芍 15 克	白　芍 15 克
首乌藤 30 克	茵　陈 15 克	藿　香 10 克	佩　兰 10 克
杏　仁 10 克	橘　红 10 克	郁　金 10 克	远　志 10 克
菖　蒲 10 克	川　连 4.5 克	琥珀粉 1.2 克（分冲）	

羚羊粉 0.6 克（分冲）

治疗经过：经上方为主，因睡眠不实而加枣仁15克、百合12克，合欢花12克，共服药百剂左右，睡眠渐渐好转、头痛头晕、急躁易怒等症状基本消失，视物清楚，记忆力和思考力有所恢复，肝功能正常，血氨降至58.7微摩尔/升，追访3年未再发作。

[按语]　患者久病，又经脾切除，气血大伤。气虚则肢麻不举，阴虚血亏则少寐盗汗，口鼻干，大便难，上唇麻木，为人中穴的气血虚少之故。人中穴位居统一身阴阳的任督脉交会之处，说明全身气血皆虚。血虚不能养肝，则视物模糊。烦躁易怒、头痛、脉弦苔黄，均属肝胆湿热未清之故，复因痰随火升蒙闭清窍，故时神志模糊。关老从调养气血入手，以治其本，清肝宁心，开窍化痰治其标，标本兼顾。方中生芪、当归、白芍、枣仁、百合补气血，养心阴。佩兰有省头草之称，与藿香、菖蒲、远志、郁金、川连、橘红、杏仁等同用，芳香化浊、除痰解毒、清心开窍，配合羚羊粉、琥珀粉清肝热，安神化瘀，使之阴血逐渐充实，痰热涤除，则夜寐始安、肝功能恢复，神志不清得以制止。

综上所述，重症病毒性肝炎，不论急性或亚急性者，均属急重、危难病症，来势凶，预后差，死亡率高。关老认为，除了应以原发病和患者的具体情况进行中医辨证施治外，应注意以下几点：

（1）早期预防，中西合治：肝病若黄疸持续不退，甚或高烧、目直、精神迟钝或烦躁，应警惕肝昏迷的发生，应参考西医生化检查及早判断。若出现早期肝昏迷的症状，则应中西医结合积极抢救，除辨证使用中西药物，积极治疗诱发因素，控制感染、止血、支持疗法、激素等综合治疗措施，同时也要正确评价中药的治疗作用。

（2）充分发挥中医的特长：中医除了整体治疗外，中药的清热解毒剂，具有很好的抑菌、杀菌、灭毒的作用；中药凉血止血剂，具有很好的促进血凝、止血、改善微循环的作用；中药的养血益气扶正药物，具有天然的增强人体免疫功能，调整人体的体液免疫和细胞免疫作用。特别是对于西医使用激素后的配合用药，都值得进一步研究。

（3）对开窍药的使用：适用于闭证。对痰热湿热蒙闭清窍或毒火攻心，以至神昏窍闭，均可使用开窍药。痰热盛者，宜用安宫牛黄丸，取其清热解毒，开窍镇惊之效；痰湿蒙闭者，宜用局方至宝丹、取其芳香清心开窍之功，另如菖蒲、远志、莲子心等可入群药。一般来讲，凉开剂使用的机会较温开剂为多。若重度昏迷，面色苍白，肢冷汗出，脉细欲绝，或见大出血，阳气衰微，已见脱证，应慎用或禁用开窍药，当回阳救逆扶正固脱为要。

七、肝癌辨证施治体会

（一）简述

肝癌是世界上 10 种最常见的癌症之一，男性与女性之比约为 5.9∶1。80% 的肝癌是乙型丙型肝炎病毒引起，其次为酗酒、黄曲霉素、亚硝胺以及其他致癌物质引起。自临床症状出现至死亡，平均为 4~6 个月，短者 1~2 个月，西医有"急性癌"之称。过去认为肝癌为不治之症，随着科学的发展，检测手段的提高及早期手术，特别是中西医结合的治疗，延长了患者的存活时间，取得了可喜的进步。肝癌属于中医"积"、"癥"、"血臌"等范围，通过辨证施治，可以缓解症状及延长生存期。

（二）病因病机

《诸病源候论·癥瘕病诸候》中说："癥瘕者，皆由寒温不调，饮食不化，与脏气相搏结所生也。"关老认为，肝癌是气滞有形，血瘀有物，固定不移，痛有定处，虽得之于气，但受病于血。慢性肝炎治疗不彻底，或祛邪不利，忽视扶正；或饮食不节，酗酒成性；或情志不遂，暴怒伤肝；或过于劳累。日久终致脏腑功能的衰退（病位在肝，涉及脾肾），气血的失调，正气的虚损，尤其是肝癌的晚期，气虚血滞，气、血、痰互相搏结不化，加上正气的极度衰败，毒邪过盛，肿瘤迅速发展，出现正不胜邪之危象。

（三）辨证施治

目前，国内对肝癌辨证分型的划分各持己见，有分三四型的，有分六七型的。关老认为，应该通过四诊八纲，辨病与辨证相结合，进行整体治疗。

1. 扶正为主，祛邪为辅　肝癌一旦发现，均已正虚，扶正主要是调补肝脾肾，益气养血，即以无形胜有形，正复积自除，机体可以依靠正气的恢复以及扶正中药调节免疫功能来抑制或消灭肿瘤细胞。祛邪为辅，关老不赞同采用大剂量的，经药理检验证明有抗癌作用的中药，组成苦寒清泄，攻伐消癥之品，否则"徒伤胃气……反以速其危"，乃犯虚虚实实之戒。

2. 活血化痰，软坚化癥　肝癌得之于气，受病于血，当调和气血，以使阴平阳秘。怪病责之于痰，除益气养血外，注意活血化痰以利于肿瘤的回缩，佐以软坚化痰之品，而不宜于水蛭，虻虫等破血消瘀之品以徒伤其正，而加速病情的恶化。

3. 注意调理脾胃　脾胃为后天之本，调理肝脾肾，益气养血扶正，首先要注意调理脾胃，"损其肝者缓其中"，中州得运则气血可生，水湿可运，痰无所生，气机得畅，此乃"有胃气则生也"。

（四）验案精选（3 例）

案 1 王某某，男，2 岁，病历号 1567。

母代诉：1981 年 8 月患儿 11 个月时，因其母发现患儿上腹部有一包块而来就诊。当时症见：面色萎黄、精神怠倦、食欲不振、二便正常，无黄疸、发热、呕吐等症状。

查体：体温 36.7℃，脉搏 90 次/分，体重 9 千克，轻度贫血征，巩膜皮肤无黄染，浅表淋巴结未见肿大，无颈静脉怒张、心肺（－）、剑下肝体可触及一 5厘米×6 厘米包块，边界清，质硬，表面不光滑，稍可移动，触之不哭闹，右肋下可触及肝脏 1 厘米、质软，叩诊肝上界位于右锁骨中线第五肋间、脾脏可扪及边缘，余未见异常。

实验室检查：血红蛋白 108 克/升，红细胞 2.9×10^{12}/升，白细胞 6.35×10^{9}/升，肝功能正常；甲胎蛋白（对流电泳法）阳性；B 超探查发现肝左叶占位性病变，疑肝左叶肿瘤。1981 年 9 月 9 日在全麻下行剖腹探查术。术中见肿瘤位于肝脏左外叶，约 7 厘米×5 厘米×5 厘米，肝右叶正常，肝门及胃周围未见肿大淋巴结。行肝左叶切除术，病理报告：胚胎型肝母细胞瘤。

患儿术后情况良好，但于手术 5 个月后 B 型超声复查时、又发现肝右叶有新的占位性病变，回声特点与 1981 年 8 月 26 日肝左叶特点相同，经多次定期 B 超复诊，根据肝母细胞瘤发病特点，结合病史考虑，诊断肝母细胞瘤复发是有根据的。患儿不适宜进行第二次手术，故进行保守治疗。虽用中西药治疗半年余，病情不见好转，1982 年 9 月 27 日 B 超复查肝右叶锁骨中线附近可见 2.8 厘米×2.4厘米及 1.6 厘米×1.6 厘米占位性病变二处。于 1982 年 10 月 8 日请关老会诊。

患儿发育正常，精神欠佳，面色萎黄少光泽，精神怠倦，食欲不振。

舌象：苔薄而微黄。

脉象：沉弦。

西医诊断：肝母细胞瘤（复发）。

中医辨证：气虚血滞，毒热未清。

治法：宜先活血解毒，再以扶正祛邪。

方药：

草河车 10 克　山慈菇　6 克　全瓜蒌 10 克　野菊花 10 克

焦白术 10 克　酒黄芩 10 克　赤　芍 10 克　白　芍 10 克

全当归 10 克　泽　兰 10 克　香　附 10 克　生牡蛎 10 克

鸡内金 10 克　鳖　甲 10 克

治疗经过：1983 年 1 月 17 日二诊：患儿于 11 月初开始服药，服 5 剂后，食量增加，精神好转，服药 20 剂后，饮食正常，精神饱满，苔薄黄腻，两脉弦。B

超复查：肝右叶较大，回声欠匀。继以活血解毒，佐以扶正之品。

　　生黄芪10克　　草河车10克　　山慈菇 6 克　　瓜　蒌15克

　　野菊花10克　　山　楂10克　　白　芍10克　　焦白术10克

　　酒黄芩10克　　生牡蛎10克　　鸡内金10克　　丹　参10克

　　醋香附10克　　鳖　甲10克　　藕　节10克

　　1983 年 3 月 1 日三诊：服药 25 剂，精神及食欲均已正常，但时有低热，苔薄黄，两脉弦滑。患儿毒热内蕴，气阴受损，经祛邪扶正治疗，体内阴阳正处有消长之中，低热是客观反映，故治法不变，稍佐解肌退热之品，以促阴平阳秘，气血调和。

　　生黄芪15克　　草河车10克　　山慈菇10克　　瓜　蒌20克

　　野菊花10克　　泽　兰10克　　丹　参10克　　生牡蛎10克

　　鸡内金10克　　赤　芍10克　　白　芍10克　　丹　皮10克

　　鳖　甲10克　　香　附10克　　醋柴胡 3 克

　　服药 2 剂后，患儿时有轻度腹泻，清水样便，日 3～5 次。服药 5 剂后，腹泻次数明显增加，甚至达日 10 次以上，患儿精神及饮食均正常，毫无疲倦体乏之征象，低热也有明显减退，服药则泻，停药则当日即止。关老指出：患儿虽日泻 10 余次，但精神、饮食、活动均正常，低热也有减退，说明胃气未伐，正气未损。腹泻是由于瘀血散，毒邪去所致，因此继服 10 剂观察。患儿服药 5 剂后，腹泻次数逐日减少，服药 9 剂时腹泻已止。

　　1983 年 3 月 27 日四诊：患儿虚热退，腹泻止，纳食佳，精神好、舌苔薄黄，两脉弦滑。患儿正气已复，瘀邪已散，治法应以益气扶正为主，软坚化瘀辅之。

　　生黄芪15克　　炒苍术10克　　炒白术10克　　青　皮10克

　　陈　皮10克　　藿　香 5 克　　茯　苓10克　　瓜　蒌10克

　　赤　芍10克　　白　芍10克　　泽　兰10克　　香　附10克

　　山慈菇 5 克　　鳖　甲10克　　山　药10克　　生　姜 3 克

　　1983 年 4 月 26 日五诊：服药 20 剂，精神及食欲甚佳，舌苔薄白，脉沉滑。B 超复查：肝内未见占位性病变。宗前法以巩固疗效。

　　生黄芪10克　　炒苍术10克　　炒白术10克　　青　皮10克

　　陈　皮10克　　草河车10克　　泽　兰10克　　香　附10克

　　丹　参10克　　赤　芍10克　　生牡蛎10克　　山慈菇10克

　　鸡内金10克　　白　芍10克

　　1983 年 6 月 15 日六诊：经过 8 个月治疗，患和自觉症状消失，精神及饮食甚佳，体重明显增加，舌苔薄白，脉沉滑。B 超复查：肝内未见占位性病变，回声正常。治疗同前。

生黄芪 10 克　　炒苍术 10 克　　炒白术 10 克　　藿　香 5 克

　　茯　苓 10 克　　草河车 10 克　　丹　皮 10 克　　泽　兰 10 克

　　香　附 10 克　　生牡蛎 10 克　　青　皮 10 克　　陈　皮 10 克

　　山慈菇 10 克　　鳖　甲 10 克　　鸡内金 10 克　　赤　芍 10 克

　　白　芍 10 克　　土贝母 5 克　　瓜　蒌 10 克　　隔日 1 剂

　　1983 年 10 月 10 日复查：患儿无所苦，发育良好，精神、体力甚佳、纳食正常。B 超复查：肝内未见占位性病变。

　　[按语]　　肝母细胞瘤多发生于 2 岁以下患儿，是婴幼儿原发于肝脏的胚胎性实质性肿瘤。临床上基本上是手术治疗，而胚胎型肝母细胞瘤，由于分化程度低，恶性程度高，手术预后甚差。尚未见到中医治疗本病的报道。本患儿为 2 岁幼儿，手术后半年又复发，证属气虚血滞，毒热未清，治疗中以扶正为主，一方面以生芪、当归、二芍、泽兰、丹参等益气养血、兼以行血祛瘀；一方面以内金、藿香、茯苓、炒二术、山药等健脾利湿，调理脾胃。方中香附为血中气药，青陈皮、藕节行气醒脾，疏肝解郁，调畅气机。通过健脾益气，养血活血，正气得充而邪实可却。以祛邪为辅，方中以山慈菇、瓜蒌、草河车、土贝母等清热解毒化痰散结，佐以鳖甲，生牡蛎等软坚消痞。综观全方，既无过于滋补之品。又无过于攻伐之品，而在于治病求本，患儿经治疗 5 个月，正气已复，肝脏肿瘤消失，半年后随访，患儿一直稳定，体重增加，未再复发。

　　关老又认为，小儿体质与成人不同，脏腑娇嫩，气德未充，经脉未盛，精气不足，是谓稚阴稚阳，更不可攻下无度；小儿又系纯阳之体，生机蓬勃，故又不可温补无节，而宜扶正固本为主，化瘀攻坚为辅，要充分体现中医的整体观念。辨证论治的特色。关老不赞同一法定乾坤，一方贯用始终，也不赞同一方一法用之百人。本例六诊处方，充分体现了关老的这个观点。

　　案 2　彭某某，男，59 岁，初诊日期：1991 年 10 月 8 日。

　　主诉：乏力、消瘦、肝区隐痛 3 个月。

　　现病史：患者 20 年前曾患肝炎，经治疗肝功恢复正常，近 3 个月来觉全身乏力，活动后加重，纳食减少，夜难入睡，晨起便溏，精神弱、体重减轻，肝区隐痛，遂于 1991 年 9 月 29 日到某医院检查，谷丙转氨酶正常，麝香草酚浊度试验 8 单位，HBsAg（＋），HBeAb（＋），HBcAb（＋），AFP（甲胎蛋白）380 微克/升（放免法）。CT 扫描：肝脏外形不规则，明显增大，肝右后部有约 10 厘米 ×9.6 厘米 ×8 厘米大小的混合密度区，CT 值 15～44.2Hu。于 10 月 8 日找关老诊治。症见：面色萎黄无光泽、精神弱、身体消瘦、乏力腿软、倦怠懒言，肝区隐痛，失眠多梦，纳食一般，大便急，晨起便溏。

　　舌象：舌苔稍白。

脉象：沉滑。

西医诊断：肝癌（肝右叶巨块型）。

中医辨证：气虚血滞、痰瘀交阻，蕴久成积。

治法：补气扶正，活血化痰，软坚消积。

方药：

党　参15克　醋柴胡10克　炒白术10克　炒苍术10克

旋覆花10克　生赭石10克　白　芍10克　香　附10克

砂　仁10克　茯　苓15克　山慈菇10克　川　断10克

生苡米10克　山　药10克

治疗经过：以上方为主，根据辨证加用过马齿苋、败酱草、王不留行、泽兰、玄胡索。服药2个月后，12月16日肝扫描肝右叶癌瘤缩小至5厘米大小，患者食欲增加、精神好转、眠安，大便已成形。化验检查：甲胎蛋白18.3微克/升。1992年1月8日甲胎蛋白降至13.9微克/升。服药5个月，于1992年3月1日复作CT检查：肝右叶内可见一类圆形低密度灶，边界清，最大层面约5厘米×5厘米，较1991年9月29日片比较，病灶明显缩小。患者精神好、心情舒畅，面色转红润，体重增加，由原115斤，增至125斤，睡眠好、纳食有增、大便成形。惟觉右少腹隐痛，于原方加川楝子、乌药行气止痛。

[按语]　　患者系原发性肝癌（巨块型），20年前曾患肝炎，后因肝功能恢复正常未坚持治疗、直至近3个月来觉全身乏力，纳食减少，身体消瘦，经检查才发现，证属气虚血滞痰瘀交阻，日久成瘕。患者正气已虚，肝右叶肿块已发展到10厘米×9.6厘米7×8厘米大小，从临床实践来看，清热解毒，破瘀散结之品，对正气尚支的良性肿瘤有治疗效果，而对正气已虚，根深蒂固的恶性肿瘤，则难以奏效。如果一味攻伐，猛浪从之，不但非益，反徒伤其正，加速病情恶化。所以，关老以扶正为主，方中生芪、党参、白术、茯苓健脾补气扶正，根据现代药理学研究，有提高细胞免疫和补体水平及抑制体液免疫之作用，通过扶正而抑制癌肿的发展。患者有脾虚便溏，故以苍术、山药、生苡米、马齿苋健脾利湿止泻，砂仁醒脾行气和中。方中当归、白芍、泽兰、川断养血活血滋补肝肾。王不留行性走而不守，善利血脉，伍以香附、玄胡索、木瓜疏肝通络，散瘀止痛。方中生赭石，旋覆花以平肝降气化痰。方中山慈菇、败酱草以清热解毒，消痈散结为辅。全方中没有大队清热解毒，苦寒伤胃之品，没有破血攻瘀，耗气伤正之味。关老医生采取以健脾补气扶正为主，养血活血行气化痰为治，以散结祛邪为辅。患者服药3个月，正气得复、纳可、眠安、精神好转、大便成形，肝扫描示肝癌肿块缩小、甲胎蛋白由380微克/升降至正常（18.3微克/升）。5个月后，患者精神好、心情舒畅，面色转有红润，体重115斤增至125斤。复作CT

检查、肝右叶癌瘤肿块缩小一半，由 10 厘米×9.8 厘米×8 厘米，缩小至 5 厘米×4 厘米，病情大有起色，现仍在继续门诊治疗观察中。

案 3 李某某，男，67 岁，初诊日期：1993 年 12 月 4 日。

主诉：右胁不适，乏力半年。

现病史：半年前患者觉乏力，右胁不适 3 个月后到某医院检查：HBsAg（－）、HBeAg（－）、抗－HBc（＋）、肝功能正常，甲胎蛋白 416 微克/升。B 超：肝右叶可见 11 厘米×12 厘米巨型肿块，CT 扫描可见 11.5 厘米×12.4 厘米低密度区，经西医化疗，输液支持疗法未见明显效果，11 月 20 日 B 超检查肝右叶肿块 11.5 厘米×13 厘米，有增大趋向，患者心情焦虑，于 12 月 4 日请关老诊治。

现症：面色萎黄，精神疲惫，情绪低沉，身体瘦弱，纳食不甘，入睡难，多梦，乏力气短，历胁隐约不适，腰酸腿软，二便自调。B 超、CT 检查同上。

舌苔：舌苔白，舌质稍暗。

脉象：沉滑。

既往史：15 年前患有肝病史，经治 1 年后肝功能正常。素无烟酒嗜好。

西医诊断：原发性肝癌（巨块型）。

中医诊断：积聚。

中医辨证：气虚血滞，痰瘀互结，日久成积。

治法：补气扶正，活血化痰，软坚消积。

方药：

生　芪 30 克	党　参 10 克	白　术 10 克	首乌藤 30 克
当　归 10 克	香　附 10 克	生　地 10 克	夏枯草 10 克
白　芍 15 克	砂　仁 6 克	泽　兰 15 克	山慈菇 10 克
川　断 10 克	杏　仁 10 克	旋覆花 10 克	生赭石 10 克

治疗经过：上方服用 1 个月，患者入睡安好，纳食有增，乏力气短均见好转，CT 扫描肝右叶肿块为 10 厘米×11 厘米，甲胎蛋白降至 30 微克/升。患者顿觉心情振奋。舌苔稍白，脉沉滑。上方去首乌藤、旋覆花、生赭石、加炒山甲10 克、橘红 10 克，生芪改为 50 克、党参改为 15 克，以加强益气活血，化痰散瘀之效。3 月 4 日，继服上药 2 个月后，患者除右胁偶有隐约不适。腰酸软外，无明显不适，面色萎黄亦已消失。舌苔薄白，脉象沉滑。拟方如下：

生　芪 40 克	党　参 10 克	白　术 10 克	当　归 10 克
泽　兰 15 克	生牡蛎 15 克	山慈菇 10 克	夏枯草 10 克
川　断 10 克	黄　精 10 克	生苡米 10 克	寄　生 30 克
炒山甲 10 克	内　金 10 克	草河车 10 克	鳖　甲 10 克

患者 3 月 1 日 B 超示，肝右叶肿块缩小至 7 厘米×9 厘米，现正在服药治疗中。

[按语]　　本例患者，由于发现了肝癌，思想压力很大，虽经西医治疗，而肿瘤仍有发展。关老在思想上为其树立信心，在治疗上，凡恶心肿瘤者，皆正气已虚，盘根错节，进展迅速，不可贪求速效而拾末遗本，贻误病情，而以扶正为本，祛邪为辅。究其原因，痰瘀互结，日久成积，又当活血化痰、软坚散结，视其证而取其药。方中生芪、党参、白术、砂仁益气健脾而扶正。首乌藤、当归、生地、白芍、泽兰、炒山甲养血活血，祛瘀通络。生赭石、旋覆花、杏仁、橘红、夏枯草平肝理气、化痰散结。川断、寄生伍以上术养血之品，以滋补肝肾，仍为扶正之法。内金、生牡蛎、鳖甲、生苡米健脾利湿，软坚消痞。香附疏肝气，行血气，黄精补而不腻，治久病体虚。仅以山慈菇、草河车清热解毒为辅。服药 1 个月后肿块缩小，服药 3 个月后肿块再渐缩小，至肿瘤发现止，已半年，至今精神状态良好。

虽然肝癌自出现症状至死亡，一般多在 3 个月，然而如果正确引导，妥尚治疗，延续数年而健在者大有人在。以上仅举 3 例，说明只要患者树立信心，战胜自我，及时正确治疗，延长生命，减轻患者的痛苦，是完全可能的。

第二节　肝脏代谢性疾病与寄生虫病辨证施治

一、脂肪肝

（一）简述

肝脏与脂肪代谢有密切关系，正常肝脏中含脂肪约占肝重的 3%～5%，若超过 5%，称为脂肪肝。肝脏脂肪含量的急剧增加，不仅使肝脏增大，而且造成肝脏的功能损害。在临床上，典型的脂肪肝应具备血脂的增高，肝脏超声波的特异性改变和肝功能的损害。引起脂肪肝的原因很多，主要是饮食不节，长期饮酒，过分强调营养，追求高糖、高蛋白、高脂肪三高饮食。或一味减肥长期饥饿，也可造成肝内脂蛋白合成减少及肝细胞中脂蛋白释出障碍。或素有糖尿病、肥胖症以及药物等中毒性肝损害。中医学属于"积聚"范围。《难经》称左胁下之积块为"肥气"，右胁下之积块为"息贲"。

（二）病因病机

《丹溪心法》中说："痞块在中为痰饮，在右为食积，在左为血块。气不能作块成聚，块乃有形之物也。痰与食积死血而成也。……治块当降火消食积，食积即痰也。"关老认为脂肪肝的发生，由于肝炎治疗不彻底，湿热未清，湿伤脾阳，运化失司，聚湿生痰；热伤阴血，灼津生痰。由于湿热互结，阻滞血脉，血液行涩，而痰瘀交阻，终成痞块。加之饮食不节，膏粱厚味，嗜酒成性，进一步促进了病情的发展。本病的病位，主要在于肝脾，主要的病理变化为湿热凝痰，痰瘀阻疑络。应从"痰湿"论治。

（三）辨证施治

主症：体重迅速增加，体胖，不厌油腻，嗜食肥甘之味，疲乏不耐劳动，右胁疼痛，或伴右胁痞块，大便黏腻不爽。

舌象：苔白或白腻，舌质暗。

脉象：沉滑。

辨证：痰湿瘀阻。

治法：祛湿化痰，疏肝利胆，活血化瘀。

关老的经验方如下：

青黛10克（包）　明　矾 3克　草决明15克　生山楂16克

醋柴胡10克　　郁　金10克　丹　参10克　泽　兰15克

六一散15克（包）

方解：青黛、明矾、六一散包括三个方剂，即"青矾散"（青黛配明矾）、"碧玉散"（青黛配六一散）、"白金丸"（明矾配郁金）。"青矾散"除湿退黄，"碧玉散"专治暑热痰湿，"白金丸"专祛风痰。方中明矾味酸入肝，燥湿祛痰，早在汉代张仲景就立"硝石矾石散"方，治疗黑疸，取其消瘀痰除湿浊的作用。上药共奏祛湿化痰之效，青黛入肝清热凉血，配合郁金，柴胡疏肝，更能加强利胆之功。草决明清肝热，生山楂祛瘀消积，二者合用，据实验研究能降低血脂。丹参与泽兰相配能通肝脾化瘀血，活血中兼能养血。全方清肝利胆，活血化痰，且以化痰为重点。

加减：关老在长期实践的基础上，采取辨证与辨病相结合，根据中医的基本理论，辨证立法，以法选择药证相符而又有降血脂作用的药物，根据病人的特点随症加减，才能更好地提高疗效。

若见肝热、头晕目眩者加苦丁茶、生槐米、血压升高伴有头痛者加生石膏。

大便黏滞不畅者，加川军、瓜蒌、白头翁、秦皮、焦四仙。

乏力气短者加葛根、党参。

面肢浮肿者加苍术、泽泻、玉米须。

腰酸失眠者加何首乌、黄精、枸杞子。

（四）验案精选（3例）

案1 王某某，男，37岁，初诊日期：1972年4月17日。

主诉：肝区病，乏力2个月余。

现病史：患者自2月份以来，自感疲乏，有时头晕、肝区痛，食纳尚可。腹胀，大便不畅，血胆固醇波动在6.1～13毫摩尔/升，麝香草酚浊度试验8单位。肝超声波可见密集微小波集中在前1/3，出波中度衰减，加大增益可见逆减波型。心电图示轻度供血不足。

舌象：舌质暗约、苔白腻。

脉象：沉滑。

西医诊断：脂肪肝，冠状动脉供血不足。

中医辨证：阴虚肝旺，痰湿阻络。

治法：清热平肝，利湿化痰，佐以养阴。

方药：

青　黛10克　明　矾 3克　生山楂15克　草决明10克
白头翁10克　秦　皮10克　焦四仙30克　郁　金10克
北沙参15克　五味子10克　川　断15克　生甘草10克

治疗经过：上方共服40余剂，并适当控制食量，不吃高脂食物，自觉症状好转。1972年6月6日复查谷丙转氨酶、麝香草酚浊度试验均正常，血胆固醇4毫摩尔/升，超声波为2级微小波，出波轻度衰减，加大增益，肝出波基本饱和。随访3年至1975年11月一直稳定。

[按语]　患者乏力、头晕、舌质暗红，系阴虚肝旺所致。胁痛、腹胀、大便不畅，苔腻等，属于气机不畅，痰湿阻络。治宜清热平肝，利湿化痰，稍佐养阴之品。方中青黛、草决明清热平肝，郁金疏肝郁而活血；生山楂、焦四仙、明矾消食导滞、化痰通络，秦皮、白头翁清血分湿热而利大肠，北沙参、川断养阴，五味子、甘草酸甘化阴而解毒。由于药证相符，不但症状改善，化验检查也恢复正常。

案2　沈某，女，40岁，初诊日期：1973年8月20日。

主诉：乏力1年余，体重增加8个月，伴肝区痛。

现病史：自1972年始感觉极度疲劳，肝区痛，经检查肝功能麝香草酚浊度试验8单位，遂开始休息，并加强营养，每日进大量牛奶、鸡蛋等高蛋白食物。至1973年体重增加30多斤（已达158斤），自觉疲劳反而加重，劳累后肝区痛，大便不畅，日行2～3次，烦躁头晕，血压150/90毫米汞柱，胆固醇7.72毫摩尔/升，麝香草酚浊度试验9单位，肝超声波检查为1/2呈脂肪性变回波，曾服中西药物治疗而效果不显著。

舌象：舌苔白根腻。

脉象：沉细滑。

西医诊断：肝炎后脂肪性变。

中医辨证：肝郁气滞，痰湿阻络。

治法：疏肝解郁，清热化痰。

方药：

青黛15克　明矾15克　郁金15克　川连10克　熊胆3克

共为细末，装入1号胶囊，每次饭后1粒，每日2~3次。

治疗经过：从1973年8月30日开始服用，共服4剂，至1974年11月21日，复查血胆固醇降为4.42毫摩尔/升，麝香草酚浊度试验3单位，谷丙转氨酶正常，体重下降至120斤。血压130/80毫米汞柱。无任何不适，随访4年未复发。

[按语]　本例根据辨证服用散剂。方中川连苦寒清热、燥湿痰，熊胆清热凉肝利胆。本例的治疗，说明了散剂的疗效。关老的经验方是：青黛、明矾、郁金、丹参。另外可随证加入川连（或马尾连），熊胆可改用猪胆一枚，风干后去皮研细入药。除此之外，还可用草决明90克、生山楂90克分成10包，每次1包，开水浸泡代茶饮。或用米醋1瓶（约500毫升）、鲜姜10克切成薄片装入瓶内，封口7天后，每次5毫升，日服3次。上述方法对高脂血症患者，只要坚持治疗，均可收到一定的效果。

关老认为脂肪肝从痰湿论治，除了受肥胖之人多痰湿的启示外，他曾对黄疸患者长期胆红素不降，胆固醇也偏高，属于湿热未清，凝聚成痰，痰阻血络者，在选用化痰药时，他根据《本草纲目》中有明矾能燥湿下痰、解毒、治疸疾的记载，因此，在辨证的基础上加用明矾，收到了利胆祛脂的效果。

案3　朱某某，女，34岁，初诊日期：1968年7月1日。

主诉：右胁疼痛伴有黄疸已9年。

现病史：自1959年以来，右胁部针刺样疼痛，当地医院诊为胆囊炎、胆石症，行胆囊摘除术。术后右胁部仍时常疼痛，并出现黄疸，长期不退。就诊时症见：右胁疼痛，食欲不振，溲黄，大便正常，巩膜微黄。

化验：血胆红素59.7微摩尔/升，凡登白直接阳性。血胆固醇6.29~7.8毫摩尔/升。

舌象：舌边尖较红、根部少许白腻苔。

脉象：沉弦。

西医诊断：胆系感染。毛细胆管性肝炎。

中医辨证：肝胆湿，痰阻血络，瘀而发黄。

治法：清利肝胆，活血化痰。

方药：

茵　陈90克　醋柴胡10克　薄　荷　5克　炒栀子10克

丹　皮 10 克　赤　芍 10 克　白　芍 10 克　丹　参 15 克

泽　兰 15 克　香　附 10 克　郁　金 10 克　金钱草 30 克

六一散 10 克（包）　　　　　白　矾 1.5 克（研末冲服）

治疗经过：上药服 10 剂，诸症减轻，化验复查：血胆红素 11.97 微摩尔/升，胆固醇 5.41 微摩尔/升。效不更方，继服上药 30 剂，诸症消失。血胆红素稳定，胆固醇 3.59 微摩尔/升。

[按语]　方中茵陈、金钱草、六一散清热利湿，赤芍、丹参、泽兰养血活血，丹皮、栀子、白芍活血凉肝，薄荷疏肝，香附、郁金、白矾理气化痰。全方清热利湿，活血化痰，疏肝利胆，而以清热利湿，凉血活血为主，其中白矾有利胆退黄祛脂作用。服药 10 剂而诸证减，黄疸退，再进 30 剂，胆固醇亦完全恢复正常。本例虽非脂肪肝，而血脂高，采用异病同治，从痰湿论治，而迅即恢复正常。

二、糖尿病

本节主要叙述因肝脏病变引起碳水化合物代谢障碍，导致葡萄糖耐量减低，血糖升高而发生的糖尿病，亦称为肝原性糖尿病，与胰岛病变而致糖尿病迥然不同，后者将在杂病部分的糖尿病辨治中叙述。糖尿病属于中医学"消渴"范畴。消者消谷、消水、消瘦、消耗之意；渴者口渴引饮，饮不解渴之意。《太平圣惠方》中明确提出了三消："一名消渴，二名消中，三名消肾。"并对"消渴"多饮，"消中"多食，"消肾"多尿的临床特点进行了描述。

（一）病因病机

本病主要是由于素体阴虚，饮食不节，情志失调，劳逸过度等所致。以阴虚为本，燥热为标，肺燥而致上消，胃热而致中消，肾虚而致下消。阴虚燥热，日久阴损及阳，可见气阴两伤或阴阳俱损，并可变证百出。关老认为，一般消渴的病因为阴虚燥热，而肝病合并消渴是由于湿热所致，不但有热，而且有湿，主要是因为脾为湿困，中州失运，湿从热化，湿热阻滞三焦，热重于湿而引起的变证。

（二）辨证施治

关老认为本病与典型的消渴不尽相同，有的患者口渴多饮，但不善饥，形体不瘦反而肥胖；有的患者善饥，口渴但不欲饮，反而尿多，特别是夜尿多；有的患者多食善饥，但食后胸胁胀满不舒；有的患者饥饿时易出现低血糖，而见心慌、极度乏力、自汗，甚至肢颤等。在临床上"三多"（多饮、多尿）"一少"（消瘦）的典型患者较少，根据关老的实践，临床上可分为湿热偏于中上二焦，以消渴善饥为主症；湿热偏于中下二焦，以善饥多尿为主症。脾为湿困，热盛于湿，阻遏中上二焦者病情尚轻；湿热消灼阴精，脾肾不足，湿热未清，阻遏中下二焦者则病情较重。

关老在治疗时，以治疗肝病为主，根据所出现的消渴症见而加减用药，辨证与辨症相结合。常用的健脾益气药为生芪、党参、山药。口渴多饮，胃热较盛者加用人参白虎汤，重用生石膏，以北沙参代人参。

常用的养阴生津药为天花粉、石斛、生地，玉竹。若肝肾阴虚者，常配合乌梅、白芍、甘草，他体会这三味药酸甘化阴而偏于养肝阴，临床实践证明有降血糖之效，或可加葛根以生津液。

肾虚者，常用五味子、诃子肉、淫羊藿、鹿角霜固肾敛阴，以期阴中求阳，阳中求阴，调补阴阳，促进脾肾功能，且有降尿糖之效。

心慌自汗明显者，常用北沙参、麦冬、五味子、浮小麦、芡实等。

（三）验案精选（3例）

案1 苏某某，男，60岁，初诊日期：1975年5月14日。

主诉：右胁下疼痛已半年余，伴多食善饥。

现病史：半年来右胁经常隐痛，超声波检查：肝脏出波中度衰减，加大增益仍不饱和。血压波动在180/110毫米汞柱左右。素有冠心病史。就诊时见症：乏力、肝区痛、心前区有发作性疼痛、多饮、善饥、多食、尿量增多，常常自汗，体胖。

化验：谷丙转氨酶280单位，麝香草酚浊度试验6单位，空腹血糖13.2毫摩尔/升，胆固醇4.7毫摩尔/升，尿糖（＋＋＋）。

舌象：舌苔薄白，质正常。

脉象：沉滑。

西医诊断：慢性迁延性肝炎合并糖尿病。

中医辨证：阴虚血热，肝肾不足，气阴两伤之消渴。

治法：补气养血，清热育阴。

方药：

生 芪15克	赤 芍30克	甘 草10克	北沙参15克
玉 竹10克	花 粉15克	乌 梅10克	五味子10克
生 地10克	川 芎10克	瓜 蒌15克	郁 金10克
生龙牡30克	浮小麦30克		

另，五味子120克、丹参30克、青黛15克共为细末，每次冲服3克，日服2次。

治疗经过：上方服14剂后，科学家症状稍有好转，但化验结果变化不大。6月4日，仍诉烦渴、多饮、夜尿频数。前方去瓜蒌、郁金、川芎、生龙牡，浮小麦，加重养阴清热之剂，方药如下：

<blockquote>
生　芪15克　杭　芍45克　甘　草12克　葛　根10克

山　药15克　生　地20克　石　斛15克　花　粉15克

玉　竹10克　南沙参15克　北沙参15克　五味子10克

麦　冬15克　生石膏30克　诃子肉10克　乌　梅10克
</blockquote>

另，鹿角霜90克，研成细末，早晚各冲服3克。

6月19日，上方服14剂后，自觉口干、饥饿感减轻，其他症状均有好转。化验：谷丙转氨酶80单位，胆固醇5.59毫摩尔/升，血糖5.55毫摩尔/升，尿糖微量，酮体阴性。继以上方治疗，于8月6日复查肝功能正常，血糖5.55毫摩尔/升，尿糖微量，胆固醇4.94毫摩尔/升，血压160/80毫米汞柱。以后坚持常服此方，于1975年11月复查血糖、尿糖均属正常，能坚持全日工作。

案2　关某，男，28岁，初诊日期：1972年4月14日。

主诉：口干、胁痛加重，伴齿龈衄血月余。

现病史：于1967年8月患急性病毒性黄疸型肝炎，肝功能明显损害，因大量输入葡萄糖而继发糖尿病，经住院近2年，病情稳定出院。出院后肝功能时有波动，近1个月来肝功能明显异常，口干、右胁疼痛加重，伴齿龈衄血、尿黄，于1972年4月14日来北京中医医院门诊治疗。当时症见：口干口苦、尿黄、两胁胀痛，时有齿龈衄血。

检查：急性病容，神清合作，皮肤巩膜未见黄染，心肺未见异常，腹部平软，肝未触及，脾于肋下1.5厘米，中等硬度，腹水征（－），下肢不肿。

化验：谷丙转氨酶472单位，麝香草酚浊度试验18单位，空腹血糖10.5毫摩尔/升，尿糖（＋＋＋）、白细胞5.7×10^9/升，血小板113×10^9/升。

舌象：舌苔黄，边尖红。

脉象：弦细。

西医诊断：慢性活动性肝炎，继发糖尿病。

中医辨证：阴虚血热，气阴两伤，湿热未清之消渴。

治法：益气养阴，凉血清热，活血利湿。

方药：

<blockquote>
北沙参15克　麦　冬10克　五味子10克　大生地10克

丹　参15克　车前子15克　车前草15克　茵　陈30克

龙胆草10克
</blockquote>

治疗经过：按上方加减，共服药80剂，于8月2日复查，谷丙转氨酶正常，麝香草酚浊度试验6.5单位，胆固醇4毫摩尔/升，血糖5.55毫摩尔/升，尿糖（－），恢复全日工作。1972年11月29日门诊复查时称，3个多月来自觉良好，

饮食正常，能坚持工作。复查肝功能正常，血糖稳定，尿糖（－）。

案3　张某，男，22岁，初诊日期：1974年5月28日。

主诉：腹胀、口渴、尿多已1年余。

现病史：患者于去年1月开始腹胀，大便溏泄，当时检查肝脾不大，谷丙转氨酶314单位，麝香草酚浊度试验7单位，诊为急性病毒性无黄疸型肝炎，后因大量吃糖而出现尿糖阳性，肝炎一直不愈，于1974年5月28日来诊。当时症见：腹胀、大便稀溏、两胁胀痛、口干喜饮、尿多、周身困乏、睡眠欠佳。

化验：谷丙转氨酶226单位，麝香草酚浊度试验正常，空腹血糖7.77毫摩尔/升，尿糖（＋＋）、胆固醇7.45毫摩尔/升。

舌象：舌苔薄黄，边尖红。

脉象：沉弦。

西医诊断：肝炎并发糖尿病。

中医辨证：脾失健运，气阴两伤之消渴。

治法：健脾益气、养阴和血。

方药：

生　芪15克	苍　术10克	白　术10克	沙　参15克
五味子10克	麦　冬15克	川　断15克	补骨脂10克
玉　竹10克	花　粉15克	白　芍25克	乌　梅10克
葛　根10克	当　归10克	生甘草10克	

治疗经过：以上方为基础，随症加减共治疗1年余，精神体力增进，大便恢复正常。口已不干，有时尚觉腹微胀，劳累时两胁隐约不适。检查空腹血糖6.66毫摩尔/升，尿糖（－），肝功能正常，胆固醇4.84毫摩尔/升。

[按语]　上述三例均系肝炎合并糖尿病，而糖尿病约有50%合并脂肪肝。据资料报道，肝炎合并脂肪肝或糖尿病者，易于向肝硬化转变。因此，对于肝炎合并糖尿病与上节的肝炎合并脂肪肝的早期彻底治疗，防止向肝硬化的转化也是极为重要的。

病案1属于气阴两伤，阴虚血热，而湿热尚轻，所以开始重用益气养阴，佐以五味子、青黛、丹参凉血活血，清肝敛阴，虽然症状减轻而化验结果变化不大。后重加清热养阴之品，如生石膏、诃子肉、麦冬，并用鹿角霜填精补阴，药后症状明显改善，化验检查也趋于正常，整个治疗特点是养阴清热之中，重点治脾肾（即中下二焦）。

病案2为阴虚血热，湿热较重，故用龙胆草、茵陈、车前子、车前草清利肝胆湿热，沙参、麦冬、五味子养阴敛气，生地、丹参凉血活血。整个治疗特点是清利湿热之中，重点治心脾（中上二焦）。本方为北京中医医院肝病组协定处方

"复肝4号"。若见气血不足者，可如生芪10克、当归10克；纳差苔腻者，可加藿香、青陈皮各10克。

病案3系湿热蕴蓄脾胃，且湿重于热，复因调治不当，吃糖过多，助湿化热，湿困脾阳，热灼阴血；阴虚及气，气阴两伤，故以健脾益气，养阴和血为治。方中生芪补气；苍白术、补骨脂、葛根补脾肾、升阳化湿以止泻；沙参、麦冬、玉竹、花粉养阴生津；当归、白芍、川断和血而补脾肾；五味子、乌梅、甘草酸甘化阴，固敛精气。诸药相合，而脾运湿化，阴生热除，气充血和，精气得固，不但症状改善，化验检查也恢复正常。

三、肝糖原累积病

肝糖原累积病是一种糖原代谢病，由于缺乏某些分解糖原的酶所造成的先天性隐性遗传性疾病，国内自1949年后30余年仅发现26例。分解糖原的酶缺陷，可促使糖原累积于肝、肌肉、心、肾等组织。糖原主要储存于肝细胞浆，肝细胞内脂肪含量亦可增加，由于糖原不能利用，促使蛋白质、脂肪分解代谢增加，影响患儿的生长发育，因乳酸和酮体增高而发生酸中毒，出现肌肉无力，不能行走，尿酮体阳性等现象。由于糖原分解障碍而发生低血糖，尤以清晨明显，表现为头晕、肢颤、出汗、甚至抽搐、昏迷。本病多发生于小儿，目前西医尚无特效疗法。

本病与中医学的"虚损"或痞块癥积不同，与古代病名之"息积"、"伏梁"除了腹部有形积块以外，症状也不完全相同。《素问》中将"息积"、"伏梁"列为奇病，而本病较其更为奇，可视为怪病之一，关老也很少遇到。怪病责之于痰，所以他从整体进行辨证，从"痰"论治。

（一）验案精选（1例）

狄某，男，2岁，门诊号21701，初诊日期：1962年1月27日。

主诉：腹部胀大1年余。

现病史：患儿自出生后即发育迟缓，不满足岁时曾全身抽搐发作数次，发病多在半夜或清晨，每次持续10多分钟，经喂糖水后即能好转。1岁时发现腹胀，经检查肝肿大（于右锁骨中线肋缘下4~5横指）、质较硬，即入某院检查，诊断为肝糖原累积症。于1962年初，又住某儿童医院诊断同上，转来北京中医医院治疗。患儿平时喜卧多汗，经常腹泻，每天大便6~7次，夹有不消化食物，尿清色淡，至今因腿软不能站立。

患儿系第一胎足月顺产，产时顺利，牛奶喂养，其母怀胎时，曾于局麻下切除舌下囊肿，父母排血族联姻，家庭无类似病史及糖尿病史。

检查：发育差，神态呆钝，皮肤未见异常，浅表淋巴结无特殊肿大，囟门已闭，甲状腺无异常肿大，咽无充血，扁桃体无特殊肿大，牙六个$\frac{111}{222}$，颈软，心肺未见异常，腹部膨隆，腹壁浅表静脉张大明显可见，肝于右锁骨中线肋缘下 8 厘米，剑突下 6.5 厘米，边缘圆钝，表面光滑，质较硬，脾未触及，绕脐腹围 49 厘米，四肢软，不能站立，消瘦，未引出病理反射。

化验检查：血红蛋白 100 克/升，红细胞 3.4×10^{12}/升，白细胞 7.8×10^9/升，分类：中性粒细胞 0.55，淋巴细胞 0.41，嗜酸性粒细胞 0.04。血小板 129×10^9/升，出血时间 3 分 30 秒，凝血时间 1 分。大便常规（－），尿常规（－），尿酮体（±）。血糖反应（－），血钙 3.25 毫摩尔/升，血糖 2.78～3.89 毫摩尔/升，碱性磷酸酶 7.5 菩氏单位，酸性磷酸酶 0.5 菩氏单位。胆固醇 4.68 毫摩尔/升，非蛋白氮 21.6 毫摩尔/升。黄疸指数 3 单位，凡登白间接反应阳性，胆红素 5.13 微摩尔/升，麝香草酚浊度试验 4 单位，白球蛋白比值 3.5/3.1，谷草转氨酶 74.6 单位，谷丙转氨酶 466 单位（正常值 21 单位）。肾上腺素试验：空腹血糖 4.6 毫摩尔/升，注射 15 分钟 4.44 毫摩尔/升，30 分钟 4.44 毫摩尔/升，60 分钟 3.95 毫摩尔/升，120 分钟 2.78 毫摩尔/升。胸透未见异常。

舌象：舌苔薄白。

脉象：沉弦滑。

西医诊断：肝糖原累积病。

中医辨证：肝脾两虚，痰血、败毒凝聚成积。

治法：健脾补气，养血补肝，活血化痰，解毒散结。

方药：

生　芪 10 克　当　归 6 克　白　芍 10 克　白　术 5 克

扁　豆 10 克　党　参 10 克　地　龙 3 克　赤　芍 10 克

丹　参 10 克　泽　兰 12 克　乌　梅 3 克　郁　金 3 克

香　附 6 克　僵　蚕 6 克　紫　草 5 克　鸡内金 10 克

王不留行 10 克　败酱草 15 克　炒稻芽 10 克

另，以玉米须煎汤代茶饮。

治疗经过：服上方 50 多剂后，患儿精神好转，嗜睡减轻，每天能活动 8～10 小时，食欲增加，大便已成形，并能站立下地行走玩耍。脉见沉缓，舌淡无苔。查体肝脏肿大略见消退，右锁骨中线肋缘下 6 厘米可触及，硬度见软，空腹血糖仍无明显变化，以前方加减如下：

生　芪 10 克　白　术 6 克　白　芍 12 克　莲　肉 10 克

扁　豆 10 克　地　龙 5 克　香　附 6 克　木　瓜 10 克

蒲公英 12 克　路路通 12 克　生牡蛎 10 克　王不留行 10 克

上方又服 20 余剂，症状减轻，嗜睡消失，饮食二便正常。1973 年再次通信随访，称身体健康，已上中学。

[按语]　　肝糖原累积病是少见病例，目前尚无特效疗法。此例贯穿了关老从"痰瘀"论治的学术思想，以示启迪。患儿先天不足，自出生后即发育迟缓，脾失健运后天失养，水谷精微生化亏乏，气血不足。肝血亏虚无以涵养，以致虚风内动，而症见抽搐。肝血虚则疏泄失职，气血运行不畅，气虚血滞瘀阻壅塞，凝积而成痞块。脾失健运则水湿不化，聚湿生痰，蕴久生毒。"痰瘀"与败毒胶固难以化散，日渐增大，以致腹大如鼓，瘀血阻络故见腹壁青筋显露。脾虚无力散精四布，又气血化源亏乏，故见四肢无立，肌肉松软，嗜卧，腿软不能站立。脾湿困阻，则便溏便数。

综合辨证属于肝脾两虚，痰血败毒凝聚，关老从治"痰瘀"入手。方中生芪、当归、白芍、丹参、乌梅益气养阴血，柔肝缓急，使肝守藏血理气之职；党参、白术、扁豆、炒稻芽、鸡内金健脾益气，消导和胃，以助后天之本，使脾尽运化散精之能，水湿得运以断生痰之源；香附、郁金、泽兰、王不留行、赤芍、地龙行气活血，使气血流畅，痰血化散，瘀去生新；败酱草、紫草解毒活血以消内蓄之败毒，僵蚕解毒熄风。另用玉米须煎汤代茶，清热利湿。

全方健脾补气，养血补肝，活血化痰，解毒散结，攻补兼施，以补为主，扶正祛邪以扶正为先。方中虽无杏仁、橘红等狭义化痰之品，而是健脾补气，养血补肝，调理气血，活血化痰，气顺则痰易消瘀易解，血活则瘀去痰化，不但消除化散痞块的痰血，且阻断生痰致瘀之源，治"痰瘀"之妙寓意颇深。

药后患儿症状改善，抽搐止，体力增。治疗中曾加减用过生牡蛎以养阴化痰软坚，路路通以活血祛瘀通络，木瓜利湿缓肝和胃、壮筋骨，蒲公英清热解毒等。本例随访10年以上，患儿体健，已上中学。

四、疟疾

疟疾是由疟原虫引起，以按蚊为传播媒介的地方性传染病。以间歇性寒战、高热、出汗、肝脾肿大和贫血为临床特征。本病早在我国公元前一千二百多年前的殷墟甲骨文就有"疟"字的记载。《神农本草经》载有垣山（常山）治疗"温疟"和蜀漆主"疟"，开药物治疗疟疾之先诃。《儒门事亲》指出"瘅疟杀人，莫知其数"，已认识到本病具有传染性。《金匮要略》继《黄帝内经》之后，也设专篇讨论疟疾，就疟疾的主证、主脉、治法、分类加以阐述。

（一）病因病机

疟疾因感染疟邪，或兼感风、寒、暑、湿之邪，而出现各种不同的临床证候。喻嘉言说："疟邪每伏藏于半表半里，入而与阴争则寒，出而与阳争则热，半表半里少阳也，所以寒热往来亦半表半里所主，谓少阳兼他证则有之，谓他经而不涉及少阳，则不成其为疟也。"邪正交争之时，则疟疾发作。一日发、二日发者为邪留尚浅，三日发者邪留较深。关老认为本病的发生，是疟邪，瘅毒湿热蕴于肝胆，结于少阳而致。由于肝为藏血之脏，因此在治疗上必当顾及血分，除和解少阳，利湿化痰截疟外，还应加入凉血活血之品。在治疗上选用清脾饮（柴胡、黄芩、草果仁、厚朴、青皮、茯苓、白术、半夏、甘草）和截疟七宝饮（常山、草果、槟榔、陈皮、厚朴、青皮、甘草）加减化裁，酌加赤白芍、丹皮、生地、白茅根等。

（二）验案精选（1 例）

任某某，男，47 岁，病例号：1070，初诊日期：1961 年 8 月 9 日。

主诉：周期性寒热发作已近 1 年。

现病史：患者于 1960 年 9 月开始出现隔日寒热发作 1 次，某医院检查证实为间日疟，经服甲奎宁等多种抗疟药物，一时发作停止，但停药不久则复发。今年 1 月以来，每于月初发作，虽经治疗未能制止，发热有逐渐增加趋势，最高达 41℃。经某医院检查：肝脾肿大，血液涂片镜检发现疟原虫。就诊时症见：适值疟疾发作期，8 月 8 日下午先寒战继而发热，体温最高 38.5℃，伴有头痛，周身酸楚，口苦咽干，至晚 8 时汗出热解。平日饮食、睡眠、二便均正常。

舌象：苔薄白，根部稍腻，舌边尖红。

脉象：沉滑略数。

西医诊断：疟疾。

中医辨证：疟疾日久，湿热蕴结血分，灼伤阴血。

治法：清热利湿，凉血养阴，佐以截疟。

方药：

秦 艽 10 克	鳖 甲 10 克	生 地 15 克	杭白芍 15 克
茯 苓 10 克	常 山 3 克	银柴胡 5 克	槟 榔 10 克
石 斛 10 克	天花粉 15 克	野菊花 10 克	丹 皮 10 克
茵 陈 15 克	小 蓟 10 克		

治疗经过：服药后次日未再发寒热，共进上方 4 剂。至 8 月 31 日复诊时正值疟疾发作前期，疲乏无力，面色㿠白，口干微苦，苔薄白，舌尖红，两脉沉缓。证见气阴不足之象，方药如下：

生 芪 10 克	白 术 10 克	生 地 15 克	杭白芍 15 克
天花粉 15 克	秦 艽 10 克	龟 板 13 克	石 斛 10 克
龙 骨 15 克	银柴胡 6 克	小 蓟 15 克	丹 皮 10 克
败酱草 15 克	槟 榔 10 克	常 山 3 克	草 果 3 克

上方连服 10 剂，当月寒热未作，食纳正常，9 月 7 日来诊，嘱以上方每月初

服用10剂，已连续几个月。随诊观察至1963年12月，疟疾未再发作。

[按语]　本例疟疾发病已1年之久，久疟必伤及阴血，以致正不胜邪，邪聚则病发。投药后邪稍散而寒热止，然余邪未清，积聚经月邪势嚣张，故又复发。治当以扶正祛邪并用，方中秦艽、生地、鳖甲、银柴胡滋阴退热；丹皮、白芍、石斛、花粉凉血养阴。其中秦艽对湿热蕴郁而致骨蒸潮热有良效，佐以茵陈、茯苓、小蓟、野菊花利湿清热解毒，槟榔攻下破积，常山破痰截疟。使之阴血充沛，方能引药达于周身，搜剔伏邪加以驱除。

复诊时见有气阴两伤，故以生芪、白术补气，龟板滋阴，且龟板擅治久疟后期阴血不足，又加草果芳香辟秽，宣透伏邪，败酱草清泻毒热结滞，每月初投服10剂，而达疟止体复之效。综观本例，也体现了关老重视"气血"辨证的学术思想。

五、肝吸虫

肝吸虫病是血吸虫病的一种表现，是由于血吸虫寄生于人体门静脉系统所造成肝、肠损害，具有严重危害的地方性疾病。从出土西汉尸体研究说明，在2100余年前我国已有本病的发生。本病以钉螺为中间宿主，经过接触疫水而感染。中医属于"虫证"、"积聚"等范围。

肝吸虫病是目前重点防治的地方病之一，成虫吸在肝胆管内，发病后可引起肝脏的损害、胆道炎症、胆石症、肝硬化腹水等疾病，而且常易误诊。目前西药"氯化喹啉、血防846、呋喃丙胺"对胃肠及肝功能损害较大，有必要寻找中药治疗的新途径。关老曾治疗过肝吸虫病，采用辨证与辨病相结合，整体治疗，同时伍以鸦胆子粉（他在临床上治疗消化道寄生虫病多用鸦胆子），取得了满意效果。

验案精选(1例)

肖某某，男，46岁，门诊号：1163，初诊日期：1977年1月29日。

主诉：肝区痛，腹胀4年余。

现病史：1972年9月份，因恶心厌油腻、胃胀，谷丙转氨酶680麝香草酚浊度试验20单位，开始中西药物治疗，以后肝功能反复波动。1974年12月检查：血清白球蛋白比值1.8/3.06，胆固醇8.2毫摩尔/升，乙型肝炎表面抗原（－），肝脏超声波为密集微小波，集中前1/2，出波衰减。至1977年1月15日做肝吸虫皮试验（＋），复查谷丙转氨酶570单位，麝香草酚浊度试验20单位，白球蛋白比值为3.34/4.32，脾大肋下1.5厘米。1月25日十二指肠胆汁引流：三管全部胆汁总量70毫升中，共有肝吸虫卵1535个。追询1963年曾在北京某饭馆多次吃过生鱼片。于7月29日来请关老诊治。当时症见：肝区痛、胃痛、腹胀、尿黄、大便干稀不调、鼻衄、腰痛、肝掌（＋）。

舌象：舌质稍红，苔白中心有裂纹。

脉象：沉滑。

西医诊断：肝吸虫病、慢性肝炎。

中医辨证：脾虚湿困，胃失和降，热蕴血分。

治法：健脾和胃，凉血利湿。

方药：

党　参15克　炒白术10克　炒苍术10克　旋覆花10克

生赭石10克　木　瓜12克　冬瓜皮12克　茵　陈12克

赤　芍15克　白　芍15克　生地炭15克　小　蓟15克

泽　兰15克　草　蔻6克

另：乌鸡白凤丸，每午服1丸。

明矾30克、鸦胆子15克（去皮），研粉，装1号胶囊，每次饭后1粒（每粒约含鸦胆子183毫克，明矾365毫克），日服3次。

治疗经过：上方及丸药常服，胶囊粉剂间断5天再服。4月25日住某医院，诊断为：①肝吸早病；②慢性肝炎；③隐性冠心病。住院后继续服用上方汤剂、丸剂、胶囊粉剂。4月29日复查胆汁引流液：肝吸虫卵15克，谷丙转氨酶206单位，麝香草酚浊度试验11单位，白球蛋白比值3.23/2.76。5月11日再诊，前方加百部10克，大枣10枚；丸剂、胶囊粉剂同前，又服10天。5月23日复查胆汁引流液：肝吸虫空泡变形虫卵共22个/100毫升胆汁，继服上药治疗。1978年3月随访，曾2次胆汁引流未见虫卵，肝功能全部恢复正常。

[按语]　本例患者胃病、腹胀、大便干稀不调、苔白，脉沉滑为脾虚湿困之象。方中党参、炒苍白术、草蔻健脾益气、温中燥湿。患者肝区痛、肝掌、鼻衄、腰痛、尿黄、蛋白倒置、舌质稍红，为热蕴血分之象，素患肝病已近5年，正不胜邪，已有肝肾两虚之征。方中旋覆花、生赭石平肝理气；木瓜和中化湿、敛耗散之津液、舒筋通络；茵陈、冬瓜皮清热利湿；二芍、生地炭、小蓟、泽兰养血凉血，活血止血；乌鸡白凤丸养气血，补肝肾。

鸦胆子有清热、燥湿、杀虫之功，这在明代以前尚未见有记载，据清代赵学敏《本草纲目拾遗》指出，鸦胆子能治各种痢疾，关老用于治疗肝吸虫病和滴虫性肠炎，虽病例尚少，然疗效颇佳，可以开阔中药治疗多种寄生虫病的思路，目前用其研粉装胶囊吞服，未见毒性反应和副作用。关老取明矾味酸入肝，能祛痰燥湿，消瘀化浊，解毒，配合鸦胆子杀虫，有一定的协同作用。本例患者，关老以复方调治整体，健脾益气，滋补肝肾，凉血利湿，以单味药治疗局部；复方以扶正，单味药以祛邪。服药3个月查肝吸虫卵减至15个，肝功能明显好转，蛋白倒置纠正，症状减轻，正气渐复，遂于方中加百部10克，以加强杀虫祛邪之功，大枣10枚以调中扶正。服药4个月，肝功能全部恢复正常，肝吸虫卵已空泡变形，1年后追访，2次胆汁引流未见虫卵，肝功能持续稳定。

六、肠道滴虫

肠道滴虫是由肠毛滴虫引起的肠道炎症，该病以腹泻为其特征。关老以辨证和辨病相结合，在整体治疗的原则下，应用鸦胆子进行治疗，取得了满意疗效。

验案精选（1 例）

房某某，男，30岁，病历号：2566，初诊日期：1963年7月。

主诉：下腹坠痛，腹泻已2年。

现病史：2年来患者经常腹泻，便前腹部坠痛，大便稀，每日3～5次，甚者日达10数次，食纳欠佳，小便正常，明显消瘦，体重减轻20斤。大便常规检查：外观色黄，有黏液，镜检：红细胞40～50个/高倍视野，人肠毛滴虫满视野。曾服西药土霉素及中药健脾益气之剂，均未获效。当时就诊时见症同上。

舌象：苔白腻。

脉象：沉弦滑。

西医诊断：人肠毛滴虫性肠炎。

中医辨证：脾胃虚弱，湿热内蕴，肠胃不和。

治法：清热利湿，调和肠胃，导滞杀虫。

方药：

酒 军10克 秦 皮10克 香 附10克 赤 芍10克
白 芍10克 六一散10克（包） 白头翁15克
马齿苋15克 银 花15克 五倍子5克 紫 蔻3克
术 香3克 生 姜3克 乌 梅3克

另以鸦胆子20粒（去皮）装胶囊，分早晚2次随汤药同时分吞。

治疗经过：服上方20余剂，诸症基本消失。大便检查：外观无黏液，镜检：红、白细胞均为0～1个/高倍视野，未见滴虫。以后数次大便检查均属正常。拟以调和脾胃之剂，长期服用以巩固疗效。

[按语] 本例患者肠道滴虫2年余，证属脾胃虚弱，湿热内蕴，肠胃不和。治宜清热利湿，调和肠胃，导滞杀虫。患者曾服西药消炎与中药健脾止泻均未效，关老抓住腹坠痛，脉弦滑，苔腻等病症，认为系湿热未清为主，虽有消瘦，乃是因病而虚，故先拟白头翁加味清理大肠湿热以治病邪，后拟调和脾胃以补虚。方中酒军、秦皮、白头翁、马齿苋、银花、五蓓子荡涤肠胃，清热解毒，涩肠止泻；紫蔻、木香、生姜理气和中健脾；乌梅涩肠止泻，善治久痢，生津止

渴，又可杀虫；香附、二芍调理气血；六一散清利湿热。全方以清利大肠湿热为主，湿热去而正气复。以单味药鸦胆子杀灭滴虫。服药20余剂，诸症基本消失，滴虫杀灭，后以调和脾胃之剂扶正，以巩固疗效。

鸦胆子用于治疗阿米巴痢疾、疟疾、血吸虫，滴虫性肠炎以及滴虫性阴道炎等均有较好疗效，可以扩大对多种寄生虫病的治疗，值得进一步研究推广。

第三节　肝病常见症状辨证施治

一、胁痛

《灵枢·五邪》篇中说："邪在肝，则两胁中痛。"肝居于右胁，其经络布于两胁，故肝胆发病常可出现胁痛的症状。然而由于湿热的轻重、病因病机的不同以及肝胆功能与脏器所受损害程度而异，所以临床表现和治疗方法也不尽相同。关老针对引起胁痛的病因和病理实质，辨证施治概括以下6点。

1. 肝气郁结，气机阻络而致胁痛　肝主疏泄，性喜条达，由于情志不遂，肝气郁结，失于条达而气滞阻络，不通则痛。其生疼痛特点为：两胁胀痛或串痛无定处，胸部满闷，喜太息，急躁易怒，每因情绪变化而加重或缓解。女子可出现经期乳房胀痛和月经不调。舌苔薄白，脉弦。治宜疏肝解郁，理气止痛。

常用药物有：醋柴胡、香附、木瓜、青皮、陈皮、川楝子等。柴胡苦平微寒，善于疏肝解郁，疏通肝络，醋炒取其味酸入肝，直达病所；香附辛微苦平，理气解郁，调经止痛，为气之总司，血之主帅，肝经主药，善走能降，以理肝气解肝郁为特长；青皮苦辛温，苦降辛散温通，入肝胆有疏肝破气散结止痛之功，适宜中下二焦；陈皮辛苦温，辛升脾阳，苦降胃浊，疏肝气调中气，适宜中上二焦。关老把青皮、陈皮合用，以调理肝胃之气滞；木瓜酸温，入肝脾胃，疏肝活络，和胃化湿止痛，行气而不伤气，开胃而不伤脾；川楝子苦寒，平肝泻热止痛，又可导湿热下行。

2. 肝郁血滞，血瘀而致胁痛　肝郁气滞，肝失疏泄条达，日久气病及血，气滞不行则血行迂缓，瘀阻血络而致胁痛，瘀血凝聚而成癥瘕、痞块。其疼痛特点为：痛有定处，刺痛不移，按之痛甚，入夜尤剧，伴胸胁胀满，按之痞块肿硬，面色黎黑，口唇紫暗，可见肝掌，蜘蛛痣。舌质紫暗或有瘀斑，脉细涩。治宜行气活血，化瘀止痛。

常用药物有：泽兰、益母草、红花、川芎、玄胡索、藕节、丹参、王不留行、赤芍、丹皮等。泽兰苦辛微温，为肝经血分药，活血祛瘀，通经行水，疏肝气和营血缓疼痛，通经散结而不伤正气；益母草辛苦微寒，为血中气药，疏气活血，祛瘀生新，胎前产后皆可应用；红花辛温，活血通经，祛瘀止痛，少用养血，多用活血；川芎辛温，活血通经行气，祛风止痛，为血中之气药，性最流通，能升能散，上升巅顶、旁达四肢、下行血海，走而不守，多用于肝郁血滞之胁痛；玄胡索辛微苦温，活血祛瘀，理气止痛，即入血分又入气分，为治疗气滞血瘀而疼痛之良药；藕节甘涩平，除凉血活血外，有行气止痛之工；丹参苦微寒，一味丹参四物功，活血祛瘀止痛，凉血除烦，以活血祛瘀为主，兼有补血、清血中之热功效；王不留行苦平，行血通经止痛，性走而不守，善利百脉；赤芍酸苦微寒，活血行瘀，凉血消肿，适用于血瘀血热之疼痛；丹皮辛苦微寒，活血化瘀，清热凉血，清血中伏热，为活血良药，血中气药，止血要药。

3. 湿热蕴结肝胆而致胁痛　外感湿热或饮食不节或脾胃湿热蕴结肝胆，以致肝胆失疏，经络阻滞，不通则痛。其疼痛特点为：以胀痛为主，触痛明显，肝脏肿大或兼灼痛，伴有胸胁胀满，发热口苦，纳呆，厌油，恶心呕吐，口干欲饮或饮而不多，大便不爽，小便黄赤，苔白或黄腻，脉弦滑或数，若热煎熬胆汁，则生砂石。治宜清热利湿，疏肝止痛。

常用药物有：茵陈、酒胆草、酒黄芩、青黛、金钱草、炒知柏、川黄连等。茵陈苦平微寒，功善清湿热、退黄胆，能清气分及脾胃肝胆之湿热，为治黄之要药；胆草苦寒，泻肝胆实火，清下焦湿热；黄芩苦寒，为胆经气分药，善清肠胃湿热。胆草、黄芩酒炒，可缓其苦寒伤胃之弊；青黛咸寒，清热解毒泻肝火，质地轻浮上达，入血凉血止血消斑；金钱草微咸平，利水道淋，除湿退黄，解毒消肿；知母苦寒，滋阴降火，清热除烦，上清肺火，中清胃火，下清肾中伏火；黄柏苦寒，走表下行，善清下焦湿热，泄相火退虚热。知母、黄柏合用，可清三焦之湿热；川黄连大苦寒，气味俱厚，可清心经有余之实火，清利肝胆湿热，燥湿而厚肠胃，守而不走，入血分，解热毒。若有结石，可加用海金沙、冬葵子、郁金以利胆排石。

4. 湿热凝痰，络阻而致胁痛　湿热凝聚日久而成痰，痰阻血络则结块坚硬，气机受阻，血失流畅而致两胁疼痛。其疼痛特点为：多为刺痛有定处伴沉重感，形体肥胖，胸胁满闷，纳食不甘，乏力嗜睡，咳唾少痰，舌体胖边有齿痕，舌苔白脉弦滑。治宜活血化痰，软坚通络，散结止痛。

常用药物有：郁金、鸡内金、生牡蛎、鳖甲、杏仁、橘红、酒地龙等。郁金辛苦寒，行气解郁，凉血破瘀，理气利胆，为血中气药；鸡内金甘平，补脾健胃，消积化瘀，化经络之滞；生牡蛎咸涩微寒，为滋阴软坚，化痰软坚之主药；鳖甲咸寒，入肝脾血分，善通行血络，软坚散结，又善搜阴分之热邪，滋阴消癥；杏仁辛苦温，橘红苦平，关老多用杏仁、橘红以化痰醒脾开胃，为治疗痰之要药。

5. 肝肾阴虚，肝阴不足而致胁疼痛 湿热久羁，耗伤肝肾之阴，过用辛燥、渗湿利尿之品，或气滞血瘀日久化热，伤及肝肾之阴，肝体不足而致胁痛。其疼痛特点为：右胁隐痛。伴腰膝酸软，两目干涩，五心烦热，口燥咽干，舌红少津，脉沉细数或稍数等。治宜滋补肝肾，缓急止痛。

常用药物有：北沙参、麦冬、枸杞子、何首乌、女贞子、生地等。北沙参甘苦微寒，养胃阴生津，可用于气阴两伤；麦冬甘微苦微寒，养阴清热生津；枸杞子甘平，滋补肝肾，益精明目；首乌甘涩温，滋补肝肾，益精血，养血益肝，固精益肾；女贞子甘苦凉，滋补肝肾之阴，清热凉血，养血止血。

6. 肝血不足，血不养肝而致胁痛 由于肝肾之阴亏损日久，进而导致精血亏损，或因失血过多，肝血不足，肝失所养而致胁痛。其疼痛特点为：右胁隐痛，女子行经或劳累而加重，常伴有心悸失眠，头晕耳鸣，肢体麻木，面色㿠白，舌质淡，脉沉细等。治宜养血柔肝止痛。

常用药物有：当归、熟地、白芍、川芎、阿胶、鸡血藤等。当归、熟地、白芍、川芎为四物汤，为养血调经之基本方剂，用于血虚或血虚兼有血瘀者；阿胶甘平，补血止血，滋阴润燥；鸡血藤苦甘温，主要功能为补血行血，能通经活络止痛。

二、腹胀

腹胀是肝病常见症状之一，且较顽固，其病位主要在肝、脾、胃。其病因关老认为主要与停食、积滞、气滞、湿困、脾虚、腹水等有关。

1. 停食作胀 胃主受纳腐熟水谷，饮食不节或姿庑暴饮，食停中脘，胃气失降，而致腹胀。其特点以上腹胀为明显，食后加重，嗳腐频繁。治宜消食理气，和胃降逆。常用药物有：莱菔子、杏仁、橘红、焦四仙、砂仁、刀豆子、白梅花、厚朴花等。

2. 积滞作胀 饮食无度，素体脾胃虚弱，湿热蕴结，腑气不通，停滞成积而胀。其特点以下腹胀为明显，嗳气厌食，肠鸣泄泻，大便恶臭，苔垢腻，脉弦滑。治宜消积导滞，通腑除秽。常用药物有：酒军、瓜蒌、枳实、焦槟榔、元明粉等。

3. 气滞作胀 肝主疏泄，喜条达，情志不遂，肝气横逆犯胃，则以上腹胀为显；肝郁气滞，木郁克土，脾失健运，则以下腹胀为显。由于肝气郁结，临床常可同时出现脘腹胀满的症状。其特点为多在气郁后加重，嗳气或失气后减轻，喜按，可伴两胁疼痛，舌苔薄白，脉弦滑。治宜疏肝解郁，行气消胀。常用药物有：生赭石、旋覆花、醋柴胡、川楝子、香附、木香、沉香、佛手、玫瑰花等。

4. 湿困作胀 脾喜燥恶湿，得阳始运，湿为阴邪，黏腻重浊，湿易遏伤阳气，阻碍气机，致脾阳不振，化湿无权，寒湿凝聚而作胀。其特点为持续性闷胀，不分早晚昼夜、空腹食后，伴有胸满，四肢沉困乏力，大便黏滞不爽，小便不利，舌苔腻（白或黄），脉沉滑。治宜温振脾阳，芳化利湿。常用药物有：生姜、干姜、草蔻、木香、苍术、苡米、藿香、佩兰、乌药、大腹皮等。

5. 脾虚作胀 脾主运化，贪食生冷，思虑过度，产后失调或身体平素脾阳虚衰，以致运化失司而致腹胀。其特点为腹胀多在午后晚间和劳累后加重，以中腹绕脐作胀为显，可伴有不思饮食，倦怠乏力面色萎黄，四肢消瘦，舌质淡、舌苔白，脉濡弱。治宜补中益气，健脾运化。常用药物有：党参、黄芪、白术、茯苓、升麻、砂仁、煨葛根等。

6. 腹水作胀 脾肺肾俱虚，三焦气化不利。肺失宣肃、通调水道，下输膀胱；脾运失职，清阳不升、浊阴不降；肾失开阖，气化不利。致水湿内停而作胀。治宜调理肺脾肾，通利三焦，尤应温肾阳以利气化。常用药物有：附子、肉桂温肾阳，生芪、党参益气健脾，麻黄开肺气，以抽葫芦、玉米须、冬瓜皮、腹皮、西瓜皮、车前子、水红花子等理气利水；桂枝、泽兰等温通血脉，香附、木香、生姜、厚朴等温中理气，以达利水消胀。

三、痞块

肝脾肿大是肝病患者常见的体征之一，属于中医学"积"、"癥"、"痞块"范畴。《难经》中对左胁下积块称为"肥气"，脐上之积块称为"伏梁"、胃脘部积块称为"痞气"，右胁下积块称为"息贲"，少腹积块上至心下若豚伏，称为"贲豚"。其发病原因多与饮食所伤，情志不遂，邪气所客，气机阻滞，瘀血内停或兼痰湿凝滞，正气亏虚，肝脾失调等有关。

关老认为，肝病痞块与一般为之痞块既有相同点，又有不同点。其共同点是积块有形，固定不移，痛有定处，病在血分。然肝病患者肝脾肿大，其病因病理、辨证施治，又与一般痞块不同。

（一）病因病机

肝脾肿大在急性肝炎、慢性肝炎、肝硬化患者中常可见到。其发生原因，仍以湿热为本。湿为阴邪，缠绵反复、易伤阳气，脾喜燥恶湿为运湿之枢纽，湿邪最易伤及脾阳，致脾运失健，水湿不运，湿聚而成痰。又脾为"生痰之源"，终致痰湿缠绵不化。脾失健运，气血生化之源亏乏，气为血帅，气血不足，致血行迁缓，终致气虚血滞，进而血瘀；热为阳邪，易灼阴耗气，灼津生痰；湿邪蕴久，亦可化热，复可灼津生痰，痰阻血络，血行受阻，而致血瘀。

湿热生痰，痰阻血络，遂生瘀血，气虚血滞亦致瘀血；瘀血日久，复可化为痰水。如此痰瘀互结，胶着不化，壅遏不通，日渐增大寄于胁下，而成痞块。苦湿热蕴积中焦，熏蒸肝胆，可出现黄疸，如水湿停留，可出现腹满水肿。湿热毒邪入于血分，耗伤阴血，痰瘀互结不解，阻滞脉络，浅而易见者如朱砂掌（肝掌）、赤缕红纹（蜘蛛痣）或红色斑点，或腹部青筋显露；深入隐伏者如西医所说的食道、胃底静脉曲张；严重者，脾统血失司，或毒热灼伤血络，血热妄行，可致喷血、呕血或便血等。

（二）辨证施治要点

关老认为，对肝病痞块的治疗，应当依据肝病的主证，结合湿热、痰瘀凝聚和热毒入血的特点，进行辨证施治。

（1）一般痞块、癥积者，可采用破瘀攻坚消积之法。而肝病痞块则不宜过于攻伐，应以养血柔肝、活血化瘀为基本法则。根据辨证，湿热未清者，佐以清利；毒热入血者，辅以清热凉血解毒；脾虚者，健脾运化；气血不足者，养血益气；阴虚内热者，育阴凉血等。

（2）湿热未清者，在清利湿热的基础上，常选用：赤芍、丹皮、丹参、泽兰、藕节等凉血活血以消痞块。

（3）湿热已清，正气亏虚者，在扶正的基础上常选用：赤芍、白芍、益母草、王不留行、郁金等以消痞块。

（4）痞块坚硬，日久不化者，常选：鳖甲、龟板、牡蛎、内金、山楂、水红花子、夏枯草等软坚消痞。

（5）湿热毒邪蕴于血分者，常选用：草河车、公英、败酱草、小蓟、白茅根、地榆、生地炭、紫草、羚羊粉等凉血解毒消痞。

根据多年实践体会，对肝病痞块虽然体质尚好，也忌用三棱、莪术、水蛭、虻虫等破瘀攻伐之品，应用桃仁也很慎重，以防伤正，不仅不利于痞块的消失，反而促进肝硬化的发展。

（三）辨证施治

急性期肝脾肿大者，应以清热利湿祛邪为主。关老在早期重视活血、化痰、解毒药物的应用，一般随着症状的改善，肝功能的恢复，肝脾肿大也会逐渐回缩消失。在恢复期或慢性期肝脾肿大如果不消，应重视活血化瘀和养血柔肝之法。

1. 湿热缠绵，正气日衰

主症：肝脾肿大，触痛。

兼症：口干口苦，厌油纳呆，身倦乏力，形瘦神疲，面色萎黄。舌苔黄或黄腻，脉沉滑或细。

治则：祛邪扶正兼施，重用活血化瘀。

2. 湿热已清或余邪未尽，正气已衰

主症：肝脾肿大疼痛，正气虚衰。

兼症：饮食锐减，神疲肢怠，心悸气短，面色黧黑，五心烦热或畏寒肢冷。舌苔白，脉沉滑。

治则：养血柔肝、活血化瘀为主，佐以祛邪清利，切忌破血攻伐。

3. 寒热虚实夹杂，气虚血滞

主症：肝脾肿大，触痛。

兼症：头晕纳呆、乏力、便溏、浮肿、衄血、女子经行量多、面色苍白、五心烦热、口燥咽干。舌红少苔或光，脉沉细或数。

治则：升阳益气，养阴凉血，活血化瘀。

4. 湿热毒蕴，痰瘀凝滞

主症：肝脾肿大坚硬、疼痛。

兼症：食纳不佳、消瘦乏力、口干口苦、面色晦暗、或伴衄血、肝掌、蜘蛛痣，腹部青筋显露、肢体浮肿。舌淡而胖或有瘀点、苔薄腻，脉沉细滑。

治则：扶正补虚，凉血解毒，活血化瘀。

（四）验案精选（5例）

案1 陈某，男，4岁半，门诊号：2170，初诊日期：1975年12月1日。

主诉：纳呆半年余。

现病史：（母代诉）1974年7月患急性无黄疸型肝炎，经过治疗，肝功能恢复正常。至1975年3月复发，始未治愈。就诊时症见：纳呆、腹痛、大便2日一行、偏干、精神萎靡。

检查：营养发育中等，巩膜皮肤无黄染，心肺未见异常，腹部平软，肝于肋下7.5厘米，剑突下6厘米，质硬，脾未触及，下肢不肿。

化验：谷丙转氨酶480单位，麝香草酚浊度试验18单位，黄疸指数6单位，胆固醇4.1毫摩尔/升。

舌象：舌苔黄。

脉象：沉数。

西医诊断：慢性活动性肝炎。

中医辨证：湿热未清，肝郁血滞。

治法：扶正祛邪，养血柔肝，活血化瘀。

方药：

　　　生　芪10克　当　归10克　焦白术10克　赤　芍10克

　　　白　芍10克　杏　仁10克　橘　红10克　藿　香10克

　　　泽　兰12克　川　断12克　鸡内金10克　王不留行10克

　　　草河车10克　白　蔻 3克

另：五味子120克、丹参30克，共研细末，每次3克，日服2次。

乌鸡白凤丸，中午服 1 丸。

治疗经过：12 月 22 日，上方服 20 剂，复查肝功能，谷丙转氨酶 137 单位，麝香草酚浊度试验 15 单位。症状同前，舌苔正常，脉沉滑。上方去赤白芍，加菟丝子 10 克、黄精 10 克继服。1976 年 1 月 23 日，上方服 20 剂，复查肝功能无变化。以后曾加减使用过黄精 10 克、菟丝子 10 克、茵陈 15 克、红花 10 克、党参 10 克、山楂 15 克、鳖甲 10 克、阿胶珠 10 克等。1976 年 2 月 20 日，停服五味子、丹参末，改服复肝丸。4 月 25 日复查肝功能，谷丙转氨酶正常，麝香草酚浊度试验 14 单位，食纳呆少，大便不成形，臭味大，手心热，腹软，肝在肋下 4 厘米，剑突下 5 厘米，舌苔薄白，脉沉滑。遂加强活血化瘀之品，方药如下：

生　芪 15 克	茵　陈 15 克	党　参 10 克	焦白术 10 克
藿　香 10 克	菟丝子 10 克	草河车 10 克	杏　仁 10 克
橘　红 10 克	赤　芍 10 克	白　芍 10 克	当　归 10 克
泽　兰 12 克	鸡内金 10 克	生牡蛎 15 克	鳖　甲 10 克
红　花 10 克	王不留行 10 克		

另，复肝丸号、中晚各 1 丸。

7 月 24 日，患儿食纳好转，检查腹部柔软，肝在肋下 2 厘米，剑下 3 厘米，脾未及。肝功能检查：谷丙转氨酶正常，麝香草酚浊度试验 10 单位，按上方继服。9 月 28 日复查：谷丙转氨酶 170 单位，麝香草酚浊度试验 8 单位，肝在肋下 1 厘米，剑突下 2 厘米。仍以健脾养血，柔肝软坚，活血化痰，佐以清利湿热为法，方药如下：

生　芪 15 克	茵　陈 15 克	党　生 10 克	阿胶珠 10 克
藿　香 10 克	焦白术 10 克	杏　仁 10 克	橘　红 10 克
赤　芍 10 克	白　芍 10 克	当　归 10 克	泽　兰 12 克
鸡内金 10 克	鳖　甲 10 克	王不留行 10 克	红　花 10 克
郁　金 10 克			

另：上述丸药继服，早晚各 1 丸。

自 1975 年 12 月 1 日来门诊，共服药 200 剂，至 1976 年 11 月，肝功能全部恢复正常，一般情况良好，肝脏由肋下 7.5 厘米回缩至 1 厘米，由剑突下 6 厘米回缩至 2 厘米，质由硬变软，症状、体征、肝功能检查均明显好转。按上方稍加减继服，1976 年 12 月 11 日检查，肝功能正常，肝脏触诊已正常。

[按语]　患儿原为急性病毒性肝炎，1 年后复发，迁延日久不愈，体质日衰而湿热未清，肝大肋下 7.5 厘米、剑突下 6 厘米。关老采取扶正与祛邪兼施，除补气养血，健脾化痰，解毒利湿外，重用活血化瘀之品，如赤芍、泽兰、郁

金、鸡内金、红花、山楂、王不留行、鳖甲、生牡蛎、阿胶珠等。患儿肝脏肿大明显，肝功能恢复较慢，但是紧紧抓住患儿的病理实质，认清虚实所在。因其病程长，正气虚衰，痰湿毒热与瘀血交阻，邪正相搏，邪亦难离。关老在治疗上，坚守其法，症状逐渐改善，肝功能恢复，肝大逐渐回缩、质地变软，最后肝大消失至正常。着眼于整体，重视肝大之存在，以治本为主是其特点。

案2 黄某，男，3 岁，初诊日期：1991 年 3 月 1 日。

主诉：纳呆恶心 3 个月。

现病史：（母代诉）3 个月前因食欲不振，呕恶，大便不调，经检查诊为病毒性肝炎，当时化验谷丙转氨酶 150～200 单位，皮肤巩膜无黄梁，肝在右锁骨中线肋缘下 2 厘米，脾于肋下 1.5 厘米，质软。经服中药后，肝功能恢正常，但肝脾肿大如故，遂请关老诊治。就诊时症见：消瘦、食欲不振、恶心、烦躁易倦、伴有低热、手掌红、肝脾肿大同前。

舌象：薄白，质淡。

脉象：细滑。

西医诊断：急性病毒性无黄疸型肝炎。

中医辨证：气血两伤，瘀血积块。

治法：益气养血，化瘀消积。

方药：

生　芪 10 克　青　蒿 10 克　杏　仁 10 克　山　楂 10 克
当　归 10 克　赤　芍 10 克　白　芍 10 克　泽　兰 10 克
红　花 10 克　王不留行 10 克

治疗经过：配合保肝西药，共治疗 1 个月，掌红明显消退，肝于肋下可触及边缘，脾未触及，诸症消失。用上方倍其量，配制成蜜丸，每丸重 3 克，日服 2 次，每次 1 丸，以固疗效。

案3 陈某某，男，23 岁，初诊日期：1971 年 5 月。

主诉：两胁疼痛加重半年。

现病史：1967 年患急性病毒性肝炎住某院半年，症状、肝功能好转出院。但出院后肝区经常疼痛，劳累后加重。于 1970 年 10 月开始脾区也痛，且疼痛加重。就诊时症见：两胁疼痛，四肢无力，食欲不振，大便溏薄，手足心热。

检查：一般情况尚可，肝上界第五肋间，下界右锁骨中线肋缘下 2 厘米，质中等硬，有触痛，脾肋缘下 1 厘米，轻触痛，右手背可见蜘蛛痣。

化验：肝功能正常范围，血小板 120×10^9/升。

舌象：舌苔白。

脉象：沉滑。

西医诊断：慢性肝炎。

中医辨证：肝郁脾虚，气虚血滞，湿热未清。

治法：健脾疏肝，活血化瘀，佐以清热利湿。

方药：

党　参15克　炒白术10克　炒苍术10克　藿　香10克

茵　陈15克　当　归10克　白　芍15克　香　附10克

佛　手10克　山　楂15克　泽　兰15克　生牡蛎15克

王不留行10克

治疗经过：在治疗中，曾加减使用过佩兰10克、生苡米15克、红花10克、鳖甲10克等。经过2个月的治疗，自觉症状明显好转，睡眠饮食及二便正常，四肢无力减轻，手足心热已退，肝脾区痛大减。肝于肋下1厘米，触痛不明显，脾未触及。复查肝功能正常，血小板168×10^9/升。故用丸药调理善后。

[按语]　上述两例均有肝脾肿大。病案2为幼儿，病程较短，肝功能虽已正常，但肝脾肿大未消，并有肝掌，症见消瘦纳差，苔薄白、舌质淡，脉沉滑，证属气血两虚，瘀血积滞形成痞块，且以气虚为主。所以重同生芪补气，因其见有肝掌，为热伏阴血，故用赤芍凉血活血，青蒿透热凉血，当归、白芍、红花、泽兰、王不留行、山楂养血柔肝、活血化瘀而消痞块。

病案3肝脾肿大，肝功能正常，症见四肢乏力、食欲不振、大便溏薄，舌苔白，脉沉滑，证属肝郁脾虚，气虚血滞。兼见蜘蛛痣，两胁胀痛，脉见滑象，说明湿热未清，所以扶正之中重在健脾疏肝。方中党参、炒二术健脾燥湿，当归、白芍养血柔肝，另外配合疏肝理气和活血化瘀之剂，气行则血易活，血活而瘀易去，瘀去则痞易消。方中藿香、茵陈兼以芳化，清利湿热余邪。

病案2、病案3均为肝炎后肝功能正常，而气虚血滞，痞块未消，故重点应以调肝脾扶正为主，切忌过于攻代。

案4　刘某某，女，41岁，初诊日期：1973年3月15日。

主诉：乏力口干、头晕纳差，衄血5年。

现病史：1958年发现肝炎，合并脂肪肝，曾作十二指肠引流发现"B"管内白细胞满视野以后脾脏逐渐肿大。面色苍白，乏力口干，头晕纳差，腹胀便溏，尿短赤，下肢浮肿，牙龈出血，月经量多。西医欲作脾切除，患者顾虑手术而来中医诊治。当时症见同上。

检查：面色苍白，神清合作，心肺未见异常，腹部饱满，肝在剑下7厘米，脾在肋下7厘米，质中，轻触痛，下肢可凹性浮肿。

化验：血小板30×10^9/升，尿镜检红细胞40～50个/高倍视野。

舌象：舌净无苔。

脉象：沉细。

西医诊断：肝硬化、脾功能亢进。

中医辨证：气血两虚，寒热夹杂，气滞血瘀。

治法：升阳益气，养阴凉血，活血化瘀。

方药：

生　芪30克　党　参15克　茯　苓15克　炮　姜10克

丹　参15克　炒苍术10克　炒白术10克　白　芍20克

当　归10克　鳖　甲15克　阿　胶10克（烊化）

炒地榆10克　大　枣10枚　生牡蛎30克　藕　节10克

治疗经过：按上方加减使用过鸡内金6克、泽兰15克、槐花炭10克等。共调治2个月余，症状好转，血小板上升到10万以上，6月份复查两次血小板，结果为169×10^9/升，172×10^9/升。7月复查血小板为212×10^9/升，白细胞6.8×10^9/升。自觉头晕、乏力好转，肝脾肿大同前。

[按语]　患者肝炎后合并脂肪性变，胆道感染，最后发展为肝硬化，脾功能亢进，病情比较复杂。患者面色苍白、乏力、便溏、浮肿，脉沉等为脾阳虚衰，气血两虚之象；舌净、脉细、衄血、月经量多、尿血说明阴虚血分蕴热。证属虚实交错，寒热夹杂。关老仍从整体观念出发，辨病与辨证相结合，根据其临床证候，参考体征和化验检查，审慎地寒热并用。方中生芪、党参、运苓、白术、当归、白芍益气养血；苍术、炮姜、大枣升阳健脾温中；阿胶、地榆、鳖甲、牡蛎、藕节、丹参等养阴凉血，活血化瘀，软坚消癥。调治2个月余，症状好转，化验检查明显改善，但是肝脾肿大未消。关老体会单纯中医中药治疗，对于已发展为肝硬化的肝脾肿大，且肿大明显，伴有脾功能亢进者，使肝脾回缩至正常是相当困难的，但是能够改善症状和机体状况。对于巨脾症，关老主张西医手术切除为好。通过温阳健脾，益气养血扶正，对于提高血小板，白细胞的数量有显著效果，可做为手术前的准备和术后的调理。对于脾功能亢进（白细胞、血小板低下）的治疗，仍应结合肝病的主证辨证用药，偏于气虚者，重用生芪、人参或党参、白术；血虚者，重用当归、白芍或阿胶、地榆、丹参、鸡血藤；偏于肾虚者，加用首乌、菟丝子、女贞子、黄精或紫河车、龟板、鹿角胶。

案5　郭某某，男，40岁，初诊日期：1972年3月14日。

主诉：腹胀、胸憋，伴有鼻衄4个月。

现病史：1960年患急性病毒性无黄疸型肝炎，经休息、治疗近期痊愈。1971年11月又复发，头晕，右侧胸胁发憋，阵阵作痛，腹胀肠鸣，嗜睡，背痛，鼻衄，臂痛，大便日解2次偏软。化验：谷丙转氨酶374～484单位，麝香草酚浊度试验12～17单位。经治未效，遂来就诊，就诊时症见同上。

检查，面色晦暗，神清合作，心肺未见异常，腹部平软，肝于肋下2厘米、剑下3厘米，脾肋下2厘米，中等硬度。

化验：谷丙转氨酶533单位，麝香草酚浊度试验15.5单位。

舌象：舌苔薄白。

脉象：沉滑数。

西医诊断：肝硬化，脾功能亢进。

中医辨证：湿热毒蕴，痰瘀凝滞。

治法：疏肝清热，活血化痰。

方药：

醋柴胡10克	炒栀子10克	旋覆花10克	代赭石15克
草河车10克	赤 芍15克	白 芍15克	瓜 蒌25克
杏 仁10克	橘 红10克	丹 参15克	香 附10克
郁 金10克	藕 节12克	小 蓟15克	藿 香10克

治疗经过：上方服14剂后，症状同前，3月28日，复查肝功能：谷丙转氨酶330单位，麝香草酚浊度试验18.5单位。继服上方14付，另加乌鸡白凤丸1丸中午服。4月20日，症状有所好转，仍感肝区发憋，食纳不香，大便稀，复查肝功能：谷丙转氨酶220单位，麝香草酚浊度试验17.7单位，舌苔正常，脉沉弦。湿热渐轻，以肝脾两虚之象为显，酌加调补肝脾之剂。方药如下：

党 参15克	藿 香10克	杏 仁10克	橘 红10克
白 芍15克	当 归10克	苏 梗10克	川 断10克
郁 金15克	泽 兰15克	焦白术10克	旱莲草15克

另：五味子120克、丹参30克，共为细末，每服3克，日服2次。中午加服乌鸡白凤丸1丸。

5月9日复查肝功能，谷丙转氨酶140单位，麝香草酚浊度试验正常，自觉仍感胸闷发憋，饮食不增。上方去苏梗、川断、郁金、泽兰、旱莲草，加黄精15克、鳖甲15克、生芪15克，女贞子25克、茯苓12克、焦三仙30克，中午加服河车大造丸1丸。按上方加减继服2个月余。7月6日复查肝功能全部正常，肝脾肿大消失，诸症悉减。1976年9月17日追访，患者肝功能正常，肝脾未触及，已恢复正常工作。

[按语] 患者系肝硬化，脾功能亢进。症见纳呆腹胀、胸憋、眠差、背痛、鼻衄、肝脾肿大，证属肝郁脾虚，痰瘀凝滞结为痞块。舌苔白、纳呆，肝区发憋，脉弦滑数，说明湿热未清。治疗时以党参、生芪健脾补气；当归、白芍养血柔肝；藿香、焦白术、茯苓、焦三仙健脾利湿；草河车、炒栀子清热解毒；赤芍、丹参、小蓟、泽兰凉血活血化痰；赭石、旋覆花、瓜蒌、杏仁、橘红、苏

梗、郁金、鳖甲等理气化痰，软坚消癥。患者病久脾肾两虚，除健脾外，应用女贞子、旱莲草、川断、河车大造丸等以补肾扶正。本例患者，在扶正的基础上，重用活血化瘀，清热化痰，经过半年治疗，肝功能恢复，症状消失，肝脾回缩，重返工作岗位。

以上四种证型，可以兼夹而现，可以互相转化，寒热交错。然而肝病痞块以湿热为本，不同于一般痞块；以正虚为主，不忘扶正，尤为调理肝脾；痰瘀交阻，应重视活血化痰，而不宜于一味破血消癥。以上5例，体现了关老在审证求因的基础上，正确处理扶正与祛邪的关系和"痰瘀"学术思想的应用。

四、肝病诊治的病证结合与中西合参

肝病是严重危害人类健康的疾病，尤以慢性病毒性肝炎病程长、治疗难、预后较差，迁延不愈反复发作，如治疗不当或治疗不彻底，易转为肝硬化、肝癌。重症肝炎，预后凶险。如何有效地进行治疗，首先要准确地进行辨证，切中病机。关老提出"胆大、心细、行正、治圆"的医则。所谓"治圆"其一就是辨证准确的整体治疗。其二就是，重视西医的现代科学技术，吸取、借鉴西医的长处，把中医的辨证与西医的诊断相结合，也就是辨证与辨病相结合，中医合参，大大提高了疗效。关老根据多年实践，体会如下。

（一）详审四诊，抓住要点

凡属肝病、热必乘土，肝与胆互为表里、肝与肾乙癸同源，肝病与胆、脾、胃、肾等脏腑密切相关。肝病可引起全身机能的紊乱，全身机能的紊乱，反过来又可加重肝脏的损害。在详审四诊的同时，要抓住要点，也就是要抓住与肝脏密切相关的脏腑的病象，作为辨证的主要依据。

1. 望诊要点

（1）望神：神指精神、神态。精神、神态可反映肝病病情的变化。精神充沛，精神爽朗，面色润泽，为肝病向愈的表现。精神萎靡，神志呆滞，面色晦暗，是肝病恶化的征兆。神情抑郁，若有所思，是情态不遂的见症。精神疲怠、呆钝，神志恍惚，视物模糊，是早期肝硬化的征象。神昏谵语，是邪热内闭，肝昏迷肝风欲动之征。两目呆视，循衣摸床，撮空理线，是肝功能衰竭、阴阳离块，精气将亡先兆。

（2）望色：包括颜色与光泽。色青多为肝病，色黄多为脾病，色黑多为肾病。色润泽为正色，色晦暗则病深重。面色苍白为脱血。色黄鲜明如橘皮，尿赤、大便色白为湿热、为阳黄。面色萎黄或淡黄为脾胃虚弱或气血不足。面色黧黑、㿠白无华多见于肝硬化大出血。面色黑而憔悴，为肝肾精亏。眼眶周围发黑，多见于脾肾阳虚、肝硬化腹水。

（3）望形态：体胖多阳虚湿盛。脂肪肝体胖，乏力不耐劳。形瘦多阴液偏亏，内热偏盛，明显消瘦多为气血虚衰，可见于慢性活动性乙型肝炎、肝硬化与肝癌。肌肤甲错为肝病日久，津血久耗，瘀血阻滞。肝病毒火内攻，可见抽搐震挛。肢体肿胀可见于阳气不足，多为脾虚湿盛。腹部肿大，皮肤粗糙，四肢消瘦称"单腹胀"。腹大青筋暴露，皮肤出现血痣为"血臌"，为肝硬化晚期或亚急性肝坏死的体征。体表出现肝掌、蜘蛛痣或小红斑点，为湿毒热邪入于血分，血瘀血热之征。

（4）望目：肝开窍于目。目睛红赤为肝热。白睛发黄为黄疸。目胞浮肿为阳气不足，脾虚水肿。多泪羞明，多为肝热。目睛上吊或斜视，多属肝风。目睛直视，多属热盛伤阴。目睛定而不动，为病情危重之象。

（5）望口唇：脾开窍于口，其华在唇。唇色深红肿大，多为实热。唇淡发白，多为虚寒。唇干发焦，多为津血不足。唇口糜烂，多为脾胃积热。

（6）望齿龈：齿为骨之余，由肾所主，阳明经脉络于齿龈。齿枯摇动，多为肾精枯涸。咬牙切齿为热极生风或肝风内动。牙龈红肿灼痛，多为胃肠实热。牙龈出血，为胃经实火和脾不统血。

（7）望舌：分为舌质和舌苔两部分。

舌质：舌质淡为气血虚，或脾阳虚。舌质鲜红为阴虚热盛。舌心干红为胃热阴亏。舌边红为肝胆蕴热，舌光红嫩无津，为津液内耗。绛舌多见热入营血，舌绛不润，干枯而萎，为肾阴已涸。绛而见紫斑为血瘀血热。舌紫肿大多为酒毒冲心。紫而晦暗多为瘀血蓄积。紫而发干多为热盛。紫而暗淡润滑多为虚寒。舌胖有齿痕为脾虚湿盛。舌有芒刺多为胃肠实热瘀滞。舌红绛有裂纹多为营血热盛。舌绛光干有裂纹多见阴液大伤。舌淡体嫩有裂纹多为气血两亏。

舌苔：望舌苔，可知病邪的多少和进退，能见底者为薄，不能见底者为厚。肝病以湿热为主，多见腻苔。苔白黏腻为湿热蕴于气分，湿重热轻。苔白厚而干为热伤津液而湿浊未化。黄苔主里证，热在中焦气分。苔淡黄而润，为脾虚有热。苔黄厚滑腻，为脾胃湿热。苔黄黏腻，为湿热蕴于血分，热重于湿。苔黄薄干，为里热津伤。苔黄厚燥为肠胃津伤燥络。

归纳起来，舌质舌苔在肝炎证型的表现：肝胆湿热证，舌边红，苔黄腻或起芒刺。肝胃不和证，舌淡红，苔白或薄黄。肝郁脾虚证，舌质淡或暗红、苔薄白。脾失健运证，舌体淡胖，舌边有齿痕，苔白腻或垢腻。脾肾两虚证，舌淡嫩、苔白滑。肝肾阴虚证，舌红或绛、舌薄白或薄黄。气血两虚证，舌质淡、苔薄白。肝郁血滞证，舌质暗红或有瘀斑、苔白。气虚血滞证，舌质紫或有瘀斑、苔白或白腻。痰瘀互结证，舌体胖嫩边有齿痕，舌质暗红或有瘀点、苔白。热毒入营证，舌绛红、无苔。热入心包，舌质紫绛、无苔或黄燥而干。

观察苔之厚薄，可知邪气的深浅，苔之润燥，可知津液的存亡；苔的腐腻，可知肠胃之湿浊；苔的偏乏，可知病的病位；苔的有无变化，可知病的进退。

2. 闻诊要点（包括听声音和嗅气味）

（1）闻声：可辨寒热虚实。气血两虚，多见语声低怯。心情抑郁者善太息。呃逆暴作，声强有力、多为肝胃气火上逆之实证、热证，也有因寒气上冲而作呃。肝病湿热，毒火攻心，可有谵语，为实证。唇吻颤动，语言重声，神志模糊，多为肝昏迷前期。

（2）嗅味：脾胃郁热有宿食者，口中腐秽酸臭。如湿热久蕴，大、小便亦有恶臭味。肝硬化出血者口中多有血腥味，肝硬化及重症肝炎，牙有特殊口臭，称为肝臭。

3. 问诊要点 除了一般询问患者的性别、年龄、职业、籍贯、婚姻等情况外，肝炎患者要注意对家族史、既往史、接触史、注射史、输血史及其工作、生活环境、习惯、嗜好等的询问。要详细的了解肝病的发病过程，检查情况、治疗用药的经过，病情改善和演变的情况，突出中医特点抓住主症，作为辨证施治的依据。

根据肝炎的主要症状及病理变化，问诊如下。

（1）寒热：急性肝炎患者早期多有寒热症状，或发热恶寒，或寒热往来，有的发病较轻，仅表现为感冒症状而被忽略。如伴有胃肠症状，腿软乏力等，应高度怀疑急性肝炎的可能性，虽然没有黄疸出现，也应作肝功能检查。慢性肝炎患者，常伴有低热。如果持续低热，或有往来高热，口苦咽干、舌苔黄腻，多为慢性肝炎，湿热寄于肝胆，蕴伏于血分。如果午后低热或夜热早凉，五心烦热，口干咽干，多见于慢性肝炎阴虚血热者。如发热多在午前，劳累加重，气弱懒言，舌体胖舌质淡者，多见于慢性肝炎气血两虚者。

（2）汗：急性肝炎初起，犹如外感，当问有汗无汗。有汗为卫表不固，无汗为邪热内郁。自汗为阳虚，盗汗为阴虚。头汗出多为湿热郁蒸，胃热炽盛或阴虚阳亢可见手脚心汗出。汗出黏衣，色如柏汁，为湿热交蒸，蕴于血分之黄疸。但头汗出，颜汗不止而喘息急促，可见于重症肝炎阳气欲脱者。

（3）恶心：恶心不厌油腻者，多为肝胃不和，厌油腻者，多为湿困中州。恶心呕吐者，多为热盛于湿；不吐者多为湿盛于热。呕吐酸水者，多为肝气犯胃，呕吐苦水者，多为肝胆气逆；呕吐酸腐食臭者，多为胃有停滞；呕吐清水者，多为胃寒停饮；呕吐带血者，多为肝硬化、食道或胃底静脉曲张破裂者。朝食暮吐者，多为脾虚，食入即吐者，多为胃热。若高热、神昏、烦躁而伴呕吐者，多为湿热毒邪入里所致。

（4）食饮：不欲饮食，嗳腐吞酸，大便不爽者，多为胃肠滞热。能食，食后脘胀者，多属脾虚不运。多食善饥，形体反瘦者，多为胃火炽盛或伴消渴。纳食不甘、而食后能消化者，多胃弱。偏食者，多伴虫积。高热之后，纳呆无味者，多为胃阴不足。纳呆口苦者，多为肝郁胃热；口发甜，多为脾虚为湿热；口发咸者，为肾经有热；口淡者，多为脾阳虚；口黏腻者，多为湿热内蕴。

（5）疲乏：肝主宗筋，为罢极之本，脾主肌肉，肾藏精，主骨生髓，肝病患者多有疲乏症状，与肝脾肾有密切关系，与病变的程度及个人耐受情况而有不同。若极度疲乏无力，虽然休息而不能缓解，在急性肝炎多为正虚邪实；在慢性肝炎多为气血两虚或血瘀痰凝；四肢酸困、沉重如铅，劳动则疲乏加重，休息后减轻，多为血虚。

（6）失眠：夜难入睡，心悸健忘，纳呆乏力者多为心脾两虚。心烦急躁，眩晕头痛，失眠多梦者，多为肝郁化热。心烦易醒，面舌红赤者，多为心火亢盛。失眠多梦，潮热盗汗，腰膝酸软者，多为阴血亏虚，心肾不交。虽能入睡夜寐纷纭者，多为肾虚。夜寐不安，嗳气腹胀者，多为脾胃不和。少睡即醒，多为气血虚衰，神不内守。食后困倦欲睡者，多为脾气不足；病后好睡者，多为正气未复；嗜睡、体重、脉缓者，多为湿盛。

（7）胁痛：肝病者胁痛居多。两胁胀痛或串无定处，急躁易怒，善太息者，多为肝气郁结。痛有定处，刺痛不移，胁下可触及痞块者，多为肝郁血滞。胀痛为主，触痛明显，厌油腻，肝脏肿大或兼灼痛者，多为湿热蕴结肝胆所致。刺痛有定处，伴有沉重感，形肥体胖者，多为湿热凝痰，瘀阻肝络而致。右胁隐痛，伴腰膝酸软，两目干涩，五心烦热者，多为肝肾阴虚，肝阴不足。右胁隐痛，劳累加重者，多为肝血不足，血不养肝。左胁痛而右胁不痛者，多为肝脾气结，脾气不升，肝气不降，常见于脾肿大。

（8）腹胀：上腹胀明显、食后加重，嗳腐频作者，多为停食腹胀。下腹胀明显，大便恶臭者，多为积滞腹胀。气郁后腹胀加重，嗳气或矢气后减轻者，多为气滞腹胀。持续性闷胀，不分昼夜，肢困乏力，多为湿困腹胀。午后或劳累后加重，以中腹绕脐作胀为显，纳呆乏力者，多为脾虚腹胀。腹大如鼓，青筋显露，纳呆溲少者，为"单腹胀"，见于肝硬化晚期。

（9）二便：大便秘结数日不解，腹满硬痛者，多为阳明热盛，实证。肝肾阴虚或老人血燥津枯者亦可便秘，为虚证。大便黏滞不爽者，多为脾胃湿热。大便先干后溏，多为湿热滞于肠胃。大便稀薄者，多为脾失健运。便难者，多为肝失条达或中气不足。腹痛作泻者，多为肝郁乘脾。五更作泻者，多为脾肾阳虚。

湿热盛者，小便多黄。肝肾阴阳亏损者，小便清长，或夜尿频数。黄疸者，小便如浓茶，重症肝炎者，小便浑浊短赤。伴消渴者，口渴引饮，小便频数。

（10）情绪：失眠多梦，心悸而烦者，多为肝血不足，血不养心。烦急易怒者，多为肝火旺盛。虚烦忧郁，心中懊侬者，多为肝郁脾虚。

（11）出血：吐血、便血、衄血者，多为湿热瘀阻，血络不通，溢于脉外。吐血鲜红或鼻衄，气怒暴发，心中烦闷者，多为肝热上冲。便血色黑如柏油便者，多为湿热伤于阴络。脘胀而病，吐血或齿鼻衄血者，多为胃热上逆。反复吐血，色暗淡者，多为脾虚。高热烦躁，肌衄者，为湿热毒邪入于营血。以上可见于重症肝炎或肝硬变后期。此外，脾功能亢进者，可出现齿衄，经行量多，皮肤紫斑等，为脾失统血。

（12）眩晕：眩晕耳鸣，劳累加重者，多为肝肾阴亏，头晕目眩，乏力气短者，多为气血两虚。眩晕阵作，怒则加重者，多为阴虚阳亢。眩晕暴作，头痛攻逆者，多为肝火上扰。

（13）口渴：口渴欲饮者，为内里有热。渴而不欲饮者，多为湿盛于热；渴而欲饮者，多为热盛于湿。饮一溲一者，多为合并消渴。渴喜冷饮者，多为里热证；渴喜热饮者，多为痰湿内阻或虚寒证。饮而又不能多喝者，多为肾阴亏虚兼有湿邪。渴不欲饮，饮后膈间不舒者，多为蓄水、阴亏，或湿遏热郁等。

（14）妇女经、带、胎、产：肝炎对此有很明显的影响，主要与肝、脾、肾三脏有关，应详加询问。

①月经：主要询问经期、经量、经色、经质。月经提前、量多、色深红、质黏稠者，多为血热。月经后错、量少、色淡红、质清稀者，多为血虚。月经前后不定，经量多少不定者，多为肝脾肾脏功能失调。经前少腹痛、胀满拒按者，多为气滞血瘀。月经稀少或闭经者，多为气血虚衰。月经频至、淋漓不断，或崩漏者，多为脾失统血或血热。经后小腹空痛者，多为虚寒。

②带下：带多而稀，色白味腥者，多为虚寒。带黄黏稠，腐臭量多者，多为湿热。带下色青而黏者，多为肝经郁滞。

③胎产：妊娠与肝炎密切相关，肝炎病人怀孕后，可加重肝脏的负担，增加对肝脏的损害。在肝功能未恢复正常前，应当尽量避免受孕。特别是 HBsAg 阳性、HBeAg 未阴转者，以及丙型肝炎者（主要是通过血液传播）怀孕后，不仅易造成肝功能的损害，而且可垂直传播给后代，对母子都会造成很大痛苦。也有个别患者，在妊娠分娩后肝功能反而恢复正常。在肝炎期怀孕者，应当密切观察，以免发生意外。

4. 切诊要点（包括切脉和触诊）

（1）切脉：脉弦多主肝病，气滞疼痛或痰饮。脉滑主痰饮停食、蓄血。沉脉主里症，有力为实，无力为虚。

综合临床所见，肝胆湿热者，脉多滑数。肝胃不和者，脉多沉弱。肝郁脾虚者脉多弦滑或沉细无力。脾失健运者，脉多沉缓。脾胃两虚者，脉多沉微或沉迟。肝肾阴虚者，脉多沉细稍数。气血两虚者，脉多沉细无力或细数无力。肝郁血滞者与气滞血瘀者，脉象沉涩。痰瘀互结者，脉多结代或滑。

（2）触诊：主要是地肝脾肿大及腹水的检查。正常人肝脾在肋缘下不能触及，体形消瘦或肝下垂者方可触及，正常肝脏表面平滑、柔软、边缘较锐，无触痛及叩击痛。应注意肝脾的大小、质地，一般体会，正常人肝脏软如唇，中等硬如鼻，硬如额。

急黄肝多有肝脾肿大，且压痛，急性无黄疸型肝炎多有肝肿大伴压痛，少数有脾大；慢性活动性乙型肝炎，肝肿大明显，质地较硬，疼痛不适，部分病例有进行性脾肿大；肝硬化者肝多缩小，质地较硬，脾肿大及功能亢进；重症肝炎肝脏进行性缩小。一般来说，肝脾肿大者，较单纯肝肿大者，其肝功损害与预后较严重。肝癌患者，肝脏明显肿大，质在坚硬，表面凹凸不平，基底不清楚，多无明显触痛。

肝炎后肝脂肪性变者，腹壁脂肪增厚，肝硬化腹水患者，腹部膨隆，都不易准确地触及肝脾，需借助超声波检测。

腹部胀大，扣之如鼓，按之应指而起，是为气胀。腹肿胀，四肢肿胀，按之凹陷，不能应指而起，是为水肿。

（二）四诊合参，治病求本

肝病的发生，其内因为饮食不节，素体虚弱，劳累过度，情志不舒，郁闷忧思等，主要是正气不足。外受湿热毒邪，内外合邪而致。外感湿热疫毒之邪，灼津生痰，瘀阻血络，痰瘀互结，顽固胶着不解，病邪由气分渐入血分，由脾胃入肝胆，日久由肝及肾，造成肝、脾、肾三脏的功能失调，气血的变化，人体免疫功能的紊乱，引致人体整体功能的减退，此病情复杂而多变。因此，在临床辨证施治时，必须以望、闻、问、切四诊合参，去粗取精，去伪存真，由此及彼，充分了解邪正的盛衰以及消长变化，抓住主要矛盾，治病求本，才能辨证准确，切中病机，药到病除。

1. 证候分类　有关中医治疗肝炎证型分类，目前各家繁简不一，有的多达二十四类证型，不易掌握；有的以一种方剂加减治疗，又难以切中病机。关老根据多年的临床实践，根据肝炎病情变化，对急慢性肝炎，分为十种证型进行辨证施治。对重症肝炎，又分为湿热弥漫三焦，湿热蒙闭清窍，毒热入营血、亡阴、亡阳等。大体概括了肝炎的证型。然而关老认为，以上证候只表现了肝炎病变某一个时期或某一个阶段的变化，一是各证型间，由于治疗和个体差异，可以发展变化和互相转化；二是在临床上，很少见到某一证型的证候，而是多有兼夹而至。所以要紧紧抓住主要矛盾，也就是主证的变化，病理实质，进行辨证归类掌握肝病的共性和个性，而不被暂时的次要症状迷惑，同时要根据病情的变化而及时调整治疗法则。另外，有的肝炎患者肝功能损害并不严重，而临床症状很明显，这在临床上容易治疗，不易忽视；而有的患者没有太明显症状，而肝功损害很严重，或肝穿证实为慢性活动性乙型肝炎，对此应高度重视，仍需四诊合参、治病求本，进行辨证施治。

2. 预后判断 肝炎患者病程长，病情变化较为复杂，经过四诊合参，可以辨别病情变化和判断预后，以便胸中有数，更有效的进行辨证施治。

急性黄疸型肝炎患者，阳黄易治，预后较好；阴阳难却，痊愈较慢。阳黄日久，而色泽鲜明，舌苔白者，湿热较轻易治；黄色深褐，苔黄黑或黄褐者，多为湿热已入阴血，难治，预后也差；黄疸持续不退，舌光无苔，为湿热蕴毒，深伏血分，伤及阴血，多为危候。阴黄面色晦暗无泽，苔白者尚可治疗；面色晦暗黄干，似有灰尘，舌质暗红有瘀斑，多为难治，预后差；舌绛而干，无津液，口反渴者，多为恶候，预后极差。

急性无黄疸型肝炎与慢性肝炎者，开始不发烧，而后突然高烧，出现黄疸，舌质红，苔黄腻，肝脾肿大者难治，肝脏迅速回缩，黄疸持续不退者，为危候；面色黑黄或晦暗无泽，舌质红者难治。面色黧黑，口唇紫暗，舌红绛无苔者，多为毒热深伏阴血，正气不足，肝肾两亏，为难治，预后差。

肝硬变患者，腹胀如鼓，舌光无苔如羊肝，或经常发烧，面色黧黑，目睛黑黄，形体羸瘦者，预后极差或不治；肝掌蜘蛛痣明显，鼻尖红赤，手指端红紫，面部发红者，预后差；腹膨胀，青筋显露，肢体浮肿，形体消瘦、舌淡苔白腻者，脉沉细无力病情尚平稳，脉反洪大而数，或伴呕吐、吐血或便血者，预后凶险。

（三）病证结合，中西合参

随着科学技术的发展，西医对肝病的病因、病理变化、诊断、生化及物理检查与同位素的检测已日趋完善，然而在治疗上，还没有突破性进展。中医对肝病的辨证施治，整体治疗已有丰富的经验和明显的效果，西医是无法比拟的。关老高度重视中西医结合，从不保守，并率先把电子计算机诊疗程序，应用到中医学对肝病的治疗上。关老把中医的辨证与西医的辨病相结合，把中医的辨证和西医的理化检查指标相结合，把自己的多年中医临床实践与西医学知识相结合，病证结合，中西合参。现根据如下。

1. 黄疸、胆红素增高 发病初期出现，多为湿热毒邪较盛，偏于血分；在恢复阶段，或慢性肝炎稳定期，多为湿热未清，余邪未清，或正虚无力祛邪外出，以致湿热残留血分。重症肝炎，血清胆红素的高低与病死率并不成正比，若持续升高超过 340 微摩尔/升时，可反映肝坏死的严重性。

2. 谷丙转氨酶 谷丙转氨酶增高，多为湿热毒邪较重，其增高程度与湿热的程度大体相平。在急性期，多表示湿热较重；迁延期，多为邪正相持；慢性期，多为正气已虚而湿热未清。谷丙转氨酶的下降，多为肝病自愈，但重症肝炎此酶下降而呈"胆酶脱离"，说明肝细胞坏死严重。

3. 絮浊异常 急性肝炎期，多为热胜于湿，而且入于血分，伤及肝阴；慢性肝炎，多为血热血瘀，或肾虚，或脾肾两虚。

4. 血清蛋白异常 慢性活动性乙型肝炎者低蛋白血症，多为气血两虚或脾肾两虚；若蛋白倒置者，多为肝硬化，气阴两虚或肝肾不足。

5. 高血脂症 见于脂肪肝及慢性肝炎脂肪代谢异常者，多为痰湿互结，痰血瘀阻。

6. 肝脾肿大 急性肝炎，多为肝郁血滞，痰湿瘀阻，凝结而成痞块；慢性肝炎，多为气虚血滞，正不胜邪，瘀血痰湿，凝聚日久而成痞块。若肝脏进行性缩小，脾脏持续增大，肝功能损害加重，多为病情恶化之证。

7. 肝掌、蜘蛛痣 急性肝炎出现者，多为湿热入于血分；慢性肝炎出现者，多为肝经血热肝肾阴虚，毒热深窜。

8. 无明显症状者 症状的轻重，并不能完全反应肝脏损害的程度，由于个体耐受力的不同而有很大差异。有的患者症状很明显，而肝功能检查始终正常，经过肝穿刺病理检查证实肝脏确有损害；有的肝功能损害很严重、患者并无明显的症状。关老认为，即不能忽视症状，亦不能忽视化验检查，要详细询问既往史和近来的身体情况，详审四诊，治病求本，病证结合，综合做出判断。

9. 症状与肝功能损害 治疗中患者自觉症状好转，肝功能反上升者，如果药证相符，多为疗程不足，要善于守方，持续用药，随着症状的好转，肝功能也会相应好转；若症状无明显好转，且苔厚腻、尿黄赤、多为偏于扶正而祛邪不力，邪无所去，即使某些症状暂时好转，仍会出现反复。治疗中肝功能好转，而病症加重者，如果药证相符，也多为疗程不足，亦当守方，持续用药，症状也会相之好转。同时要注意询问与病变发展的有关因素，如感冒、饮酒、劳累、情态、月经、营养和休息等，都会影响肝功能和症状的变化。急性肝炎当以祛邪为主，扶正为辅；慢性肝炎当以扶正为主，驱邪为辅。肝功能好转，症状未除，肝病并未彻底恢复、肝功能恢复，症状消失，才能真正病愈。

10. 关于乙型肝炎的治疗 慢性肝炎患者中，大多为乙型肝炎，西医目前尚无治疗乙型肝炎的特效药物，而中药也无任何一种药物能直接杀死人体内的乙肝病毒。相当一部分人，无明显症状，特别是乙肝病毒携带者，通过体检才发现，什么时间患的病不清楚，实际上病毒早已侵入体或已损害肝脏，更多的患者有明显的症状，肝功能损害经久不能恢复。关老认为，治疗乙型肝炎当首辨虚实，乙型肝炎多以正虚为主，治疗原则应以扶正为主，祛邪为辅。关老坚持中医辨证整体治疗，如果滥用大量清热解毒之品，不但不能取效，且易败胃伤正，乃犯虚虚实实之戒。关老认为，扶正要点：①中州当先；②调补肝肾；③活血化痰应贯彻于治疗的始终。祛邪为辅，不宜过用苦寒之品。

第四节　胆道疾病的辨证施治

一、胆囊炎与胆石症

胆囊炎与胆石症是胆道常见疾病之一，女性多于男性，以 40 岁以上肥胖妇女为多见，婴幼儿极为罕见。胆囊炎可分为急性与慢性两种，慢性者可参见肝病及胁痛的辨治。这里主要叙述急性胆囊炎与胆石症。胆结石按其所在部位，又可分为胆囊结石、胆总管结石和肝内胆管结石。泥砂样结石较易治疗，大块结石或充满胆囊者，则不易治疗。胆囊炎与胆石症，在中医学中属于"胆心痛"、"胁痛"、"肝气痛"、"黄疸"等病证范畴。

本病多因饮食不节，寒暖失常，情志不畅，外邪内侵而诱发。关老认为本病的发生，仍以湿热为本。肝喜条达，胆为中清之府，主疏泄，肝失条达而致胁痛。湿热入于血分，瘀阻血脉，胆汁不能循常道而泄利，溢于脉外，充斥肌肤而发黄疸；若湿热较轻，偏于气分，可不出现黄疸。热灼煎胆汁，则可生砂石。若湿热炽盛，气血两燔，灼伤津液，可发生正虚邪陷之危候。

主症：右胁串痛、或胀痛、绞痛，口苦咽干，不思饮食，或发冷发热，或身目发黄，尿黄便秘。

舌象：苔薄白或黄腻。

脉象：弦滑。

治法：清热利湿，疏肝理气。

方药：

  茵　陈 30 克　金银花 15 克　连　翘 15 克　杏　仁 10 克

  藿　香 10 克　当　归 10 克　金钱草 15 克　赤　芍 10 克

  白　芍 10 克　丹　皮 10 克　郁　金 10 克

方解：茵陈、金钱草清热利湿排石，金银花、连翘、赤芍、丹皮凉血解毒，当归、白芍养血柔肝，藿香芳化利湿，醒脾解毒，杏仁、郁金理气化痰。

加减：胁痛重者加醋柴胡、玄胡索、川楝子。

便秘者加熟军，热盛者加炒山栀、川连。

热盛伤津者加花粉、石斛、茅根。

血瘀者加红花、泽兰。

食欲不振者加鸡内金、山楂、焦三仙。

呕吐者加竹茹、杷叶、生赭石、旋覆花。

发烧者加生石膏、紫雪散。

结石者重用金钱草、茵陈、冬葵子。

验案精选（1 例）

郝某某，女，68 岁，病例号：528799，初诊日期：1965 年 7 月 5 日。

主诉：右上腹剧痛伴恶心、呕吐，发烧已 2 天。

现病史：患者高烧昏睡，家属代诉：2 天前晨起突发右上腹部剧痛，辗转不安，伴有发热及恶心呕吐，当日下午急去某院就诊，查体发现巩膜及皮肤有轻度黄染，右上腹压痛明显，体温 39.4℃，白细胞 17.2×10^9/升，诊为"慢性胆囊炎急性发作"、"胆石症"。在急诊室观察 2 天，静脉滴注土霉素，体温持续在38.2℃以上，黄疸渐有加深，该院建议手术治疗，家属拒绝，而转入某院住院，请关老会诊治疗。

现症：高烧持续不退，右上腹部疼痛已不明显，恶心，口渴思饮，汗出多，2 天未进食，大便 5 日未行，小便短赤。

既往史：患者 1964 年 11 月有类似发作史，在某地医院急诊，诊断为"胆石症"，经用中西药治疗而缓解。

检查：体温 39.2℃，脉搏 128 次/分，发育正常，血压 130/80 毫米汞柱，急性病容，嗜睡，勉强答话，全身皮肤及巩膜轻度黄染，汗出较多，心肺未见异常，腹壁柔软，无肌紧张，胃脘部及右肋缘下有中度压痛，拒按，墨菲征（+），肝于右肋下 1.5 厘米，有触痛及扣击痛，脾未及。化验：白细胞 16.9×10^9/升，中性细胞 0.86，淋巴细胞 0.12，单核细胞 0.02，尿三胆（-），胆红素 18.81 微摩尔/升，黄疸指数 8 单位，凡登白试验直接反应阳性，谷丙转氨酶 300 单位，碱性磷酸酶 1.7 单位，麝香草酚浊度试验 4 单位，CCFT（-），TAT（-），胆固醇 5.6 毫摩尔/升，胸透（-），右侧腹部平片，有结石阴影。

舌象：苔干黄，舌质红。

脉象：弦滑数。

西医诊断：胆石症，慢性胆囊炎急性发作。

中医辨证：肝胆湿热，弥漫三焦，兼感暑邪。

治法：清热利湿，活血退黄，少佐祛暑之品。

方药：

茵 陈 90 克	金银花 30 克	川 连 3 克	鲜藿香 15 克
生石膏 20 克	金钱草 60 克	赤 芍 10 克	白 芍 10 克
杏 仁 10 克	当 归 10 克	丹 皮 10 克	冬葵子 12 克

天花粉25克　鲜石斛30克　连　翘12克　玄胡索10克

六一散12克（包）　紫雪散3克

同时静脉滴入5%葡萄糖生理盐水1500毫升，加维生素C1克。

治疗经过：服药1剂，排大便4次，稀溶如酱，当天晚上体温降至37.8℃，一夜安睡，7月6日清晨体温37.5℃，恶心消失，出汗停止，未诉腹痛，惟口干思饮，苔仍干黄，脉弦滑不数，皮肤、巩膜有轻度黄染，右上腹压痛已不明显。复查：白细胞13.6×10^9/升。上方加鲜佩兰15克，鲜茅根30克。因已能进流质饮食，故停止静脉输液。

7月7日，体温已趋正常，排便3次，精神转佳，上方去连翘，紫雪，茵陈改60克，继服。

7月8日，体温正常，腹痛未作，能起床活动，尿量增多，进食后感胃部不适，苔薄黄，质淡红，脉弦滑。白细胞7.1×10^9/升，中性粒细胞0.75，嗜酸性细胞0.02，淋巴细胞0.21，单核细胞0.02。

方药：

茵　陈10克　金银花30克　川　连 3克　鲜藿香15克

金钱草60克　赤　芍10克　白　芍10克　杏　仁10克

六一散12克　冬葵子12克　天花粉25克　鲜石斛30克

鲜茅根30克　紫　蔻 3克

另，加味保和丸10克/包同煎。

7月12日，服上方4剂，精神体力均好，无何不适，二便正常，皮肤及巩膜黄染消失。复查：胆红素6.8微摩尔/升，黄疸指数4单位，麝香草酚浊度试验3.5单位。遂出院继续门诊治疗。

[按语]　本例胆囊炎、胆石症，半年前曾有过发作病史，此次为第2次急性发作，高热2天，上腹满痛、拒按、便结、小便黄如茶色、汗出、身黄、神识昏蒙，时值盛暑，舌干黄，脉弦滑数。此乃肝胆湿热内蕴，郁久酿毒，兼感暑邪，内外合邪，弥漫三焦，腑气不通。湿热之邪上蒙清窍，故见昏昏嗜睡。湿热蕴毒入于血分，瘀阻血脉，胆汁外溢于肌肤，故见皮肤及巩膜黄染。关老紧紧抓住清利湿热为本，重用茵陈、金钱草、川连、生石膏、以清利肝胆湿热，泻火解毒；患者兼感暑邪，以藿香、佩兰，六一散以芳香化浊，祛暑解表，配以石膏清里热，解肌透表，配伍严谨。患者身目黄染，为湿热入血之象，应用二芍、丹皮、当归、茅根、玄胡索，以凉血活血，柔肝止痛，血活黄易却；重用金银花、连翘清热解毒，毒解黄易除：应用杏仁理气化痰，痰解黄易散，此为关老治黄三要法则。患者老年，病势急迫，舌红而干，为热盛伤阴，虽有腑气不通，大便秘结，而关老并未应用攻下之品，以防正虚邪恋，而用鲜石斛、天花粉等以养阴生

津。冬葵子甘寒利窍，利水通淋。紫雪散镇痉泄热患者里炽盛，高热神昏，三焦闭结，用之尤为得当。全方配伍得当，量大力峻，切中病机，故能 1 剂知，2 剂已，热退身凉，汗出而止，疼痛消失。虽未用攻下之品，腑气已通。高热退后，纳食欠佳，故以紫蔻、加胃保和丸，以行气醒脾，助脾运化，正气得复。本患者共服用 8 剂药，黄疸尽退，胆囊炎症消失。惟结石未消，谷丙转氨酶仍高，故会诊出院后仍需继续治疗。

二、胆道蛔虫症（蛔厥）

胆道蛔虫是肠内蛔虫进入胆管而发病，胃脘及右胁突发剧痛，有钻顶感，痛引肩背。中医学属于"蛔厥证"。早在两千多年前，古籍医书中对蛔虫病已有较详细的记载。如《素问·咳论》说："胃咳之状，咳而呕，呕甚则长虫出。"汉朝《伤寒论·辨厥阴病脉证并治》指出："蛔厥者，其人当吐蛔。今病者静而复时烦者，此为脏寒，蛔上入其膈，故烦，须臾复止，得食而呕又烦者，闻食臭出，其人常自吐蛔。蛔厥者，乌梅丸主之。"

胆道蛔虫症是常见病，多发病之一，其病因主要是饮食不洁和脾胃虚弱，饮食不洁，虫卵由口而入是外因；脾胃虚弱，使虫卵得以生存繁衍是内因。蛔虫喜温，畏寒怕热，喜钻孔窍。脾胃虚寒，膈上郁热，则蛔虫不安其位，或上窜膈间，随胃气上逆而从口吐出；或钻入胆道，使肝胆郁滞，气机受阻，血行不畅，不通则痛，症见右胁及胃脘剧痛突发。又足少阳胆经循肩背而行，故引肩背而痛。痛剧气机逆乱，则汗出肢冷，关老认为，脾胃虚弱为胆道蛔虫症的内因，而其中以偏寒者居多。故治疗法则以"温脏安蛔"为主。

主症：突发右胁及胃脘部剧痛阵作，有钻顶感，痛引肩背。

兼症：偏于寒者，面色苍白，厥冷汗出，呕吐清水，大便溏泻，甚则吐蛔；偏于热者：面赤、四肢温、呕吐腐臭、大便干、精神烦躁不安或吐蛔虫。

舌象：苔白质淡或黄腻。

脉象：沉伏或弦数。

治法：安蛔止痛。

方药：

> 乌　梅10克　炒黄连各3克　白　芍15克　当　归10克
>
> 生槟榔10克　生甘草10克　生瓦楞或刀豆子30克

加减：

胃寒者，加附子、生姜、肉桂、川椒、细辛。

胃热者，加醋柴胡、生赭石、旋覆花、黄芩、蔻仁、竹茹。

大便秘结者，加酒军。

口渴者，加生石膏。

气滞胸不舒者，加香附、青皮、枳壳、郁金。

脾虚者，加党参、白术、茯苓。

验案精选（1例）

宋某某，女，45岁，门诊号：497661，初诊日期：1965年3月24日。

主诉：阵发性右上腹剧痛已24小时。

现病史：患者于昨天中午饭后午睡中因胃痛而醒，恶心、呕吐，吐出物为胃内容物。吐后虽觉轻快，但阵发性上腹部疼痛仍不止，今日凌晨加重，于上午八时经针灸治疗，症情稍有缓解，旋又复发，至十一时遂来急诊。

现症：右上腹钻顶样绞痛，难以忍耐，翻滚不安，阵发性加剧，面色苍白、身出冷汗、四肢厥冷、恶心、呕吐。今晨大便1次，不稀无脓血，小溲清长，口干不欲饮，1天未进食，月经正常。

既往：10年前曾有胃病、吐蛔、便蛔虫史。去年发现肝肿大，肝功能检查正常。

检查：急性痛苦病容，呻吟不已，唇焦口燥，面现白色花纹。心肺未见异常，腹部柔软，无肌紧张。触诊脐腹偶见包块，时有时无。上腹部有压痛，右肋缘下胆囊区尤显，墨菲征阳性。肝下缘在右肋下2厘米，质软有压痛。脾未触及。

化验：大便找见蛔虫卵，白细胞9.1×10^9/升，中性粒细胞0.76，酸性细胞0.04、淋巴细胞0.2。十二指肠引流第三管有2~4个红白球/高倍视野。胆汁培养1、2、3管均有大肠杆菌生长。胃液检查：隐血试验（+），总酸度7°，镜检：白细胞0~3，红细胞5~8，偶见成堆。尿常规检查正常，尿三胆（-）。

舌象：苔白黄而厚腻。

脉象：沉弦。

西医诊断：胆道蛔虫症。

中医辨证：湿热蕴郁、寒热交杂、蛔厥。

治法：温脏安蛔，健脾和中。

方药：

　　　乌　梅10克　细　辛1克　　肉　桂3克　附　片3克
　　　生　姜3克　川　椒3克　尾　连6克　枯　芩15克
　　　吴　萸5克　当　归10克　党　参10克　生　草5克

治疗经过：3月27日，服上方3剂后胃痛已减轻，睡眠已安。今晨进食半碗汤面，腹部不胀，口不渴，大便未解，小便黄。脉象滑数，舌苔厚腻已退。体温36.9℃。再按上法化裁。

方药：

乌　梅10克　枯苓15克　川连 6克　吴萸5克　香附10克

郁　金10克　当归10克　藿香10克　砂仁5克　赤芍5克

焦白术10克　甘草6克

3月30日，服上方3剂后，上腹痛已止，饮食如常，无恶心呕吐，大便正常，排出蛔虫1条，脉沉滑，舌苔已退。上方佐以驱虫为法。

方药：

乌　梅10克　枯　苓15克　吴　萸 6克　赤　芍 15克

郁　金10克　焦白术10克　使君子15克　鹤　虱10克

榧　实10克　焦槟榔10克　枳　壳 6克　青　皮10克

陈　皮10克

于3个月内共2次追访，胃脘及右胁痛一直未再发。患者自述，曾排出蛔虫2条。

[按语]　　本例患者素有胃病史和蛔虫史。患者脾胃虚弱，运化失常，湿滞不化，蕴久生热，湿热交蒸，诸虫易生。蛔虫喜温而恶寒畏热，故遇寒热均使之骚动不安，上窜胆道而发病。患者舌苔黄而腻，唇焦口燥，湿热内蕴；四肢厥冷、面色苍白、身出冷汗为寒证。属寒热交错之蛔厥。关老以温脏安蛔为大法，仿乌梅丸之意，整体辨证施治。蛔虫"闻酸则静，遇辛则伏，得苦则下"，故治疗应投以酸、辛、苦之品。方中乌梅酸能制蛔为主药；川连、枯苓苦能下蛔而清泄胃肠之热；细辛、肉桂、附片、川椒、生姜、吴萸等温能伏虫而温脏祛寒；党参、白术健脾补气；当归、赤芍养血活血，香附为血中气药。服药6剂后虫安痛止，精神体力恢复，关老加用使君子、鹤虱、榧实、焦槟榔以安蛔驱蛔，并用枳壳、青皮、陈皮行气以驱虫外出。在治疗过程中，寒热并用，攻补兼施，脏温蛔安，热清痛止。

三、胆道感染

胆道感染在急腹症中，发病率很高，尤为急性胆道感染，发病率仅次于阑尾炎，居第二位，病死率也较高，据报道，大于65岁的患者病死率为10%。胆道感染包括胆囊炎和胆石症，也包括胆道蛔虫症造成的感染。胆囊炎、胆石症、胆道蛔虫症已在上面叙述。本节主要叙述胆道的感染。胆道感染的三个典型症状为右胁疼痛、发热和黄疸。属于中医学"胁痛"、"黄疸"、"内伤发热"等病证范畴。

胆为中清之腑，最忌秽浊，与肝互为表里，往往肝胆同病，与肝疏泄条达有关，其病因亦为湿热，湿热缠绵不解，由气分内伏于血分。其病理特点为易生热象，因此，胆受邪后，除了胁痛外，主要是发热，其发热的特点，为长期不退。临床上常诊为"发热待查"，最后经化验检查或肝穿刺病理证实为胆道或肝内胆管感染。关老认为，胆道感染其发热病程长，病势缓，已无表症可言，与一般发热同中有异，发热一般多在 37.4℃ ~ 38℃ 之间属于内伤发热。湿热入血则发黄疸，湿热瘀阻肝络而胁痛。湿阻中州，脾失健运，气血化源不足，可出现气血两虚，热灼津耗液，可出现阴虚血热。气血两虚，阴虚血热与湿热未清等证候往往相互交错，前后交替。若湿热炽盛，气血两燔，可出现神识昏蒙，正虚邪陷之危候。应当紧紧抓住湿湿热之本，进行辨证施治。

（一）辨证施治

1. 肝胆湿热 症见持续低热，午后为重，或有寒热往来，寒轻热重，口苦咽干，纳食不佳，胸满胁痛，身重乏力，头目如蒙，便溏稀软，或身目黄染，舌苔黄厚腻，脉滑数。

证属湿热困于中州，寄于肝胆，蕴伏于血分。治宜清利肝胆，凉血透热为主。关老的经验方药如下：

　　　　醋柴胡 10 克　丹　皮 12 克　青　蒿 12 克　栀　子 10 克
　　　　薄　荷 6 克　郁　金 6 克　赤　芍 15 克　白　芍 15 克
　　　　金钱草 30 克

加减：

湿热重者，加酒胆草、川连、青黛。

阴虚内热者，加地骨皮、生地炭、丹参、或炒知母、黄柏。

兼见血热者，加白茅根、生地。

肝血虚明显者，加当归。

黄疸者加茵陈、金钱草、酒军。

本方宗丹栀逍遥散加减。逍遥散功能疏肝解郁，健脾和营。加丹皮、栀子，凉血活血，清热泻火。关老针对胆道感染为湿热蕴于肝胆之特点，专于疏肝清热，并用青蒿配合薄荷疏理透达内伏之湿热，加郁金、赤芍凉血活血以透热，金钱草清利肝胆湿热，全方重点在于清透内伏血分之湿热。

2. 阴虚血热 症见胁痛隐隐，午后低热，或夜热早凉，五心烦热、心悸、盗汗、颧红、唇赤、形体消瘦、食纳不佳，口干、咽干、不欲饮水。湿热内伏，缠绵不解，热伤阴血，阴虚生内热，湿邪蕴久而可化热，湿热与内热相博，阴血更耗，形成恶性循环。湿热蕴毒，瘀阻肝胆，故见胁痛，入于血分亦可出现黄疸，阴血虚损，内热自生，故见阴虚内热之象。治宜养阴除蒸，凉血透热。关老经验方如下：

银柴胡 10 克　生　地 12 克　白　芍 15 克　地骨皮 12 克

　　　　青　蒿 12 克　丹　皮 15 克　白茅根 30 克　丹　参 15 克

　　　　沙　参 15 克　炒知母 10 克　炒黄柏 10 克

加减：

盗汗明显者，加五味子、浮小麦、生龙牡。

血热蕴毒者，加金银花、连翘、草河车。

湿热明显者，加茵陈、金钱草。

五心烦热或心烦急躁者，加莲子心、灯心、胆草炭。

胁痛明显者，加川楝子、玄胡索。

阴血虚明显肝脾肿大者，加鳖甲、龟板。

　　[按语]　本方为青蒿鳖甲汤加减。胆道感染低热与一般低热不同，非单纯的虚热，而是虚热与湿热交炽，故去原方中过于滋腻的鳖甲，加地骨皮、沙参、白芍养阴清热，柔肝和营，丹参、丹皮凉血活血，炒知柏清理内伏之湿热，且能解毒引热下行。阴虚血热与湿热内伏，两者虚实夹杂，治疗时若过于养阴则恋邪，若过于清利则伤阴，所以养阴之中凉血透邪，清利之中滋阴增液，养肝和肝，正气得复，湿热清除，胁痛得止，低热而退，胆道感染得以安康。

　　3. 气血两虚　症见右胁疼痛，低热，且低热多在午后，遇劳加重，休息后稍缓，体虚乏力，畏寒怕风，气短懒言，纳食无味，舌体胖、舌质淡，脉多沉细无力。因肝胆湿热未清，湿伤脾阳，中气不足，气血化源不足，虚阳外越，久病正虚，无力推邪外出。证属气血两虚，湿热未清。治宜养血益气为主，兼清余邪。关老经验方如下：

　　　　生芪 15 克　党参 12 克　生地 12 克　白芍 15 克　当归 10 克

　　　　川芎 10 克　青蒿 12 克　鳖甲 12 克　秦艽 10 克　茵陈 12 克

自汗出者，加重生芪用量，或加生龙牡、浮小麦。

　　[按语]　方宗生芪四物汤合秦艽鳖甲散加减。补益气血，育阴透邪。其中秦艽功效解肌透邪除蒸，祛湿退黄。佐以茵陈清利肝胆残留之湿邪。

　　(二) 验案精选（3 例）

　　案 1　张某某，女，20 岁，病历号：121202，初诊日期：1974 年 11 月 2 日。

　　主诉：右上腹痛，午后发热 9 个月。

　　现病史：患者因先天性胆总管扩张，远端狭窄。反复发作胆道感染，伴发胰腺炎，于 1975 年 3 月行胆总管十二指肠侧口吻合术，手术达 9 个半小时，术后经常发作右上腹疼痛，肝区痛，午后间断发热，屡用抗菌药物，效果不佳，饮食减少，每天只能进食一二两，体重减轻（现仅 40 千克），月经半年未至。于 1974 年 11 月 2 日来诊时，因近 5 天来受外感，体温在 38℃~40℃之间，曾用多种解热镇痛剂，虽然汗出发热仍未退。

现症：胁痛、头痛、畏寒、发热。

舌象：舌苔黄。

脉象：沉滑稍数。

西医诊断：胆道感染。

中医辨证：术后阴血大伤，肝胆湿热未清，内伤阴血，复感外邪。

治法：清利湿热，养阴凉血，解表透热。

方药：

$$生\ 地12克\quad 当\ 归10克\quad 白\ 芍15克\quad 青\ 蒿12克$$
$$炒知母10克\quad 炒黄柏10克\quad 地骨皮12克\quad 柴\ 胡10克$$
$$薄荷10克（后下）\quad 香附10克\quad 茅根15克\quad 灯\ 心1.5克$$

治疗经过：上方服7剂后，体温正常，头痛、胁痛消失，舌苔转白，脉沉弦稍数，后以健脾开胃，养血柔肝之剂，方药如下：

$$生\ 芪12克\quad 焦白术10克\quad 藿\ 香10克\quad 杏\ 仁10克$$
$$橘\ 红10克\quad 玫瑰花10克\quad 草\ 蔻6克\quad 生\ 地12克$$
$$白\ 芍15克\quad 当\ 归10克\quad 川\ 芎10克\quad 川\ 断15克$$

1975年11月随访，上年来未再复发，饮食、二便、睡眠、月经、体温均正常，体重恢复至原来的102斤，已能参加工作。

[按语]　患者因先天性胆道异常，续发感染而行手术。术后阴血大伤，阴虚而生内热，又因肝胆湿热未清，感染未控制，屡治不效，欲食渐减，以至气血两亏，正虚邪恋。近日复感外邪，故头痛畏冷发热，体温有时达40℃，虽用西医镇痛解热，抗菌消炎之剂，汗出而热不解，右胁痛未缓。由于患者阴血虚亏，复感外邪，应标本兼顾，清利湿热，滋阴解表。方中以生地、当归、白芍以养阴育营，配以血中气药，不寒不热，其气辛香之香附，以制养血滋润易于凝滞之弊，且可上行达表，有助于透邪外达。以地骨皮、丹皮、茅根、灯心以清血分伏热。灯心甘淡，其性虽寒而不伤阳、渗淡利水而不伤阴，味甘能入脾，质轻可去实，有助于升发脾胃阳气，对于虚症发热，关老每多用之。另佐柴胡、薄荷、青蒿疏解外邪而透热。方中取知母，黄柏清利三焦湿热，滋阴而降火。服药7剂，体温平复如常，胁痛消失，然其本病未愈，故继以健胃开胃，养血补肝之品，以调善后。整个治疗过程，无一味解毒消炎之品，由于关老重视了机体的调整，湿热无由以生，故胆道感染得以治愈，低热稳退，随访1年，未再复发。

案2　汤某某，女，39岁，外院会诊病历：住院号718，会诊日期：1975年3月3日。

主诉：午后低热，右胁疼痛，纳呆乏力2年余。

现病史：患者于 1972 年 4 月患急性病毒性无黄疸型肝炎，当时血清谷丙转氨酶 318 单位，麝香草酚浊度试验正常，经过 2 个月治疗，肝功能恢复正常，但出现午后低热，体温一般在 37.2℃~37.8℃左右，右胁疼痛，饮食不香，身倦乏力，延续至 1975 年 3 月，在此 2 年 8 个月时间内，体温未曾平复，多次检查肝功能均属正常。末梢血象：白细胞 7.4×10^9/升，血沉 8 毫米/小时，抗溶血性链球菌"O" 1：300。蛋白电泳：A 50.4%，α_1 4.8%，α_2 8.6%，β 12.6%，γ 23.6%，胆固醇 5.3 毫摩尔/升。X 线透视心肺膈未见异常。肝右肋缘下 1.0 厘米，质中等偏软，无触扣痛，胆囊区压痛，脾未及。1975 年 3 月 3 日请关老会诊，当时症见：右胁痛，腹胀腰酸，睡眠不实，溲黄便稀，经期提前，午后体温 37.6℃。

舌象：舌苔薄白，舌质红。

脉象：沉细滑。

西医诊断：肝炎后热。

中医辨证：阴虚血热、肝郁脾虚。

治法：疏肝健脾，利胆养阴清热。

方药：

青　蒿 12 克　鳖　甲 10 克　地骨皮 10 克　党　参 12 克

丹　皮 10 克　焦白术 10 克　醋柴胡 10 克　薄　荷 6 克

灯　心 1.5 克　赤　芍 12 克　白　芍 12 克　白茅根 15 克

生甘草 10 克

治疗经过：以上方为主，因其有腰酸、右胁痛，曾加减使用过北沙参、川断、桑寄生木瓜补肝肾。至 1975 年 5 月，胁痛好转，其他症状逐渐消失，体温趋于正常，至 9 月份蛋白电泳恢复正常。以上方为主配成丸剂继服，以巩固疗效。随访 1 年余，一般情况良好，体温正常。

[按语]　本例为肝炎后低热，为肝源性胆道感染所致。因其症见午后身热、右胁痛、腰酸、睡眠不安，月经提前，舌质红，脉沉细滑，属于阴虚血热。腹胀、便稀乃肝郁脾虚之象。治以养阴清热，利胆疏肝健脾。虽质红，而舌苔并非厚腻，说明湿热尚轻，仍可以使用鳖甲。由于机体机能得以调整。所以胁痛止，症状逐渐消失，低热缓解，胆道感染自然而愈。患者病程已 3 年，故治疗缓缓取效，始得巩固。

案 3　袁某某，女，37 岁，门诊号 406297，初诊日期：1964 年 3 月 17 日。

主诉：发热、右上腹痛，半月发作一次已 1 年余。

现病史：患者自 1950 年以来，右上腹阵发性疼痛，痛剧如绞，有时伴体温升高，2~3 天后缓解。大约每年发作 1 次。1958 年 10 月右上腹剧痛再次发作，向右肩放射，伴有发冷发热、轻度黄疸，经某院诊为胆石症，行剖腹探查，术中发现胆囊内有蛔虫1条，合并胆囊炎，未见结石。行"T"形管引流，术后发热不退，体温常39℃以上，疼痛不止，注射吗啡才得缓解，用抗生素连续治疗2个月，痛减热退。引流口形成瘘管，又行瘘管切除术。术后创口愈合出院。1959年5月上班工作，3个月后旧病复发，经保守治疗好转，以后平均每月发作1次，前后住院10次。至1961年7月病情加重，右上腹痛反复发作，高烧不退，伴有黄疸，保守治疗无效，乃做胆囊切除及胆总管十二指肠吻合术。术后病情无明显改善，经某疗养院中医治疗半年，病情好转出院。1962年5月发冷发热，黄疸再度出现，又住院治疗，无明显好转，发作频繁，黄疸指数120单位，出现昏迷，转某医院，经剖腹探查诊为多发性肝脓肿，合并胆汁性肝硬化。暴露肝脏穿刺引流20多次，脓汁细菌培养为大肠杆菌。当时体温波动在39℃～40℃之间，神志恍惚，时而昏睡，时而清醒。经大量抗生素等治疗2个月后，黄疸渐退，创口愈合，胁痛减轻。而后约隔半月发烧1次，体温约在39℃左右，右上腹痛，并有黄疸出现。内科保守治疗无效，病情日益恶化。经内外科会诊，考虑为吻合口逆行感染所致，乃做胃空肠吻合术。术后一般情况虽有好转，但仍每半月发烧1次，反复发作持续至今。

现症：每隔半月左右发作1次，右胁胀痛，放射至右肩，痛不可忍，肢冷汗出欲脱，伴有恶寒发热，目黄颧赤，一般3～5天始退，平日体虚无力，精神萎靡，气短懒言，右胁顿痛，胃脘痞闷，泛恶厌油腻。

既往史及个人史：月经14岁初潮，近2年来月经间隔半月一至，经量较多，生育3胎健在，做过人工流产1次，曾患痔疮，已做切除手术。

检查：体温39℃，发育中等，营养较差，慢性痛苦病容，面色晦暗，巩膜可疑黄染，浅表淋巴结无肿大，心肺未见明显异常，血压108/74毫米汞柱，腹部平坦，四处有手术瘢痕，肝上界在右第5肋间，下界在右锁骨中线下4厘米，中等硬度，轻度触痛和叩击痛，脾可触及，较软，下肢无可凹性浮肿。

化验：血红蛋白89克/升，红细胞2.73×10^{12}/升，白细胞5.5×10^9/升，血小板81×10^9/升，出血时间6分45秒，凝血时间1分30秒，凝血酶元时间15秒（对照12.5秒）。尿蛋白微量，尿胆红质（＋），血沉第11毫米/小时，血胆红素定量2.56微摩尔/升，黄疸指数4单位，麝香草酚浊度试验6单位，麝香草酚絮状试验（＋＋＋），碱性磷酸酶4.0单位，高田试验阴性，谷丙转氨酶45单位（正常值21单位），B、S、P试验45分钟后潴留量10%，白蛋白/球蛋白＝3.8/2.7。

舌象：舌光无苔，质红。

脉象：沉细数。

西医诊断：慢性复发性肝胆管炎（大肠杆菌感染），胆汁性肝硬化，多发性肝脓肿手术后；胆囊摘除及胆总管十二指肠吻合术后；胃空肠吻合术后；继发性贫血。

中医辨证：气血两虚，阴虚血热，肝胆湿热未清。

治法：补益气血，育阴清热，清利肝胆。

方药：

生　芪15克	当　归12克	白　芍24克	青　蒿10克
鳖　甲15克	生牡蛎15克	秦　艽10克	丹　皮12克
银柴胡10克	川　连10克	酒　芩10克	茵　陈15克
丹　参12克	香　附10克	甘　草　6克	

治疗经过：服药后右胁痛减轻，食欲好转，体温于 2 天后恢复正常未再发作。于 4 月 20 日又收住院继续治疗 1 个月，仍用原方加减，体温一直正常。自觉症状逐渐有好转，二便如常，出院时复查血红蛋白 92 克/升，红细胞 3.01 × 10^{12}/升，白细胞 5.3 × 10^9/升，血小板 94 × 10^9/升，谷丙转氨酶 45 单位，麝香草酚浊度试验 6.5 单位，麝香草酚絮状试验（＋），白蛋白/球蛋白 ＝ 4.2/3.0。后带药回原地继续治疗。信访 2 年余，一般情况良好，胁痛未发，低烧未作。

[按语]　患者病情复杂，病程日久，历经多次手术，久病必虚，故见面色晦暗，气短乏力，精神萎靡，舌光无苔，舌质红，脉见沉细数等症。刀刃所伤，气血阴津大伤，正气已衰为其本，而肝胆湿热未清，胆道感染始未消除，正不抗邪。湿热阻滞肝胆气机，则胁痛难忍，甚则肢冷汗出。邪正相搏，则恶寒发热。湿热阻于血络则发黄疸。阴虚生内热，湿热与内热相合，伏热蕴积，日益炽盛，正气不支则发高热，正气稍复邪势略减则体温降退，邪正交争往复，故每隔半月余发作 1 次。详查其病情，可以说是以上三型的综合，既有气血两虚、又有阴虚血热，还有湿热留恋内伏。其基本证型为正虚邪实，且以正虚为主。所以关老从整体考虑，治疗胆道感染并非一见炎症就动辄用清热解毒之品，而是审证求因，治本求本；并非一见发热，就投苦寒直折之品，而要详审辨证。本例患者体温 39℃，而用生芪、当归、白芍益气养血，其中重用白芍（24 克），可养血又能敛其耗散之阴精，配合甘草柔肝缓急，酸甘化阴，且可酸敛解毒，另用香附、丹参、丹皮疏气凉血，活血通瘀；青蒿、鳖甲、生牡蛎、银柴胡，秦艽养阴解肌透邪除蒸，佐以茵陈、酒芩、川连利湿清热解毒。全方扶正祛邪，且以扶正为主，根据中医理论体系辨证施治，经调治两个多月，并经长期随访，尚获良效。

第五节　肝病饮食调护宜忌

中医治病不但以药物祛除病邪，更重要的是整体治疗。肝病，除了急性肝炎外，病程均较长，病情变化大，易于反复，人体的精神状态、生活起居、饮食营养对肝病的发生、发展、预防和恢复，都有重要的作用。关老从多年临床实践中体会到，在临床治疗的同时还应对患者的饮食给予必要的指导，否则即使辨证施治用药无误，也难以收到预期的效果。

一、心情舒畅，树立信心

七情是致因素之一，对于脏腑功能的变化有直接影响。暴怒伤肝，怒则气上；忧思伤脾，思则气结；惊恐伤肾，恐则气下，惊则气乱。肝为刚脏，喜条达而恶抑郁，致木失条达，肝气横逆，疏泄无权，气机阻滞，为痛为聚；瘀阻血络，为痞为积；气郁化火，火随气窜，伤阴动血而肝阳妄动。涉及肝、脾、肾三脏受累，产生一系列病理变化，进一步加重肝脏的损害。

肝病发病率高，病程长，治疗困难，主要为慢性活动性乙型肝炎和肝硬化，其中又以乙肝和丙肝者居多，西医尚无特效治疗药物，很多患者发病后感到恐惧或顾虑重重，缺乏对本病的正确认识，怕向肝硬化、肝癌转化，怕丧失劳动力，怕群众不谅解，以及伴随而来的经济问题、生活问题等等，因而情绪低沉，食纳不甘，睡眠不安，由于肝失疏泄条达，从而加重了肝脏的损害，形成恶性循环。北京中医医院肝病科曾对 71 例肝功能反复波动的患者做了调查，64.9% 的患者是因情绪波动，25% 的患者因长期失眠而诱发。

肝病治疗困难，但不是不治之症，经过中西医结合治疗，绝大多数患者可以恢复，不少肝硬化腹水患者及重症肝炎患者，经中西医结合救治也恢复了健康，重返工作岗位，只不过治疗过程相对要长一些。至于乙肝病毒和丙肝病毒的治疗，目前疗效也有了很大提高，只要保持肝功能稳定正常，注意饮食、起居规律，也不会对人体构成威胁。正如《内经》中说："精神内守，病安从来。"

因此，心情舒畅，树立信心，使患者从惶恐不安的情绪铐脱出来，是战胜疾病的重要因素。

二、饮食有节、合理调摄

《素问·平人气象论》说："人以水谷为本，故人绝水谷则死。"饮食是人类赖以生存的必要条件，新陈代谢的物质基础。我国古代就有"食医"的职称，也足以说明中医对食疗的重视。饮食不仅是生命活动能量的来源，而且对疾病的治疗具有重要作用。中医学的本身，就是从"医食同源"中发展起来的。关老认为，肝病饮食调节要注意以下几点。

1. 忌暴饮暴食和偏食 脾主运化、主升，胃主受纳、主降，升清降浊，节奏协调，消化功能才能正常进行。暴饮暴食，饮食无节，受纳无度，停滞中州，蕴湿生热，阻滞气机，升降失常，运化失司，而致纳呆痞满，呕恶嗳腐，脘腹胀满，大便失调或泄泻。

五味入口，各有所归。"甘味入脾、辛味入肺，咸味入肾，酸味入肝，苦味入心"，入则有益，但是又不能太过，不能偏食。如少量酸味食品，入肝胆助消化，过食反而收涩敛邪；少量甜味食品入脾助气，过食则胸膈中满；过食辛辣则助湿生热。

2. 忌饮酒　酒，味苦、甘、辛、大热、入心、肝、胃经，有毒。《本草纲目》说："烧酒，纯阳毒物也。……与火同性，得火即燃，同乎焰消。"肝喜柔润，最忌热邪燔灼；脾喜香燥，最忌湿邪困阻。湿热为肝炎之本，而酒性火热，饮之则助湿助热。临床实验表明，酒精对肝细胞有毒性作用，使其发生变性和坏死。长期大量饮酒，可以发生脂肪肝、肝硬化和肝癌。对于肝病患者来说，肝功能本身受到了损害，影响了对酒的解毒能力，即使饮酒量不多，也会进一步加重对肝脏的损害。故肝病者，应当戒酒。

3. 合理饮食　合理的饮食，要根据病情的需要，不能过分强调"三高一低"，俗话说："过犹不及。"

不可过高摄入糖类。糖，性味甘温，主缓，主壅。血糖正常，有利于肝糖原的合成，对肝细胞的再生和解毒功能有重要作用。急性肝炎患者可适当补充糖类，如过高摄入，则导致嗳腐吞酸，口臭腹胀，脾呆湿阻，消化不良。慢性肝炎者，体力活动减少，大量补充糖类，促进体内脂肪类物质生成，严重者可导致高血脂症，脂肪肝、糖尿病，反而加重了原有病变。正常人每日需糖量约500克左右，这是日常饮食中已能基本满足，如果患者食纳正常，无需另外补充糖类。

适当补充蛋白质。蛋白质是生命的物质基础。具有保护肝细胞的功能，促进肝细胞的再生和恢复，防止腹水、水肿及贫血的发生，增强人体抗病能力。可选用价值高的蛋白质食物，如牛奶及奶制品，鸡蛋清、鱼类、鸡类及少量瘦肉，豆腐、豆浆等，但应适当。急性肝炎不应摄入过多，因为急性肝炎湿热偏高，摄入过量则助热灼肝，蕴湿困脾，反而损害肝脾。在肝功能显著障碍或出现肝昏迷趋势时，肝脏去氨作用低下，为减少血氨来源，应限制蛋白质的摄入量，以防加重肝损害导致肝昏迷。

限制脂肪入量。脂肪有刺激胆汁分泌，促进脂溶性维生素的吸收，可选用易消化的含胆固醇少的脂肪，如脱脂奶油、植物油。脂肪易助湿助热，尤为黄疸型肝炎患者，对脂肪吸收能力明显下降。脂肪摄入过高，超过了脾胃的受纳运化能力，可导致腹胀、腹泻，并进一步导致脂肪肝，而加重了肝脏的损害。

补充足够的维生素。肝脏贮藏有多种维生素，而且直接参与肝脏的代谢。其中最主要的维生素是 A、B、C、K 等。维生素 A 缺乏时可出现夜盲、皮肤干燥、角膜软化等，可给予全奶、西红柿、莴笋叶、胡萝卜、小白菜、油菜等；维生素B$_2$缺乏时，可出现绣球风（阴囊炎）、舌炎、口角炎、唇炎、睑缘炎等，维生素B$_6$有促进脂肪代谢作用，与蛋白质、糖的代谢也有密切关系，可给予各种谷类、豆类、蛋类、鱼、瘦肉等；维生素C可促进肝糖原合成，保护酶系统，促进肝细胞再生增加抵抗力，改善代谢，解毒，增加利尿等多种重要作用，可食用小白菜、西红柿、橘子、广柑、山楂、大枣、柠檬等；肝功损害时，凝血酶原减少易致出血，肝脏能将维生素K转变为凝血酶原，宜多食卷心菜、菜花、花生油等含维生素K丰富的食物。

注意补充微量元素，主要是铁、铜、锌。机体缺铁，可造成缺铁性贫血，含铁量高的食物有动物肝脏、蛋黄、豆类、胡萝卜、红枣等；缺铜可影响血红蛋白的合成，骨质疏松易碎，大血管易发生动脉瘤和血管破裂，运动失调，发育停滞等，一般来讲，每天从谷类、豆类、硬果、肝、肾、贝类等食物中，可充分满足需要；锌是人体中100多种酶的组成成分，是调节DNA聚合酶的必须组成成分，在蛋白质、脂肪、糖、核酸等的代谢中有重要作用，肝病患者缺锌时可出现味觉迟钝、食欲消失、阳痿、睾丸萎缩、月经失调或闭经，皮肤粗糙干燥，易被感染等，含锌的食物有肉、肝脏、鸡、鸡蛋、奶、花生酱、黄豆、小米、玉米面、大白菜、白萝卜等。在正常情况下，如果饮食正常，又不偏食。上述铁、铜、锌等微量元素，在日常的饮食中已可满足，不可过于偏嗜。

4. 肝病与食物的调配 肝病有寒热虚实之暗，表里阴阳之分，病有因湿、因热、因气、因血、因寒、因水、因痰、因血等与病毒相干为病。食物有寒、热、温、凉四性。应根据病情，选择不同属性的食物，达到"虚则补之"、"实则泻之"、"寒则热之"、"热则寒之"的饮食调养原则，即所谓"适其寒热，无悖病情"。食物大体分为辛温、甘温、甘凉、甘寒四类。

辛温包括辛热食物，有辛散、泻热作用，有助药物化湿行水之效，但不适于湿郁化热，阴虚内热及肝火横逆者。此类食物有葱白、韭菜、辣椒、大蒜、生姜、桂花、酒（肝炎患者忌用）等。

甘温食物有助健脾运化，温中补虚，温化水湿之效，亦不适宜上述病症者。此类食物有刀豆、南瓜、糯米、籼米、高粱、鱼类、肉类、龙眼肉、红枣、饴糖、胡桃等。

甘凉（包括甘平）食物有清热解毒、凉血散瘀作用，对肝炎偏热者有辅助疗效，益阴柔肝，促进脾胃消化吸收。此类食物有洋葱、蘑菇、胡萝卜、豌豆、红豆、白木耳、豆腐、菱角、花生、茶油、花生油、冰糖、黑芝麻、麻油、鸭蛋、兔肉、青蛙等。

甘寒食物具有清热、养阴、解毒的作用，可辅助药物透邪热外出，但应防止饮食过度，损伤脾阳。此类食物有苦瓜、西瓜、黄瓜、茄子、菠菜、竹笋、马齿苋、淡豆豉、藕、荸荠、甘蔗、香蕉、梨、柿子、绿豆、荞麦、田螺、海带、鸭血等。

张景岳说：不欲食者，不可强食，强食则助邪，胃气初醒，尤不可纵食。可根据个人的生活习惯和消化能力，合理选用食物。

5. 食物与药物的配伍禁忌 食物与食物之间，食物与药物之间，有互相协助，互相克制的作用。性能相同，有协助作用，如黑豆配地黄可以加强补肾作用，称之为"相须"；赤小豆炖鲤鱼可加强利水作用，黄芪配苡米可加强健脾利湿功能，功用不同，配合后提高疗效，称为"相使"；生姜配半夏，可解半夏毒性，鱼虾配紫苏可解鱼虾腥毒，抑制其毒性和烈性，称为"相畏"；黄芩能减低生姜的温性，而减弱生姜的作用，称为"相恶"；能消除药物的毒性反应，如防风杀砒毒，绿豆杀巴豆毒，称为"相杀"；性味相克，合用可发生剧烈副作用者，称为"相反"，应当相互禁忌，如服中药忌饮浓茶，猪肉忌乌梅，鲤鱼忌鸡肉，羊肉忌葱白，甲鱼忌苋菜、荆芥，甘草忌鲢鱼，黄连忌猪肉，仙茅忌牛肉，胡椒忌生姜，土豆忌盐蛋等等，都是古代和民间的流传，还需科学进一步论证，在选择应用时应加以注意。

总之，肝病患者根据病因病机及病情的变化，要合理选用饮食。此外肝病忌辛，健脾忌酸，补肾忌甘，除湿退黄忌油腻。不要暴饮暴食，又不应偏食，忌过食煎、炒、油炸等油腻食品以助湿生热，忌过食生冷辛辣之品，忌饮酒。在胃气初复之时，不可强食，食欲过盛之时，要适当节制饮食。以有利于疾病的恢复。

三、起居有常，劳逸结合

《内经》曰："上古之人，知其道者，法于阴阳，和于术数，食饮有节，起居有常，不妄作劳，故能形与神俱，而尽终其天年，度百岁乃去。"说的是起居有节，不妄视听，循理而动，无劳汝形，无摇汝精，乃可以长生。

肝病患者要起居有常，劳逸结合。急性肝炎和重症肝炎患者要卧床休息，不妄作劳，以免降低机体的消耗，有利于病情的恢复。而急性期过后，应根据个人的体力情况，要减少卧床休息，循理而动逐步增加活动锻炼。一般来讲，慢性肝炎患者要起居有节，生活规律，劳逸结合，才可使人体气血顺畅，形与神俱。《素问·宣明五气论》曰："久视伤血，久卧伤气，久坐伤肉，久立伤骨，久行伤筋。"久坐、久卧反伤气、伤肉，非但无益，反而对机体有害。临床上常可见到过于安逸休息的患者，身体逐渐发胖，体重增加，而生湿生痰，合并脂肪肝而加重了损害；有的患者在静卧的条件下，肝功能恢复或好转，稍事活动或平日工作，肝功能就突然恶化，说明对劳逸结合认识不足，是缺少锻炼活动的结果。

起居有节要不妄视听，忌"有病乱投医"或"偏方治大病"，急欲求成，四处奔波，生活极不规律，结果事与愿违，不仅未取效，反而伤及形神。应该耐心进行规律治疗，肝病大多是可以治愈的。

生活要保持规律，满足充分的生理睡眠，劳逸结合，同时一年四季要"和于阴阳，调于四时"，适时增减衣被，避免感冒以加重肝脏损害，是自我调护的重要内容之一。

不妄作劳，在肝病患者来说，不论各种阶段，都应节制淫欲，生育期已婚妇女，应当避孕。中医认为房劳伤肾。肾是生命的原始物质，又是人体阴阳的根本，对各脏腑起着濡养滋润，温煦推动的作用，节制性欲，无摇汝精，使肾之阴阳充盈，才能充实正气，抗御病邪。北京中医医院肝病组对200例影响肝炎归转因素的调查中，发现10例13次在肝炎中合并妊娠，加重的病情损害。

故食饮有节，起居有常，不妄作劳，才能战胜疾病，才能阴阳调和，有利于疾病的恢复，形与神俱，才能长寿百岁。

第三章

杂病辨证施治

第一节　四时话外感

一、关老对外感疾病的独特认识

外感病以鼻塞、流涕、喷嚏、咳嗽、头痛、恶风寒、发热、身痛为主要见证，一年四季均可发生，故又称"时行病"。《诸病源候论·时气病诸候》篇中指出："春时应暖而反寒，夏时应热而反凉，秋时应凉而反热，冬时应寒而反温。"说明若四时之气失常，人感此非时之气易引起外感病，再夹时行之病毒侵袭人体，轻者为"伤风"，一般称为"感冒"，其病邪由皮毛而入；凡能引起广泛传染流行者则为"流感"，中医称为"疫"或"瘟"，其病邪由口鼻而入。可以看出中医早已认为到有些外感病具有一定的传染性。

外感病虽说是一种小病，但从发病到治疗还是比较复杂的。因此关老认为对外感病辨证论治的正确与否，能反映一个医生医疗水平的高低。如在疗程方面，凡疗程短者，说明辨证用药精确而合理。另外还应本着邪去而正不伤的原则，不能外感虽解而人之正气大伤，以致几天不能恢复。关老治疗外感病以解表、养阴、清热、活血、凉血为基本法则，现简述如下。

（一）四季有外感，解表各有别

风邪是外感病的主要致病因素。风为六淫之首，是春季之主令，其性主动，善行而数变，在不同的季节，往往与其他当令之时气相合而伤人，如冬季多风寒，春季多风热，夏季挟暑，长夏多兼湿邪，而秋季又多兼燥邪。由于各季节所感受外邪不同，其临床表现不一，因此在治疗上也就有所区别。

风寒证见恶风寒重、发热轻、头痛、身痛、鼻塞声重，流清涕，口不渴、咳嗽吐稀白痰，无汗，舌苔薄白脉浮紧。治疗以辛温解表为法。

风热证见发热重、微恶风寒，咳嗽，吐黄黏液，口干思凉饮，咽肿痛，舌苔薄白或黄，舌边尖红，脉见浮数。治以辛凉解表。

风燥证见发热恶寒、头痛头晕、鼻塞、咽干唇燥，口干思饮，咳嗽少痰或无痰，脉浮数，苔薄白欠津。治以辛凉解表，佐以养阴润燥。

夏季或长夏多兼暑挟湿，曰"暑温"或"湿温"，暑温者发病急骤，因"暑热伤气"，故症见壮热口渴、心烦、面赤、汗多气粗、头晕、头痛，脉洪大，舌红苔黄。治以清泄暑热，益气生津。湿温者发于夏秋梅雨季节，湿性腻滞，缠绵难解，其发病较缓慢，而病程较长，证见身热汗出而热不解、口干苦，渴而不欲饮水，胸闷泛恶，倦怠、身重、头蒙如裹、神情呆滞，尿浑浊，便溏或不爽，脉濡缓或浮数，舌边尖红绛，舌苔白腻。治以清热化湿。

关老认为，本病虽说四季均可发生，但仍以春、冬为多见。病因以风寒、风热为主。但由于大自然气候的变化，那种滴水成冰的严寒季节不但时间短，而且寒冷的程度也有所降低。因此除了东北、内蒙等高寒地域以外，真正纯属风寒袭表的麻、桂证已比较少见，这也是我们在临证中应注意的问题。

（二）外感重内因，阴虚乃居多

中医学对疾病的发生强调内因与外因的关系。外邪侵犯人体是否引起发病，关键在于正气之强弱和感邪之轻重，内因是决定因素，而外因只是发病的条件。外感病同样也应注重内因。关老认为，在同一环境中，同样感受了外邪，为什么有的人发病而有的人则不发闻，其原因就是中医所说的"邪之所凑，其气必虚"，没有正气内虚，各种邪气均不会侵犯人体。

由于社会的发展与进化，人类的衣、食、住、行比起古代已发生了根本性的改变。人们的社会活动（包括学习、工作、家务、社交等等）繁忙，脑力劳动相对增多，最终必然导致阴精的耗损，关老认为当今之人阴亏者居多。朱丹溪在倡导"阳有余、阴不足"之说时指出：阴阳首先指气血而言。他运用天人相应的理论，以天、地、日、月而论，天与日为阳，地与月为阴。由于天大于地，人受天地之气以生，天之阳气为气，地之阴气为血，故气常有余，血常不足。人自有生以后即需要水谷精微以为养，阴气才能滋长以润泽肌肤，濡养脏腑。阳主动，阴主静，人体常处于"阳动"的状态之中，精血阴气最易耗伤。故阳气常有余而阴血常不足。此示人七情五志不宜妄动，以保存阴精，治病用药慎用辛燥之味，以防阴血津液之伤损。外感病亦应如此，以利于邪祛而正复。

（三）解表当清里，清热需养阴

外感病属表证，但临床上纯表证者却很少见到。因为轻度伤风感冒患者，可服自备感冒药而愈。而前来就诊者大多为表邪入里而呈现表里同病之候，或高烧、咳喘，或便干溲赤，呕恶纳呆，精神不振，舌苔厚腻。所以临床治外感病以表里双解法居多，而里证又以实热证为常见，虚寒者甚少，究其原因与阳常有余有关，阳气盛者感受寒邪入里必然从阳而化热，出现实热证。另外关老还认为，内里有伏热，最易受外感。也就是说，如果体内先有内热（诸如食滞积热、肝郁化火之热等等），必然容易受外界六淫之邪的侵袭。因此在治疗中，清里热之法不可没有。热盛必伤阴，再加之素体阴亏，养阴之法亦不可忽视。注重养阴乃是关老治外感病的又一特点。关老认为，在外感病中用养阴法不但有助于清除里热，而且有利于扶正祛邪，在与大量解表药同用的情况下，绝无碍邪之虑。

（四）阴虚血多热，凉血效亦奇

关老治病重视气血辨证，在外感病的治疗中也主张兼顾气血，不可受温病中卫、气、营、血四个发病阶段的局限。内热盛者必伤阴，而阴亏者内热必然更盛，这种内热绝不可能只在气分而血分不热，或者其热只在血分而气分不热。除根据临床表现治气治血各有侧重外，在一般情况下，关老善于在解表剂中加入凉血活血药，其主要观点可归纳为以下几个方面。

（1）有血热者可以达到凉血以清热之目的，此乃常法。

（2）无血热或血热不明显者，可与清气分药相合为用，以气血双清而加速退热。

（3）在与解表药相伍的情况下，可加速引里热外出，而绝无引邪入里之弊。

（4）用凉血活血药可活血以散风邪（血行风自灭），以助表邪的外解。

（5）用活血药可加速血流（血液循环），有利于清除因内热所引起的各种肿痛、充血，即西医所称之炎症（如：气管炎、咽炎、鼻炎、肺炎等）。

基本处方：

银　花15克　野菊花10克　连　翘10克　赤　芍10克
丹　皮10克　玄　参10克　草河车10克　生　地10克

方解：本方以辛凉解表为主，方中银花、连翘、野菊花散解风温之邪且清热解毒，赤芍、丹皮、生地凉血活血，生地、玄参清热养阴，草河车清热解毒、凉血消肿痛、利咽喉。

加减：

春季感受风温之邪加桑叶10克、芦根30克、薄荷6克。

秋季感受风燥加花粉10克、麦冬10克。

冬季感受风寒加荆芥10克、防风10克，甚则加桂枝6克，减连翘、野菊花。

夏季挟暑加藿香10克、佩兰10克、六一散10克（包煎）、益元散10克（包煎）。

长夏挟湿加白蔻6克、杏仁10克、苡米10克、六一散10克（三仁汤），减生地、玄参。

发烧加生石膏30～60克、炒知母10克、炒黄柏10克、银花30克、花粉10克，甚则加紫雪散3克冲服或牛黄清热散3克冲服。

便干加酒军6克。

纳呆加焦四仙各40克。

咳嗽加杏仁10克、前胡10克、桑皮10克、苦梗6克、瓜蒌30克、麻黄3克，喘加苏子10克。

咽痛加板蓝根10克、苦梗10克、甘草10克、锦灯笼6克、僵蚕6克。

二、验案精选（4例）

案1　赵某某，男，19岁，初诊日期：1988年11月28日。

主诉：昨日不慎受凉，当晚即发高烧，体温40℃，今晨仍39℃，周身关节酸痛，不恶风寒、鼻塞流清涕，口干渴思凉饮，纳食不香，大便干燥。脉浮滑稍数，舌苔薄白。

辨证：风寒入里化热。

治法：清热解表，养阴凉血。

处方：

生石膏30克	草河车10克	赤　芍10克	丹　皮10克
生　地10克	玄　参10克	炒知母10克	炒黄柏10克
薄　荷5克（后下）	苍耳子10克	连　翘10克	银　花15克
花　粉10克	酒　军6克（后下）		

药服1剂脉静身凉，再进1剂诸症皆除而病愈。

案2　陈某某，女20岁，初诊日期：1989年4月24日。

感冒发烧1天，体温39℃，周身酸痛，头晕头痛，口干思凉饮，咽痛，纳食不香，大便干燥，脉滑数，舌苔黄腻。

辨证：肺胃蕴热，外感风寒。

治法：清热解表，养阴凉血活血。

处方：

生石膏30克（先煎）		炒知母10克	炒黄柏10克
赤　芍10克	丹　皮10克	生　地10克	玄　参15克
草河车10克	板蓝根10克	银　花30克	花　粉10克
连　翘15克	菊　花15克	薄　荷6克（后下）	荆　芥6克

药服1剂后体温降至37.8℃，头痛、咽痛均除，仍感头晕、乏力，再进1剂病愈。

案3　于某某，男34岁，初诊日期：1989年8月19日。

主诉：患者于8月13日因感冒发烧住当地医院，体温一直在39℃～40℃，至今已6天未退。曾打针输液亦未见好转，遂来北京中医医院门诊治疗。今晨体湿39℃，一般上午重，午后稍轻。经各种检查未发现异常，白细胞不高。自感有时身冷有汗、无咳、纳食正常，恶心，口干思凉饮。体温升高则后头痛较甚，自述有时头痛不可忍，痛苦异常。大便正常，尿不黄。脉滑数，舌苔黄欠津。

辨证：表邪入里化热伤阴，兼感暑邪。

治法：清热养阴，活血凉血，佐以清暑。

处方：

　　生石膏60克　炒知母10克　炒黄柏10克　菊　花10克

　　玄　参20克　生　地20克　赤　芍15克　丹　皮10克

　　草河车10克　银　花30克　花　粉10克　藿　香10克

　　川　芎10克　半　夏10克　黄　芩10克

二诊：8月19日上方服1剂体温正常，头痛止。3剂后发冷、恶心均除，汗出不多，仍口干思饮，已不想喝凉饮，纳少不香，胃脘堵闷。脉沉滑，舌苔黄厚。

处方：

　　生石膏30克　炒知母10克　炒黄柏10克　菊　花10克

　　玄　参10克　藿　香10克　赤　芍10克　丹　皮10克

　　银　花10克　草　蔻 6克　焦四仙各10克　旋覆花10克

　　生赭石10克　枳　壳10克　炒莱菔子10克

再服3剂，诸症皆除而痊愈。

案4　温某某，男，23岁，外院会诊病历，会诊日期：1962年7月6日。

主诉：高热持续不退10余日。

患者于6月18日突感恶寒发热，鼻塞不通，时流清涕，咽喉肿痛。19日仍坚持工作，下班时感觉头晕加重，曾昏倒一次，急送医院，体温39.9℃，以高烧待查收住院治疗。先后曾用大量青霉素、土霉素以及中药紫雪散等未效，体温持续在39℃左右，10余日不退，住院期间无阳性体征发现，西医未明确诊断。于7月6日请中医会诊。

现症：发热不恶寒，午后热重，身有汗出，神疲，面垢赤，口渴思冷饮，头晕头痛，心烦不宁，四肢沉困，纳呆，尿赤，大便稀软，日行1次。苔黄厚而腻，舌质红；脉洪数，右大于左。

辨证：外感暑湿，邪热入营。

治法：芳香化浊，祛暑利湿，清营凉血。

处方：

　　藿　香 6克　佩　兰10克　生石膏15克　炒僵蚕 3克

　　生　地10克　花　粉15克　银　花15克　赤　芍10克

　　丹　皮10克　黄　芩10克　茵　陈12克　荷　叶15克

益元散12克（包）

治疗经过：服上药1剂后，体温即降到38℃，继服2剂，体温恢复正常，诸症皆除。经调养痊愈出院。

[按语] 通过以上四例病案，可以看出关老治疗外感病的特色。从病程上看，病案1、2均是发病1天多的时间，出现外邪入里化热之势，用表里双解法。方中以解表、清里、养阴、凉血为主，都是服1剂药后脉静身凉，2～3剂后病愈。病案3发病6天，住院经打针、输液等治疗，高烧一直未退。治疗的基本法则相同，只是在清里热中重用养阴凉血以气血双清，1剂后体温即正常。方中佐以川芎，引药上行治头痛；半夏治呕恶；重用生石膏60克以清阳明气分之热，且有治头痛之功。病案4也是一个住院病人，高烧10余日不解，处方用药基本相同，也是1剂后体温下降，3剂药后体温正常。

从发病季节上看，病案1是11月份初冬季节，病案2是初春，所受外邪均为风寒，但患者年轻体壮，阳气较盛，致使风寒之邪迅速入里化热，呈表不解而里热盛之势；病案3发病于8月，适逢盛夏时节，方中佐以藿香等清暑邪之品；案4病发于7月，症见肢困、尿赤、舌苔黄厚而腻，湿邪较盛，证系感受暑湿，故方中加用藿香、佩兰、荷叶、茵陈、益元散等药。

临证治病应本着既要突出老中医治病之特色，又要不离开中医辨证的基本原则，才能收到满意的效果。

第二节 头 痛

一、关老对此病的独特认识

头痛是临床上常见的一个症状。中医学认为"头为清阳之府"，"诸阳之会"，居人体最高位，脏腑清明之气皆上注于头。又认为："脑为髓海"，凡五脏六腑之精华皆上奉于脑。"阳顺于上而不逆，则无头痛之患"，若气血亏虚，阴精暗耗，脑髓失养，或因痰浊、瘀血阻遏清阳，气血不畅，都可以引起头痛。

头痛有外感、内伤之分。外感头痛发病急，病程短而易治。一般可随外邪解散而消除。内伤头痛较为复杂，常虚实夹杂，气郁血虚兼见，阴亏痰瘀交错。有时除头痛时作时休、缠绵日久外，并无其他明显证候，且叠迭经各种治疗，常不见效，所以往往以"顽固性头痛"名之。此类头痛发则疼痛难忍，甚者如劈如裂，昼夜无休止，坐卧不宁。有的需要用力按压。捶打或以头顶硬物方可缓解。古人有"头风"之称，这种头痛包括西医学中的脑血管神经痛、三叉神经痛以及脑震荡后遗症头痛等。

"养血平肝汤"是关老治疗"顽固性头痛"的经验方，用于临床屡获效验。

基本处方：

旋覆花10克　生赭石15克　生石膏30克　当　归10克

川　芎10克　生　地15克　杭白芍15克　木　瓜10克

香　附10克　生甘草10克

方义：本方在治法上可概括为"养、清、镇、通"四个基本原则。

（一）养

即补法，包括补气血、益脏腑、调阴阳。内伤头痛病程长，久病正必虚，虚则补之乃治本之正法。肝为藏血之脏，将军之官，病久则肝木失养，表现为肝阴虚和肝血不足。故养血滋阴柔肝甚为重要。方中以四物汤为主，该方配伍严谨，乃补血之圣剂。张秉成在《成方便读》一书中写道："夫人之所以生者，血与气耳，而医学之所以补偏救弊者，亦惟血与气耳，故一切补气诸方皆从四君化出；一切补血诸方又当从此四物而化也。"四味药物之中有阴有阳，有静有动。地、芍，性静而属阴，守而不走；归、芎，性动而属阳，走而不守。归、地相配，功在养血；芎、芍相伍，意在和肝。白芍性微寒，味苦能泻肝家虚火，味酸而收耗散之正气，不使其疏泻太过，为肝经之引经药，协同诸药以养其阴血。川芎性温能暖，味辛能散，不使其疏泄不及，功专引药上行，为治上焦诸疾之要药。四药合用，互相制约，互相依赖，静动结合，具有滋而不腻、补而不滞、温而不燥之特点，从而使阴血得养，肝气得和。

关老治病注意气血之间的相互关系。中医认为"有形之血生于无形之气"，"气为血帅，血为气母"。而"补气不忘补血，补血尤重补气"是关老的一贯主张。故在用四物汤补血的同时，若兼见气短、心悸、乏力等气虚明显时可加生黄芪15～30克。又因脾胃为后天之本、水谷之海，气血生化之源。脾胃虚弱之人其气血必无以化生。故若见有肢软、腹胀、纳差、便溏者可加党参、白术等以培补中州。

在补法中除补气血之外。若见五心烦热、口干渴者，重用生地、白芍，再加石斛、北沙参等以滋阴养液。若见腰膝酸软者，可加川断、牛膝、首乌、枸杞子等以益肾气。如见心肾不交、夜寐不安者，可加夜交藤、炒枣仁、远志，以养心安神。

木瓜酸涩而温，入肝、肺、脾、胃诸经，一般多用于霍乱转筋及风湿证，而关老认为木瓜能调和肝胃，缓急而止痛，和肝而不伤正，调胃而不伤脾，与芍药、甘草汤合用，甘酸化阴，乃育阴缓急之良方。可广泛运用于上、中、下三焦以及全身任何部位之疼痛证，诸如：腹痛、胃痛、胸胁痛以及肌肉关节疼痛等。

（二）清

清法指清热凉血，清肝明目。重用生石膏是本方的一个特点，一般认为在治疗阳明经气分热证时多用之，如"白虎汤"，不见纯阳实热之候不敢使用。殊不知生石膏乃是一味辛甘寒之品，其寒凉之性非大苦大寒之味可比。《药性赋》中写道："石膏治头痛、解肌而消烦渴。"关老体会生石膏对头痛有较好的镇痛功效。除纯属虚寒证之外，无论是阳明经的前额头痛、少阳经的偏头痛，还是全头痛，只要配伍得当，均能收到满意效果。倘若见有舌苔（白苔或黄苔）者，更是使用生石膏的一个重要依据。本品性虽寒凉，有热者固然可清无疑；即使无明显热证，但方中有芎、归、香附、甘草等辛温和甘温之品相佐，因而也不会以其寒凉而伤正，然其治头痛的特点则可得到发挥。

若兼见面赤、目红而视物昏花者，可减川芎用量，加勾藤、菊花、佩兰，配合旋覆花以清头明目；见烦急舌红者，当重用生地、白芍，再加赤芍、丹皮，以清肝凉血，或加炒知柏以引邪热下行。

（三）镇

有平镇和潜镇之分。"肝体阴而用阳"，若肝肾阴虚，必至于致肝阳上亢，犯扰清窍而头痛。方中旋覆花、生赭石可平降一切上冲之气。诸花皆升，惟旋覆花独降，其性味咸寒，有清头风、化痰涎之功。二药相合，专治胸膈以上病症，如胃气上逆之呃逆嗳气、恶心呕吐之症，肝气上犯之胸痹、胁痛，以及邪气上扰清阳之头晕、头痛等。同时还可以配合珍珠母、生石决以潜镇之，或佐以川牛膝以下引之。若头痛较重而无缓解，甚则如劈如裂，可加全蝎、蜈蚣等镇痉熄风之品。

（四）通

指通经络、活气血、散风邪。"不通则痛"，脉络的阻塞、气血的壅滞，是引起各种疼痛症的主要原因之一。故在治疗头痛一证中，必当令其经络通达、气血调和，才能使邪气解散，髓海得养。方中用当归、川芎辛温走窜，配首乌藤养中有通。旋覆花配菊花、佩兰等宣散外邪，清中有散。旋覆花又能化经络中的顽痰。如果血脉壅滞明显，见有刺痛症状的，可加藕节、红花通血脉以消瘀。关老还养用香附，这是一味气中血药，虽有妇科常用之良药，在此配于四物汤中，取其芳香走窜而不滞，乃调和气血之佳品。

二、验案精选（5 例）

案 1 王某某，女 43 岁，初诊日期：1989 年 4 月 3 日。

主诉：左侧头面痛 1 个半月。

现病史：2 个月以前因夜间偶受风寒，自感左侧面部不适，鼻塞。2 天后左侧面部阵发性疼痛，连及左侧头部。至某医院就诊，诊为"三叉神经痛"，给予镇痛药及维生素 B₂ 等药，病情未减，且日渐加重，遂来北京中医医院门诊治疗。

既往史：有慢性鼻窦炎史。

现症：左侧头面部疼痛，遇风则加重，每日痛 3～4 次左右，每次持续 10 余分钟，发作则痛苦万分。来诊时正值发作之时，患部贴数块止痛胶膏，自述头痛如劈如裂，难以忍受，双目泪下。伴有头晕、恶心、两眼发紧，睡眠欠佳，常于睡中痛醒。鼻塞流涕，又膝关节疼痛，月经前腰腹作痛，二便调，精神不振，呈痛苦病容。舌苔白腻，脉沉细弦。

西医诊断：三叉神经痛、慢性鼻炎。

辨证：血虚肝旺，外受风邪。

治法：养血平肝，通经活络，散风止痛。

方药：

旋覆花 10 克	生赭石 10 克	首乌藤 10 克	生石膏 30 克
生石决 30 克	当 归 10 克	川 芎 10 克	杭白芍 30 克
生 地 15 克	木 瓜 10 克	生甘草 10 克	香 附 10 克
钩 藤 10 克	全 蝎 6 克	蜈 蚣 3 克	红 花 10 克

治疗经过：1989 年 4 月 24 日上方服 7 剂后，头面部疼痛明显减轻，左侧面部只贴一块止痛胶膏，面已露笑容。又继服 14 剂，疼痛基本消失。第 4 次来诊时，面部已不见贴止痛胶膏，只于遇风时稍感面部发紧。近 3～4 天来，鼻塞声重，流黄涕有味，食睡二便正常。舌苔薄白，中心剥脱，脉沉细弦。上方去香附、钩藤、蜈蚣、红花，加防风、蔓荆子、苍耳子、白芷、辛夷各 10 克。共服 14 剂，头痛一直未作，鼻塞、流浊涕亦除。又间断服药 10 余剂，告临床痊愈。至 1991 年 2 月随访 2 年，未再复发。

[按语]　本例患者素有慢性鼻炎史，且月经不周，舌质紫暗，由于不慎感受风寒之邪，引发头痛。证系血虚受风，故治疗以养血平肝汤加红花、首乌藤活血、散风、通络。加生石决、勾藤平肝，用全蝎、蜈蚣以熄欲动之内风。头痛缓解后，因鼻塞、流浊涕而加用苍耳子、辛夷、白芷、防风、蔓荆子。不但治愈了鼻渊，而且使头痛之证得以根除。

案 2　李某某，女，60 岁，初诊日期：1987 年 2 月 13 日。

主诉：头痛 10 年，近 4 个月来加重。

现病史：10 年来发作性疼痛，时作时休。服止痛片尚能缓解，近 4 个月来头痛逐渐加重，且无休止。经检查脑血流图正常，其他也未见异常。曾服多种中西药，均无明显效果。

既往史：11 岁时曾脑外伤，23 岁时发作性头痛，后自愈。

现症：全头痛，每天持续达 8～9 小时。心中烦乱，痛苦难忍，睡眠不实，常因头痛而不能入睡。每天劳累、生气或受风寒时头痛加重。纳食不香，二便尚调。舌苔薄白，脉弦细。查血压 150/100 毫米汞柱。

方药：

<table>
<tr><td>首乌藤 30 克</td><td>炒枣仁 10 克</td><td>远　志 10 克</td><td>旋覆花 10 克</td></tr>
<tr><td>生赭石 10 克</td><td>生石膏 30 克</td><td>生石决 30 克</td><td>当　归 10 克</td></tr>
<tr><td>杭白芍 15 克</td><td>生　地 15 克</td><td>川　芎 10 克</td><td>木　瓜 10 克</td></tr>
<tr><td>生甘草 10 克</td><td>钩　藤 15 克</td><td>杭菊花 10 克</td><td>珍珠母 30 克</td></tr>
</table>

治疗经过：2 月 20 日二诊，上方服 7 剂后，头痛如前，有时较前加重，甚则刺痛。苔薄白，脉沉弦。上方去杭菊花、首乌藤，加牛膝、全蝎、红花各 10 克、蜈蚣 2 条。2 月 27 日三诊，头痛大减，日间偶有发作，疼痛较轻，夜间能够安眠。上方加减共服 20 剂，嘱隔日 1 剂。随访半年，头痛未作。

[按语]　　此例是一头痛已达 10 年的患者，且伴有高血压证，头晕、头痛，心中烦乱，夜寐不安，每因生气而加重。其证系阴血暗耗、肝阳上亢，故于养血平肝汤中加珍珠母、生石决、钩藤以平肝潜阳，佐以首乌藤、炒枣仁、远志以养心安神，再加红花活血通络，全蝎、蜈蚣熄风止痛。

案 3　牛某，女，33 岁，初诊日期：1989 年 3 月 31 日。

主诉：头痛 10 年。

现病史：头痛反复发作已 10 年，时轻时重，曾服多种中西药，均未显效果。

现症：全头胀痛，以左侧为重，数月来平均每月发作 10～20 次，发作时则无间断，伴有眼眶发胀，甚则呕吐。月经期间头痛加重。血压正常，睡眠纳食尚可，二便调。舌苔黄腻，脉弦滑。

西医诊断：血管神经性头痛。

辨证：血虚肝旺，风痰阻络。

治法：养血平肝，散风化痰。

方药：

<table>
<tr><td>旋覆花 10 克</td><td>生赭石 10 克</td><td>生石决 30 克</td><td>生石膏 30 克</td></tr>
<tr><td>法半夏 10 克</td><td>云茯苓 15 克</td><td>陈　皮 10 克</td><td>枳　实 10 克</td></tr>
<tr><td>竹　茹 10 克</td><td>当　归 10 克</td><td>川　芎 10 克</td><td>杭白芍 30 克</td></tr>
<tr><td>生　地 15 克</td><td>生甘草 10 克</td><td>木　瓜 10 克</td><td>全　蝎 10 克</td></tr>
</table>

治疗经过：4 月 10 日二诊，上方服 7 剂后未减，1 周内发作 3 次，每次持续 1 天，未吐，仍以左侧为重，眼眶胀痛。上方去陈皮、生地、生甘草、木瓜，加橘红 10 克、首乌藤 15 克、蜈蚣 2 条。4 月 18 日三诊，上方服 7 剂，头痛明显减轻，近 1 周来未发作。风痰已去大半，侧重于养血平肝，熄风祛邪。

方药：

旋覆花 10 克　生赭石 10 克　生石决 30 克　生石膏 30 克
当　归 10 克　白　芍 30 克　川　芎 10 克　生　地 15 克
木　瓜 10 克　香　附 10 克　生甘草 10 克　全　蝎 6 克

4 月 26 日四诊，头痛未作，余症皆除。上方去旋覆花、生赭石、全蝎、加桑叶、杭菊花各 10 克，首乌藤 30 克以平肝清热、养血通络。隔日 1 剂，又服月余。随访 1 年，头痛未见。

[按语]　本例患者头痛 10 余年，久治不愈。伴有头晕、呕恶、苔腻、脉滑。此乃病久脾虚湿蕴，痰热上扰清窍。故方中用温胆汤合之以清胆和胃，祛湿代经痰而诸症皆平。

案 4　许某某，男，22 岁，初诊日期：1982 年 11 月 7 月。

主诉：头痛，影响阅读已 8 个月。

现病史：患者于 1982 年 3 月 6 日，因失足向后跌倒，撞于石阶上，当时昏迷 10 分钟，苏醒后，即入某医院住院 1 个多月，头痛不能看书，服镇静药效果不明显。诊断为脑震荡后遗症。出院后症状逐渐加重，于 11 月 7 日来院就诊。当时症见：头痛、记忆力减退，不能看书学习，思想不集中，睡眠不安，纳食不香，二便正常。

舌象：舌苔黄。

脉象：沉弦。

西医诊断：脑震荡后遗症。

中医辨证：血虚肝旺，痰血瘀阻清宫。

治法：养血平肝，活血化痰。

方药：

旋覆花 10 克　生赭石 10 克　石　斛 15 克　何首乌 15 克
生　地 15 克　杭白芍 30 克　当　归 10 克　川　芎 5 克
茯　神 30 克　远　志 10 克　佩　兰 6 克　菖　蒲 6 克
香　附 10 克　生石决 25 克　枣　仁 10 克　磁朱丸 10 克（包煎）
琥珀面、辰砂面各 1 克（分冲）

治疗经过：服药同时配合针灸治疗，上方共服 17 剂，头痛大为减轻，已能阅读，睡眠转佳，但仍感精神不足，记忆力尚差，偶有遗精，用以下丸药巩固疗效。

生熟地各 15 克　茯　苓 30 克　白　芍 15 克　川　芎 10 克
远　志 15 克　何首乌 30 克　旋覆花 10 克　生赭石 10 克
珍珠母 15 克　九菖蒲 15 克　石　斛 15 克　川　贝 15 克

香　　附 15 克　炒枣仁 15 克　川　　断 15 克　菊　　花 15 克

知　　柏 15 克　川牛膝 15 克

上药共为细末，炼蜜为丸梧桐子大，辰砂为衣，每次服 20 粒，日服 3 次。

[按语]　脑震荡后遗症系因头部外伤，及惊、吓，而致气血逆乱，瘀血阻滞，血脉受损，属于实证范围，在受伤之时，可见神志不清，醒后头痛剧烈，治宜活血化痰，安神定志。本例除头痛外，思想不能集中，不能阅读，睡眠不安，属于阴虚阳亢，心肾不交之候。故以四物，首乌、石斛滋阴养血活血，旋覆花、赭石、生石决、香附等平肝潜镇，行气化痰，重用镇惊安神，交通心肾之品，如磁朱丸、琥珀粉、茯神、菖蒲、远志等。17 付药后头痛大减，已能阅读，继以丸药巩固疗效。

案 5　伊某某，男，39 岁，初诊日期：1980 年 4 月 19 日。

主诉：头痛、手指痉挛不能写字已 6 年。

现病史：患者于 1974 年因车祸受伤，当时昏迷片刻，醒后有剧烈头痛，右手疼痛，几年来除时而头痛、手痛外，右手经常抽搐，不能写字，握拳后不能放松，手指伸直后不能握紧，左手也有类似症状。曾在某院诊为脑震荡后遗症、书痉症，经用多种西药治疗未见明显效果。1960 年来中国工作，症状仍同前，于同年 4 月 19 日前来就诊。当时症见：右手时作抽搐，不能持笔写字，有时疼痛，阴天更加重，饮食正常，睡眠较差，经常头痛。

舌象：舌苔薄黄。

脉象：弦滑。

西医诊断：脑震荡后遗症。

中医辨证：阴虚肝旺，痰血瘀阻经络。

治法：养阴平肝、活血化瘀通络。

方药：

旋覆花 10 克　生赭石 10 克　生石决 15 克　当　　归 10 克

白　　芍 15 克　生　　地 10 克　川　　芎 6 克　木　　瓜 10 克

没　　药 6 克　香　　附 10 克　石　　斛 10 克　钩　　藤 10 克

寄　　生 15 克　丝瓜络 10 克

治疗经过：上方加减共服药 10 剂，配合针灸治疗，症状逐渐好转。继以龙胆泻肝丸每日早服 10 克，舒肝丸晚服 1 丸，共计治疗 1 个月，症状明显好转，右手运动已正常，书写自如，头痛基本消失。

[按语]　脑震荡经久不愈，多为素体阴虚血亏，头部受伤后，气血瘀阻，阴亏津少，瘀滞凝痰，痰血交结，阻于清宫，日久肝肾阴虚，不能生髓补脑，肝阳上扰，以致头晕头痛，失眠健忘；痰血阻络，故见手麻肢体痉挛。本例以手指

痉挛，不能书写为特征，为痰血瘀阻经络，郁久化热生风所致。在养血平肝化痰的基础上，配合木瓜，寄生、钩藤、丝瓜络、没药等化瘀通络，熄风止痉之品。

从案4、案5可以看出，关老治疗头痛，除了养、清、镇、通外，还突出活血化痰的治则，以滋阴养血，平肝潜阳治其本，以活血化痰治其标，气血津液流通，痰血瘀阻得化，头痛之顽疾得除。

第三节　咳　　嗽

一、关老对此病的独特认识

咳嗽是一种以症状命名的临床常见病，多发病。有声无痰谓之咳，有痰无声谓之嗽，在临床上多痰声并见，很难截然分开，故称咳嗽。咳嗽可见于各种疾病，经云："五脏六腑皆令人咳"，《医学入门》把咳嗽分为：风嗽、寒嗽、湿嗽、热嗽、郁嗽、劳嗽、食积嗽、气嗽、痰嗽、干嗽、血嗽、酒嗽、久嗽、夜嗽、天行嗽共15种，这种分类法缺点是过于繁琐。现在一般把咳嗽分为外感咳嗽（风寒、风热、燥热等）与内伤咳嗽（痰湿、痰热、肝火、肺虚等）二类。《景岳全书》云："咳证虽多，无非肺病。"关老认为肺主气，司呼吸，内为五脏华盖，其气贯通百脉而通他脏，故肺与其他四脏关联外，与血又不可分隔。肺不耐寒热，称为"娇脏"，受不得外来之客气，易受外邪侵袭而为病，病则宣肃失常，肺气上逆发为咳嗽，故宜宣肺而不宜敛闭。肺喜润恶燥，故宜润肺而不宜温补。

关老根据多年实践，总结了对咳嗽的治疗行之颇效的验方，方药组成如下：

草河车 10 克	杏　仁 10 克	桑叶、皮各 10 克
生　地 10 克	炒知、柏各 10 克	全瓜蒌 20 克
麻　黄 3 克	玄　参 10 克	赤　芍 10 克
丹　皮 10 克	苦桔梗 10 克	生甘草 6 克

随证加减：伴风寒表证加生姜3克、荆芥10克；伴风热表证加金银花30克、花粉10克、野菊花10克，热重者加生石膏30克，高热不退加紫雪散。

咳多稀痰者上方去生地、玄参，加用二陈汤；咳多黄痰者加生石膏30克、麦冬10克；痰稠黏者加海浮石10克；干咳无痰者加川贝母10克（或浙贝母）、麦冬10克、花粉10克。

痰中带血伴胁痛者黛蛤散10克、仙鹤草10克、藕节10克；咳嗽伴咽痛者加金果榄10克、僵蚕10克或锦灯笼6克；久嗽不愈伴有喘促者加苏子、莱菔子；外邪已除者加白果10克。

方解：方中君药草河车又名金钱重楼、蚤休、七叶一枝花，能清肺热而利咽喉，为治疗咳嗽咽痒必用之品；杏仁宣肺化痰，玄参利咽喉，清热解毒；桔梗为肺经引经药，载药上行，利咽喉，清肺热，除痰（桔梗有苦桔梗、甘桔梗之分，甘桔梗有强心作用，而清肺热利咽、止咳祛痰作用不如苦桔梗）；生地、赤芍、丹皮凉血活血，清热养阴。不论外感内伤咳嗽、咽喉、气管、肺络充血，应用凉血活血药则能消除充血，使咽膈得利，咳嗽得止；桑叶解表散风清热；桑皮、瓜蒌合用泻肺气、宽胸膈而化痰热；麻黄宣肺止咳解表，炒知柏则可清肺肾之热而导热下行，甘草调和诸药，除痰止嗽。

如系内伤咳嗽，可去方中之桑叶，随辨症而略加减用药。

二、验案精选（3 例）

案1 刘某某，女，59 岁，初诊日期：1990 年 1 月 9 日。

主诉：咳嗽白黏痰 20 余年。

现病史：1965 年因患外感致咳嗽唾白沫，痰量多，至今 20 余年，曾服中西药效果甚微。今年初，无明显诱因，病情加重，夜间不能平卧，咳嗽白黏痰，量多，胸闷、咽痛，面部轻度浮肿，纳差便干，大便 3 天一次，尿黄。

舌象：舌苔薄白。

脉象：沉滑。

西医诊断：慢性气管炎。

中医辨证：痰湿内停，肺失肃降。

治法：宣肺化痰，降气止嗽。

方药：

草 河 车 10 克	杏 仁 10 克	桑叶、皮各 10 克
生 地 10 克	玄 参 10 克	前 胡 10 克
赤 芍 10 克	丹 皮 10 克	苦桔梗 10 克
半 夏 10 克	茯 苓 15 克	橘 红 10 克
炒莱菔子 10 克	苏 子 10 克	白芥子 10 克
麻 黄 5 克		

治疗经过：服上方 3 剂，痰涎减少，胸闷减轻，咳嗽略减，仍咽干，大便干，脉沉滑，舌苔薄白。上方去生地、丹皮，加五味子 10 克、细辛 2 克，7 剂药后咳嗽大减，吐少量痰，夜间已能平卧，食欲转佳，大便干，脉沉弦，苔薄白。上方去五味子、细辛、苏子，加紫菀 10 克、冬花 10 克、百部 10 克，在主方基础上加减治疗 2 个半月，病乃痊愈。

案2 崔某某，男，15 岁，初诊日期：1990 年 10 月 7 日。

主诉：咳嗽痰黄已8年。

现病史：1982年感冒后咳嗽，经中西医治疗多年，咳嗽时轻时重，遇冷则剧，始未根治，遂来就诊。当时症见：咳嗽痰黄黏，胸闷咽痛，口干尿黄，咳甚则夜间不能入睡，纳食一般，大便正常。

舌象：苔白而厚。

脉象：沉滑。

西医诊断：慢性气管炎。

中医辨证：痰热内蕴，肺失肃降。

治法：清热化痰，肃肺止咳。

方药：

桑叶、皮各10克　杏　仁10克　　苏　子10克
前　胡10克　　　苦桔梗10克　　生　地10克
赤　芍10克　　　丹　皮10克　　玄　参10克
瓜　蒌15克　　　炒知、柏各10克　生石膏30克
麻　黄3克

治疗经过：7剂药后，咳嗽减轻，痰量减少，胸闷亦轻，小便仍黄，纳少倦怠，脉见沉滑，苔白厚腻，证属湿热蕴结，痰浊阻于肺略，法拟清热化浊，宣肺祛痰。方药如下：

茵　陈30克　公　英15克　金钱草15克　茯　苓15克
杏　仁10克　橘　红10克　草河车10克　藿　香10克
赤　芍10克　白　芍10克　车前子10克　六一散10克

上方14剂后，诸症悉减，痰由黄转白，时有乏力、短气、汗出，易感冒，舌苔白，脉沉滑。此湿浊已除，卫气不固，方药如下：

生黄芪15克　防　风10克　　炒白术10克
北沙参15克　麦　冬10克　　茯　苓10克
法半夏10克　前　胡10克　　款冬花10克
紫　菀10克　炒知、柏各10克　百　部10克
苏　子10克　丹　皮10克　　麻　黄3克

上方20剂后，诸症尽除，病已痊愈，随访1年，咳嗽未作。

案3　张某某，女，40岁，初诊日期：1993年7月5日。

主诉：咳嗽吐痰5个月余。

现病史：患者咳嗽反复不愈已5个月余，经检查肺部未见异常，遂来北京中医医院门诊。当时症见：咳嗽频繁，咯痰发黏，色灰暗，咽痒不适，口干思饮，手足心热，心烦起急，纳食不甘，睡眠不安，月经正常，尿黄便调。

舌象：舌苔薄白、质红。

脉象：沉滑。

西医诊断：慢性气管炎。

中医辨证：阴虚肺热，风寒束肺，经久失宣。

治法：养阴清热，活血化痰，宣肺止咳。

方药：

草河车10克　桑叶、皮各10克　生　石　膏30克

杏　仁10克　瓜　　蒌15克　炒知、柏各10克

玄　参10克　苦　　梗10克　生　　　地10克

赤　芍10克　麻　　黄 3克　竹　　茹10克　　麦　冬15克

治疗经过：上方服用7剂，咳嗽减轻大半，纳食不甘，手足心热，二便调，脉沉弦，舌苔薄白。上方加藿香10克，炒栀子10克，继服7剂，咳嗽止，余症消失。

[按语]　　以上三个病例，贯彻了关老治疗咳嗽的下述3个学术观点。

（1）宣肺散邪：肺主皮毛，气通于表，凡时令之邪，均可犯表伤肺，故治宜宣散，最忌敛闭。用药如麻黄（有热象当配石膏）、杏仁、苦梗之属宣之，其中麻黄取其宣发上焦肺气，用量宜轻，盖上焦如羽，非轻不举，常在3～5克之间即可，宣肺最佳。否则清肃之令不行，一味固敛，必成痼疾。

（2）肃肺养阴：肺为金脏、凡木火升腾，胃热蕴蒸，劳倦久伤虚火上炎等皆伤肺金，以致肺阴大伤。而风寒、湿燥之邪皆能化火。故清热肃肺，养阴润燥为治咳之要道。方中常用桑皮、桑叶、知母、黄柏、草河车等，若热重必用金银花、花粉、生石膏之属。关老认为金银花、花粉配伍有羚羊角之妙用。又肺恶燥喜润，故常用生地、玄参、瓜蒌、麦冬等甘润之品以滋燥金。

（3）活血凉血：肺虽主气，然肺朝百脉，气病必及血络，故而颇重活血凉血，方中常用赤芍、丹皮、生地之属，即可清金保肺，又寓"治风先治血，血行风自灭"之意。学者于此最宜深究。

第四节　咳　　喘

一、关老对此病的独特认识

咳嗽是肺系疾病的主要证候之一，具体来讲，有声无痰为咳，有痰无声为嗽。喘证，则是以呼吸困难，甚则张口抬肩，鼻翼煽动，不能平卧为特征。两者均为常见疾病，尤其是咳嗽，一年四季都可见，可谓人人均患过，虽非大病，但

治不得法，亦缠绵难愈。在临床上两者常同时并见，又都与肺关系密切，因此下面并而论之。

历代医书，对咳喘的论述甚多，从病因病机来讲，不外外感、内伤两大类而与肺、脾、肾三脏关系最为密切。外感咳喘，六淫邪气上从鼻或皮毛而入，影响肺的宣发肃降功能，肺失宣降，肺气上逆而为咳喘。内伤咳喘，总由脏腑功能失调，内邪干肺所致。如肝火上灼伤肺，脾虚不能升清益肺，肾虚不能摄纳肺气等等，正如《医学心悟》所云："肺体属金，譬若钟然，钟非叩不鸣，风寒暑湿燥火六淫之邪，自外击之则鸣，劳欲情志，饮食炙煿之火自内攻之则亦鸣。"咳嗽的病位在肺，但喘除肺外与脾肾也关系密切。从临床表现来看，咳嗽不一定兼喘，而喘多兼咳。从病情轻重来讲，咳嗽较轻而喘多较重。

在外感咳喘中，关老尤其重视外邪入里化热问题。根据多年临床实践，关老体会到，在当今社会中，社会环境安定，人民生活水平提高，体质普遍增强，所患疾病中，以实证、热证为多，感受外邪后，多顺应人的体质入里化热。在治疗中，打破了前人的惯例。中医治疗中，一般在疾病初期，有表证存在时，以解表为主，不用血分药，过早使用血分药，有引邪入里之患。关老在治疗外感咳喘中，从一开始就加入了凉血活血之品，如丹皮、赤芍、丹参、玄参等，在无血热证时，可起预防作用，里热证已成，又可起治疗作用，与其他辛温辛凉药物配伍使用临床效果显著，并无引邪入里的危险。反而可以防范于未然。另外，对邪袭肺，影响肺的宣发肃降，从而影响了人体气机的正常运行。气机阻滞，必然引起血脉的瘀滞，应用活血药可活血以行气，，促进肺正常功能的恢复，达到治疗的目的。

对于痰的认识，有广义与狭义之分，咳喘中所见的痰，是看得见的有形之物，因此也就属于狭义之痰。痰既是病理产物，又是致病之邪，痰的生成与脾关系密切，肺为贮痰之器，脾为生痰之源，多数医家都知道在治痰病时，既要用杏仁、桔梗、前胡、瓜蒌、贝母、苏子等化痰药治标，也要用党参、茯苓、白术、半夏等健脾燥湿药治本，阻断生痰之源。关老在治疗痰浊咳喘时，除宣肺化痰、健脾化痰等法外，还重视血分药的应用，即活血化痰。在痰涎阻塞肺经的情况下，痰作为致病之邪，阻滞气机，气滞血瘀，痰气血交结在一起，单用行气化痰之品，势必难以推动，加上活血药如丹参、赤芍等，可使血活气动，则血行痰易化，与宣肺化痰，健脾化痰等药物配合，可更快达到祛痰止咳平喘的目的。

在虚证咳喘中，关老常用养阴益气清热之法。正如前所述，当今社会中，社会环境和饮食环境等因素，决定了内热之体多见，热邪易伤阴液，加之肺为金脏，最为娇嫩，喜润恶燥，因此虚证咳喘中以肺阴虚者多见。关老常用甘润之品滋阴益气，清热凉血。

下面就咳喘的辨证分型，常用方药分而论之，关老习惯于将咳喘分为虚实两大类。

（一）实证

1. 外邪犯肺 外感风寒，风热之邪，上犯于肺、肺失宣降，肺气上逆而致咳嗽频作。咳痰白黏或黄稠，甚则喘促胸憋、气短，可伴发热恶寒，咽痒咽痛，鼻堵流涕等表证。苔薄白或薄黄，脉浮数或滑。

治宜疏风解表，清热宣肺，凉血活血。

基本处方：

> 桑　叶 10 克　桑　皮 10 克　杏仁 10 克　前　胡 10 克
>
> 丹　皮 10 克　赤　芍 10 克　玄参 10 克　草河车 10 克
>
> 炒知母 10 克　炒黄柏 10 克　麻黄 3 克

方解：方中以桑叶、杏仁、前胡疏风解表宣肺化痰，麻黄轻宣肺气、丹皮、赤芍、玄参凉血活血，桑白皮降肺气，草河车清热解毒，炒知母和炒黄柏清热泻火，引火下行。

加减：

兼恶寒身痛、无汗、鼻流清涕等风寒表证时，加苏叶、芥穗。

兼身热恶风、口渴咽痛等风热表证，加菊花、连翘、茅根等；痰黄稠加瓜蒌、川贝。

兼口鼻干燥、喉痒干咳、少痰或痰黏难出者，加沙参、麦冬、石斛、花粉等。

肺胃热甚加黄芩、生石膏。

喘甚加苏子、半夏、橘红等降气化痰。

2. 痰浊蕴肺 脾湿生痰，上渍于肺。壅遏肺气而致咳嗽痰多，甚则喘急胸闷，痰黏腻稠厚，可伴脘痞食少，口黏不渴，身重体倦等湿困中焦之证，苔白腻，脉滑。

治宜健脾燥湿，降气化痰止咳喘。

基本处方：

> 半　夏 10 克　茯　苓 10 克　橘　红 10 克　杏　仁 10 克
>
> 前　胡 10 克　丹　参 15 克　赤　芍 15 克　麻　黄 3 克
>
> 枳　实 10 克　地　龙 10 克

方解：方中以半夏、茯苓、橘红燥湿化痰、杏仁、前胡宣肺化痰、麻黄、地龙宣肺平喘通络，枳实降气化痰除痞、丹参、赤芍凉血活血。

如痰黄黏稠，缠喉难出，属痰热互结者，酌加瓜蒌、川贝、海浮石、黛蛤散等。

肺胃热盛加草河车、黄芩、炒莱菔子等降气平喘。

（二）虚证

1. 肺阴虚 肺阴亏虚，虚热内灼，肺失润降而致干咳少痰，或痰中带血，口干音哑，可伴午后潮热，手足心热，神疲盗汗等，舌质红少苔，脉细滑，若兼肺气虚不敛则喘促不宁，气短少气。治宜养阴益气、止咳平喘。

基本处方：

> 北沙参20克　麦　冬10克　石　斛10克　赤　芍15克
>
> 玄　参10克　桑白皮10克　花　粉10克　杏　仁10克
>
> 麻　黄 3 克　炒知母10克　炒黄柏10克　生　地10克

方解：方中用北沙参、麦冬、石斛益气养阴，赤芍、生地凉血活血、花粉、知母甘寒清热，黄柏清虚火，引热下行。桑白皮泻肺降肺气，杏仁、麻黄宣降膈气止咳喘。

加减：

兼午后潮热、手足心热，加青蒿、地骨皮、银柴胡等。

痰中带血，加荷叶炭、茅根、藕节等。

兼气虚，加黄芪、党参。

喘甚，加白果、地龙、诃子肉、苏子等敛肺降气平喘。

2. 脾虚 脾虚失于健运，痰湿内生，阻滞气机，加之脾虚不能升清益肺，肺失清肃。证见咳喘少气，痰多色白，食欲不振，大便溏泻，胸闷腹胀，倦怠乏力，舌淡苔白，脉沉滑。

治宜健脾益气，燥湿化痰，兼以活血宣肺。

基本处方：

> 党　参15克　白　术10克　茯　苓15克　生甘草10克
>
> 杏　仁10克　橘　红10克　半　夏10克　赤　芍10克
>
> 麻　黄 1.5克　地　龙10克

方解：方中以党参、白术、茯苓、生甘草四君子汤健脾益气，杏仁、橘红宣肺理气化痰，半夏燥湿化痰，麻黄、地龙宣肺降气平喘，赤芍活血。

加减：

纳呆腹胀者，加砂仁、厚朴

大便溏泻，加诃子、苍术、芡实。

气短明显者，加生芪。

3. 肾虚 病程日久，肺之气阴亏耗，不能下荫于肾，使肾之真元伤损，根本不固，则气失摄纳，上出于肺，而为咳喘。此型患者病程多较长，呈慢性反复发作，且以喘证多见。证见咳喘气短动则喘甚，呼多吸少，气不得续，形瘦神疲，甚则汗出肢冷，舌质淡，少苔，脉沉细弱。

治宜补肾纳气，兼以活血。

基本处方：

山　药10克　丹　皮10克　生　地15克　熟　地15克

泽　泻10克　茯　苓10克　诃　子10克　苏　子5克

白　果10克　麻　黄3克　丹　参15克　五味子10克

山萸肉10克

方解：方中用六味地黄汤培补真元，不腻不燥，用白果、苏子、五味子、诃子敛肺降气，配合麻黄一升一降，一开一合，使肺气既能宣，又能降，则喘可渐平。患者久病，气阴两伤，血脉鼓动无力，必有血瘀之患，佐以丹参，养血活血，血脉畅通则咳喘易平。

加减：

肾虚腰痛者，加川断、牛膝、寄生等。

偏肾阳虚者，加淫羊藿、仙茅、肉桂等。

阴虚火旺者，酌加炒知母、炒黄柏、肉桂等引火归元。

二、验案精选（5例）

案1　张某某，女，5岁，初诊日期：1991年3月18日。

主诉：发烧，咳喘4天。

现病史：患儿4天前不慎感受风寒后，发烧38℃~40℃，怕冷、无汗、咽痒咽痛、咳嗽、喘憋，到某医院急诊，查：白细胞10×10^9/L，嗜中性白细胞0.82，双侧扁桃体肿大，诊为急性扁桃腺炎，予消炎、退热治疗。肌肉注射青霉素等，3日后咽痛减轻，烧仍未退，咳喘加重而来北京中医医院门诊要求服中药治疗。

现症：咳嗽、吐黄黏痰、喘憋，纳食减少，咽痛，口渴，大便干燥、小便正常，昨晚体温39.5℃，发烧时微恶寒。

检查：体温38.5℃，咽红，双侧扁桃体肿大，左下肺可闻及少量湿性啰音，X线胸透示左下肺炎，查血白细胞11×10^9/L，中性白细胞0.73，舌苔薄白质红，脉滑数。

西医诊断：左下肺炎

中医诊断：①咳喘；②发热。

中医辨证：外感风寒，肺胃蕴热，肺失宣降。

治则：疏风清热，宣肺平喘，活血化痰。

方药：

桑　叶10克　杏　仁10克　丹　皮10克　赤　芍10克

草河车 10 克　玄　参 10 克　桑　皮 10 克　炒知母 10 克

炒黄柏 10 克　生石膏 20 克　花　粉 10 克　金银花 10 克

麻　黄 2 克　茅　根 20 克　酒　军 10 克

上药服 3 剂后，热退，咳喘减轻，大便稍稀日 1 次，纳食尚欠佳。前方去酒军、桑叶、桑皮加焦三仙 30 克，4 剂。药后咳喘止，纳食正常，精神体力基本恢复，查：血白细胞 $6.4 \times 10^9/$升，胸透：肺部阴影消散。

[按语]　患儿患病之初，风寒袭表，故见恶寒发热，无汗等表证，此后外邪逐渐入里化热故表证减轻而咳喘，痰黄稠、咽痛、口干、便干等肺胃热盛之证明显，故以麻杏石甘汤加味治疗：因肺为娇脏，既怕湿又怕燥，方中多以生石膏、花粉、茅根、知母等甘寒之品清肺胃之热，丹皮、赤芍凉血活血养阴，黄柏引热下行。关老认为金银花、花粉两药配合清热凉血，有羚羊之功。再用麻黄、杏仁、桑叶等宣肺，配合酒军导滞通便泻热，腑气得通，肺气得宣，通下宣上，表里双解。药后热退喘减，加减治疗 1 个月后恢复正常。

案 2　王某某，男，56 岁，初诊日期，1991 年 10 月 14 日。

主诉：咳喘 1 周，多黏痰。

现病史：1 周前感冒，自觉全身发紧，咽痛、咳嗽、流清涕，自服感冒清热冲剂等治感冒中成药后，身困、咽痛、流涕均减轻，但咳嗽加剧，遂到本院门诊查：白细胞 $9.8 \times 10^9/$升，中性占粒细胞 0.82，胸透示双肺纹理增粗，诊为慢性支气管炎急性发作，予消炎止咳化痰药，服后仍咳嗽，而找关老要求服中草药。

现症：咳嗽微喘，多白黏痰，胸闷气促，纳食欠佳，腹微胀，头晕，大便偏干，尿黄，苔白腻，质稍红，脉沉滑。

既往史：有慢性支气管治病史 6 年，每天冬季犯病。

西医诊断：慢性支气管炎急性发作。

中医诊断：咳喘。

辨证：痰浊阻肺，肺失宣降。

立法：宣肺化痰，止咳平喘。

方药：

杏　仁 10 克　橘　红 10 克　前　　胡 10 克　半　夏 10 克

茯　苓 5 克　苏　子 10 克　炒莱菔子 10 克　枳　实 10 克

金银花 15 克　赤　芍 15 克　草河车 10 克　麻　黄 5 克

二诊：服上药 7 剂后，咳嗽减轻，痰量减少，仍咳嗽有白痰，纳一般，二便调，前方加瓜蒌 15 克继服 7 剂。

三诊：咳喘基本除，仍有少量白痰，腹微胀，大便不成形，舌苔薄白，脉沉滑。开方如下：

党　参10克　茯　苓15克　白　术10克　苍　术10克

杏　仁10克　橘　红10克　半　夏10克　赤　芍10克

川　朴10克　砂　仁 5克　草河车10克

服药14剂后病情稳定。

[**按语**]　　此例为一老年患者，有慢性支气管炎病史6年，每于冬季犯病。久病咳喘必伤肺气，脾肺两虚，为此病之本，但考虑此患者就诊时以咳喘多痰为主要症状，按照中医急治其标的原则，先以二陈汤合苏子、莱菔子燥湿化痰，降气平喘，配合杏仁、前胡宣肺化痰，枳实降气化痰除痞，麻黄宣肺平喘，一宣一降，恢复肺的正常功能。加金银花清透表里，草河车清热除湿，赤芍活血共奏燥湿化痰、宣降肺气、止咳平喘之功。服药14剂后，患者咳喘明显减轻，痰量减少，此时患者自觉腹微胀，大便不成形，考虑邪已去大半，当以治本为主故以四君子汤为主，健脾化痰，加半夏、橘红、杏仁燥湿宣肺化痰，砂仁、川朴理气燥湿，服药14剂后，基本恢复正常。

案3　安某某，男，67岁，初诊日期：1991年8月10日。

主诉：喘咳8年，加重1年。

现病史：有慢性支气管炎病史8年，经常咳嗽多痰，重时喘憋，近1年症状加重，咳嗽气短，动则喘促、心悸，西医医院检查诊为肺源性心脏病，因不愿服西药而来北京中医医院门诊求治。

现症：咳嗽气短，动则喘促，有白黏痰，心悸、腹胀、食欲不振、下肢微肿，二便调，苔稍黄、脉沉。

西医诊断：咳喘。

中医诊断：慢性支气管炎，肺心病。

辨证：阴虚肺热，气虚不敛。

立法：清热养阴，益气化痰，活血化瘀，止咳平喘。

方药：

生　芪30克　麦　冬10克　生　地10克　生石膏30克

橘　红10克　茯　苓10克　川　贝10克　炒知母10克

白　果 7克　麻　黄 3克　丹　参15克　炒黄柏10克

腹　皮10克　砂　仁 5克　冬瓜皮10克

治疗经过：以上方为基础，加减治疗共1年，在痰热较盛，发热咳嗽吐黄痰时，曾去生芪、白果等益气敛肺之品，酌加草河车、鱼腥草、海浮石等清热化痰，尿量减少，下肢肿甚时，曾加车前子、茯苓皮等，喘促明显，气不得续时，加苏子、诃子肉等，唇紫、瘀血重时，加过泽兰、赤芍等活血化瘀药。经过1年治疗，症状明显改善，咳喘减轻，痰量减少，体力增加，经过1年治疗，症状明显改善，咳喘减轻，痰量减少，体力增加，能从事一些轻体力活动，停药，嘱慎风寒，预防感冒。

[按语]　此患者病程较长，病情复杂，虚实夹杂，既有气阴两虚，肺虚不敛的一面，又有痰热内蕴，气滞血瘀的一面。治疗中，要掌握好这几方面的轻重比例，根据邪正两方面消长情况辨证治疗，用生芪、麦冬、生地益气养阴，知母、黄柏、生石膏清热，橘红、茯苓、川贝化痰，麻黄轻宣肺气、平喘利水、腹皮、砂仁行气，白果敛肺气、丹参活血，共奏清热养阴益气化痰，活血行气，止咳平喘之功。经过前后1年加减治疗，病情得到明显缓解。

案4　李某某，男，19岁，初诊日期：1992年8月5日。

主诉：喘咳已13年。

现病史：患者6岁时冬天患感冒，咳嗽不愈，至次年春发生哮喘，每月发作1～2次，每次持续1～2周，冬季发作频繁，夜间喘促不能平卧，发作严重时白天也不间断，曾用氨茶碱、盐酸异丙嗪片、激素以及中药，仅能暂时缓解。7岁时曾2次住北京中医医院儿科，以后喘咳基本控制。

1987年冬因患重感冒发烧，以致旧病复发，其后又遭雨淋，喘咳更加重，至今不愈。发作重时，喘息昼夜不止，难以平卧，寝食俱废，靠吸氧和静点葡萄糖维持。曾用多种偏方均无显效。平时畏寒怕风，盛夏也需穿长袖长裤，自汗盗汗，饭后稍活动则呕吐。间或遗尿、遗精、夜间发作，每晚常规服氨茶碱与盐酸异丙嗪片，严重时肌肉注射氨茶碱及0.1%肾上腺素。1992年8月5日来北京中医医院门诊。

现症：喘促、咳嗽、胸憋气短、自汗、心悸、不能平卧、吐大量白色黏丝痰，不易咯出，食欲不振，大便秘，小便正常。

舌象：舌薄苔、舌质淡红。

脉象：脉沉细。

西医诊断：支气管哮喘，肺气肿。

中医诊断：咳喘。

中医辨证：邪热郁肺，经久不宣，气阴两伤。

治法：养阴益肺，清热化痰，顺气定喘。

方药：

北沙参12克	杏　仁10克	五味子10克	生甘草6克
瓜　蒌15克	草河车10克	生石膏30克	苏　子10克
炒知母10克	炒黄柏10克	玄　参12克	苦　梗10克
川　贝10克	生　地10克	赤　芍10克	麻　黄1.5克
白　果6克（打）	地　龙10克		

治疗经过：8月10日服上方3剂后，夜间喘咳即见减轻，痰仍多，已由丝痰转为痰块，容易咯出。大便稀溏，每日3次。上方加天竺黄5克、旋覆花10克，以降气化痰，药后哮喘渐平，间或作喘，仅配合少量西药即可控制。9月下旬，因为天气突然变化未能及时添加衣服而受凉，喘咳又加重，昼夜不止，自汗出，便干，尿短。由于久病脾肺两虚，痰湿不化，稍遇风寒引动，喘咳即发。拟宜健脾补肺，顺气平喘为法。方药如下：

党　参10克　五味子10克　浮小麦30克　茯　苓15克

法半夏10克　焦白术10克　百　合10克　生　地10克

草河车10克　远　志10克　藕　节10克　生赭石10克（包）

麻　黄 3克　白　果10克　生甘草10克　地　龙10克

10月8日，服药后喘减轻，虚汗减少，二便正常，仍吐白色黏痰，有时发绿色，不易咳出，继按上方加减，痰涎壅盛，吐痰黏稠难出时，曾加用过海浮石、旋覆花、苦桔梗、桑皮等。气虚自汗时，曾加用过生芪、黄精、北沙参等。痰中带血时曾中用过白茅根、荷叶炭、紫菀、天麦冬。咽痛时曾加用过藏青果（口含），心悸失眠时曾用过琥珀粉。

以后痰量逐渐减少，喘咳减轻，共治疗3个多月，患者食欲增加，体质逐渐增强，偶而因感冒引起喘咳，及时服用氨茶碱就能缓解，至1993年1月继续以上方加减治疗，病情稳定虚汗减少，咳嗽减轻，至3月份，夜间已基本不喘不咳，天气变化时尚感憋气，喘咳未发，吐少许白痰，夜间稍有汗出，其他情况均良好。且能参加体育锻炼、洗温水澡，坚持半天上学。

[按语]　患者自幼支气管哮喘已13年之久，病起于幼年时风寒感冒，失于宣散，郁于肺络，以致咳喘，经久肺脾俱虚。脾虚则聚湿成痰，饮食不化，故见痰多，食后作呕。肺虚则皮毛不固，卫外无权，故畏风寒、自汗出，且易受外感，见有遗尿遗精诸症，可知已累及肾。开始治疗时因其痰黏难咯，喘促自汗，而从养阴益肺，清肺化痰，顺气定喘入手。方中北沙参、五味子、生地、玄参补气敛阴，麻杏石甘合苦梗、瓜蒌、川贝宣肺化痰，其中麻黄仅用3克，因其虚多实少，不宜过于宣散，并且配合苏子、白果一升一降，一散一敛，以期痰化气顺喘平。炒知柏、草河车清热解毒养阴利咽，地龙、赤芍活血通络，服后喘咳减轻。以后因为受外邪喘又加重，系因本虚未复，痰湿未消，故稍遇风寒而引发。继而健脾消痰，补肺顺气并进，标本兼治。方用六君（去陈皮）健脾消痰，百合、生地、白果、五味子、浮小麦，或加生芪、北沙参、天麦冬等养阴敛肺益气，再佐以清热活血顺气定喘之品，坚持治疗逐步收效，患者不但喘咳渐平，饮食也增加，体质增强。对于慢性长期哮喘的患者强调培本是很重要的。

案5　安某某，男，8个月，南朝鲜人，初诊日期：1993年6月22日。

主诉：咳喘已半年。

现病史：患儿出生 2 个月受寒感冒后咳喘不止，曾服过多种止咳化痰平喘药物，始终未效。半年后，于 1993 年 6 月 22 日来北京，由母亲抱来请关老诊治。

现症：患儿咳喘，痰白，偶有黄痰，喘憋胸闷，由于咳喘，晚间不能入睡，哭闹不宁。

舌象：苔薄白。

脉象：滑稍数。

西医诊断：喘息性气管炎。

中医诊断：咳喘。

中医辨证：痰浊内阻，肺失宣降，表邪未解。

治法：清肺化痰，止咳平喘，兼解表邪。

方药：

草 河 车 6 克　杏　　仁 6 克　桑皮叶各 6 克　瓜　　蒌 6 克

玄　　参 6 克　苦　　梗 6 克　生　　地 6 克　赤　　芍 6 克

丹　　皮 6 克　麻　　黄 1 克　苏　　子 3 克　生 石 膏 10 克

炒知柏各 6 克　白　　果 3 克

上药服用七剂，6 月 29 日二诊时，患儿咳嗽止，喘基本消失，已能安静入睡，饮食正常，大便稍干，舌苔薄白，脉滑。于上方加海浮石 10 克、前胡 6 克，以化痰平喘、巩固疗效。

[按语]　本例患儿年仅 8 个月，而咳喘半年未止。关老认为小儿为纯阳之体，用药应当审慎，关键在于辨证，患儿虽咳喘半年，然非虚证，不可妄投补剂以闭门留寇，盖因患儿咳喘之疾始于风寒，医者过用化痰平喘之剂及西药，而患儿肺热未清，表邪未解，其本未治，仅治咳喘之标，结果徒伤其正，其标依存。关老以草河车、玄参、生地、赤芍、丹皮、生石膏、炒知柏清热解毒，凉血活血。患儿表邪不解，蕴久化热，应用清热凉血药一是清除肺热，二是凉血活血有助于痰化喘止，"血活痰易化"；以桑叶解表；以杏仁、桑皮、瓜蒌、苦梗、苏子理气化痰平喘；方中麻黄宣肺平喘，白果敛肺平喘，一开一合，一宣一敛，麻黄用量宜轻，白果更适宜外有风寒内有痰热之喘证。上药仅服 7 剂，半年之喘疾得除，又加海浮石、前胡，继服 7 剂以化痰平喘，巩固疗效。

第五节　发　　热

一、关老对此病的独特认识

发热，是指体温高于正常范围者，是病邪作用于人体所引起的疾病中常见主证之一。同是发热可出现不同的证候中。

引起发热的疾病较多，西医学认为发热大致可归纳为感染性与非感染性两大类。感染性发热包括各种急慢性传染病与急慢性全身的或局灶性感染引起的发热；非感染性发热，包括白血病、变态反应、恶性肿瘤、结缔组织疾病、内分泌疾病及功能性发热等。

中医学认为，究其发热的原因，不外乎外感与内伤两方面。外感所致的发热，发病机制为六淫外邪或疫疠侵袭肌表，卫阳奋起与之抗争而致发热，当外邪化热入里（五气化火），邪正激争，阳热盛极则壮热不已，若邪热耗伤人体阴精、津血，使阳盛阴虚，则发热迁延。内伤所致发热，主要是体内阴阳平衡失调的结果。其发病机制是七情所伤，气郁化火（五志化火）或过食辛温燥热之品，或脏腑功能过亢（气有余便是火）等阳气亢盛而发热，《素问·阴阳应象大论》所云："阳盛则身热。"或因暴病久病、七情、饮食、劳倦等损伤脏腑精血，导致阴精亏损而发热，即所谓"阴虚则内热"（《素问·调经论》），或因人体阳气虚极欲将外脱，阳气浮越于外，或阴寒内盛格阳于外（阴盛格阳）亦可导致发热。

根据发热程度和特点的不同。前人有以下发热名称：微热、恶热、烦热、骨蒸、潮热、发热不扬、灼热、暴热、夜热早凉、发热夜甚、低热持续等。现在结合体温计的使用，又可分为：低热、中热、高热、潮热及自觉发热等。

另外，发热有同时伴恶寒者，有但热无恶寒者，有往来寒热者、亦有日晡潮热者，但都不外外感与内伤两类。

（一）外感发热

外感发热属外感病范畴，其病因是外感病邪中可以导致人体发热的一类病邪，如六淫病邪（风、寒、暑、湿、燥、火）。早在《素问·至真要大论》中就提出："夫百病之生也，皆生于风、寒、暑、湿、澡、火"，"所有外感病都是六淫引起的"。

在外感热病的理论中，还提出有一类疾病的原因区别于一般的六淫外侵，即疫气病邪，它也是引起外感发热的一重要致病原因，在历代文献中又有毒气、乖戾之气、疠气、杂气、异气、瘴气等名称，疫气是单独存在于自然界中的致病因子，即杨栗山《伤寒温疫杂辨》中说："天地间另为一种疵疠旱疠之毒气。"《温疫论·原病》中说："病疫之母，昔以为非其时有其气。"从审证求因的观点来看，引起温疫发病的杂气仍未完全脱离六淫性质范畴，实际上疫邪的性质和致病特性也可以按六淫进行分类，如引起湿热疫病的疫邪为漫热疫邪，引起暑燥疫病的疫邪为暑燥疫邪。

其次还有毒邪，也是引起某一类外感热病的病因，它可以与六淫病邪形成风毒、寒毒、暑毒、湿毒、燥毒、火毒等。

正确地对外感热病进行辨证，是有效进行防治的重要前提，要做到辨证正确，就必须能正确地反映证候的客观存在，正确地分析病变过程中不同证候表现的本质。关老非常强调治病必须辨证准确，正如清代著名医家吴鞠通在《温病条辨》中说："着眼处全在认证无差，用药先后缓急得宜，不求识证之真，而妄议药之可否，不可与言医也。"

辨外感发热，首先结合发病季节，辨其属于风寒、风温、春温、湿温、暑温、秋燥等，然后鉴别其发热之属表、里、半表半里及营血。

1. 表证发热 表证发热的特点是必要与恶寒同时并见，多见微热（偶有壮热），一般多伴有鼻塞、流涕、喷嚏、头身疼痛、舌苔薄、脉浮等症状，根据发热的不同特点及伴发症状的差异，再进一步鉴别是风寒表实证（又称太阳伤寒证），还是风寒表虚证（又称太阳中风证），前者以寒邪袭表为特点，而后者以风邪伤表为主，另外还有风温（热）、湿温、秋燥，此三证虽同属表证的卫分证，但根据病邪、热、湿、燥的不同症状，治疗亦不相同。

关老在临床治病中，遵古人常法，通过四诊分析其病因、病位、病情，进而按照八纲、卫、气、营、血、以及脏腑、气血辨证法则，进行归纳，从整体观念出发，正确地处理"扶正"与"祛邪"的辨证关系，调整血气、阴阳，使之恢复相对的平衡，以期热退病除。

关老在临床实践中，遵古但不泥于古，在前人的基础上，发展创造自己的学术观点。在治疗一般单纯外感发热病病时，关老亦不外辛温解表，解肌发表，辛凉解表，清暑祛湿解表，疏风润燥解表等法，或用单方验方，葱白煎水，姜糖水以发散而退热。但对于一些原因不明或顽固性发热的病例，关老在辨证治疗时有他独到之处。

关老认为，外感无论风、寒、暑、湿、燥均为外在因素，但内因不具备，亦不会患病，内因是发病的根本。从发病学的观点讲，中医始终强调：邪之所凑，其气必虚；正气存内，邪不可干。关老常讲人无内热不会招致外感，如人内里有伏热，感受外来六淫之邪均可以热化，故治疗时热势难退。

2. 半表半里发热 半表半里属少阳症，即病邪已离太阳之表，尚未进入阳明之里的阶段。

半表半里的特点是寒热往来（或称往来寒热）恶寒与发热交替出现，定时或不定时发作。

在临床上单纯少阳病，可按照中医的辨证施治和解少阳法即可，但有时病情较为复杂，并不是孤立的。如临床上有的患者出现有头痛、恶寒、发热的太阳病证，又同时胸胁痞满，口苦咽干，心烦喜呕等少阳病症，这是两经同时有病即所谓"太少合病"，如体质较弱的患者。由于正气虚弱，正不抗邪，外邪虽未离表，但已逐步深入，所以治疗时既不能用单纯的汗法免使正气愈伤，又不能用单纯的清法，邪未入里，热势未著，苦寒直折易伤正气，而是应当用和解，调和营卫和方法。《难经》中说："心者血，肺者气，血为营，气为卫，相随上下，谓之营卫，通行经络，营周于外。"所以调和营卫的临床意义就是调和气血，气血营卫得以调和正气振奋则外邪自祛。

3. 里证发热 里证包括的内容相当广泛，张仲景在《伤寒论》中所述的六经辨证中的阳明病，太阳病、少阴病、厥阴病均属于里证；叶天士提出的卫气营血辨证，其中气分证、营分证、血分证亦多属里证。里证发热，在临床上表现亦较为复杂。

一般里证发热可以通过泄热的治疗方法而治愈，但在临床上常有卫营同病，气营两燔等复杂病证，以三焦传变而言，可以有中焦的肺胃热盛，邪热燔炽或热实互结，而下焦阴液已伤的土盛克水证，以脏腑病变而言，虽然外感热病多数有某一脏腑为病变中心，但在病变过程中却往往又波及到其他脏腑，造成多脏腑的病变。关老在治疗这类复杂发热的病证时，能知常达变，既不离中医的辨证基本原则，又突出自己的治病特色，灵活确定治法。如关老在治疗里热证时在清里热的同时注意养阴，关老认为内热盛必然伤阴，而阴亏者内热必更盛，因此在清除里热的同时，注重养阴凉血，不但有助于消除里热，更能有利于扶正祛邪兼顾。这种治法是通过增强体质最后祛除外邪，是值得重视的退热方法。

（二）杂病发热（内伤发热）

杂病发热是指以内伤为病因，气血阴精亏虚，脏腑功能失调为基本病机所导致的发热，一般起病较缓，病程较长，临床上多表现为低热，有的患者仅自觉发热或五心烦热，《内经》关于内伤发热早有记载，《素问·调经论》说："阴虚则内热。"《诸病源候论》有不少关于内伤发热的记载，如《虚劳客热候》说"虚劳之人血气微弱、阴阳俱虚，劳则生热，热因劳而生"，指出了热因劳生的特点。《虚劳热候》论阴虚发热的病机说："虚劳而热者，是阴气不足，阳气有余，故内外劳于热，非邪气从外来乘也。"

对内伤发热的辨证，首先应辨明病因、病机及证候的虚实，关老经常强调，要针对不同证候的病机进行治疗，根据不同情况而以解郁、活血、益气、养血、滋阴为治疗法则，切不可一见发热，便用发散或苦寒之剂。内伤发热，发散更易耗伤津血、苦寒则易伤胃气，或化燥伤阴，反使病情加重，对虚证发热采用补剂，应根据气血阴阳亏损的不同而选方。

二、验案精选（6 例）

案 1 王某某，男，15 岁，初诊时期：1985 年 4 月 25 日。

主诉：咽痛 3 天，高烧 1 天。

现病史：3 天来咽痛，某医院诊为急性咽炎，服用抗生素无效，于昨晚 11 时许，突然高烧，体温达 40℃。咽干而痛，口渴饮水不多，咳嗽吐白色黏痰，面部烘热、头晕、头痛、溲赤便秘。

现症：患者呈急性病容，体温 39.5℃，面红目赤，颌下淋巴结肿大如杏核者 3 个，有压痛，可以推动，咽部红肿，扁桃体中度肿大，心率 126 次/分，律齐，无明显病理性杂音。两肺呼吸音稍粗，未闻啰音。

既往史：体健，否认其他疾病史，无药物过敏史。

检查：胸透：肺部未见异常，血常规：白细胞 13.6×10^9/升，中性粒细胞 0.89，酸性粒细胞 0.03，淋巴细胞 0.08。

舌象：舌苔薄白，舌质红。

脉象：浮数，尺肤热。

西医诊断：急性咽炎。

中医诊断：外感发热。

中医辨证：风温客肺，热盛灼阴。

治法：辛凉解表，清热解毒。

方药：

薄　荷 10 克　黄　芩 15 克　连　翘 12 克　天　冬 12 克
生　地 12 克　玄　参 12 克　牛蒡子 10 克　板蓝根 12 克
苦　梗 10 克　杏　仁 10 克　赤　芍 15 克　鲜茅根 30 克
鲜芦根 30 克　银　花 15 克

治疗经过：4 月 26 日，服上方 1 剂后，汗出身凉，体温 36℃，心率 70 次/分，咽痛大减，当夜安睡，胃纳好转，轻咳少痰，面红目赤已消，咽峡部稍红，扁桃体仍见肿大，脉弦数，舌苔薄白，舌质稍红。

方药：

桑　皮 6 克　桑　叶 6 克　杭菊花 10 克　黄　芩 15 克
连　翘 12 克　生　地 12 克　玄　参 15 克　牛蒡子 10 克
板蓝根 12 克　苦　梗 10 克　蝉　蜕 3.5 克　僵　蚕 6 克
赤　芍 15 克　鲜芦根 30 克　鲜茅根 30 克

4 月 27 日，体温正常 36.3℃，头晕、咽干已愈，饮食二便如常，咽稍红，扁桃体及颌下淋巴结肿大均已消退，心肺（－），查血，白细胞 9×10^9/升。按上方减为半量，再服 1 剂而收功。

[按语]　本例属于风温为病，风为阳邪，温也为阳邪，两阳相合，故见高热，溲黄便秘，咽部红肿疼痛脉见浮数。里热虽盛而表邪未解故用黄芩、银花、

连翘、板蓝板清热解毒，天冬、生地、玄参、芦茅根凉血养阴，牛蒡子、苦梗、杏仁清咽利肺，赤芍凉血活血，薄荷解表宣散表里双解，1剂热退。二诊时，因见扁桃体仍肿大，故加蝉蜕、僵蚕以疏风消肿，化痰散结，再剂而病愈。一般常规认为"表证不能用里药"，以防引热入里。关老认为，其所指的表证，必须是纯属表证，所指的里药多是苦寒泻下之剂，如果表邪未解，反而用苦寒泻下之剂，势必引邪之里，造成陷证或坏证。但是，兼有里证，在解表的基础上兼清里热，表里双解，效果直捷。

案2　温某某，男，23岁，外院会诊病例，会诊日期：1962年7月6日。

主诉：高热持续不退10余日。

现病史：6月18日突感恶寒发热，鼻塞不通，时流清涕，咽喉肿痛，19日仍坚持工作，下班时感觉头晕加重，曾昏倒1次，急送医院体温39.9℃，血压75/60毫米汞柱，心肺未见异常，肝脾不大。查血：白细胞6.4×10^9/升，中性粒细胞0.69，淋巴细胞0.03，单核细胞0.01，按高烧待查收住院治疗，先后曾用大量青霉素、土霉素、金霉素、链霉素、四环素及中药紫雪等未效，体温持续在39℃左右，10余日不退。住院期间无阳性体征发现。血、尿、便细菌培养无致病菌生长，西医诊断未明确。于7月6日请中医会诊。

现症：发热不恶寒，午后热重，身有汗出，神疲，面垢赤，说话无力，口渴思冷饮，头晕头痛，心烦不宁，四肢沉困，纳呆，尿赤，大便稀软，日行1次。

既往史：体健，无烟酒嗜好。

舌象：苔黄厚而腻，质较红。

脉象：两脉洪数，右大于左。

西医诊断：高热待查。

中医诊断：外感发热。

中医辨证：外感暑湿，邪热入营。

治法：芳香化浊，祛暑利湿，清营凉血。

方药：

　　　藿　香 6克　佩　兰10克　生石膏15克　炒僵蚕 3克

　　　生　地10克　天花粉15克　银　花15克　赤　芍10克

　　　丹　皮10克　黄　芩10克　茵　陈12克　鲜荷叶15克

　　　益元散（包）12克

治疗经过：服上药1剂后体温即降到38℃左右，继服2剂，体温恢复正常，诸症皆除，经调养痊愈出院。

[**按语**]　本例也是夏日热病，10余天不解。初感时畏寒发热，鼻塞不通，时流清涕，咽喉肿痛乃感受暑湿外邪，未能及时宣透清解，复因工作环境为高温

车间，湿邪迅速化热，会诊时，症见但热不寒，午后热重，口渴心烦，舌红说明表证虽解，但营热仍盛，因其苔黄厚而腻，面垢而赤，四肢沉困，大便稀软，可见湿邪缠绵未解，故治当芳化利湿，清暑凉血。方用生石膏、银花、黄芩、茵陈，益元散清暑利湿，藿香、佩兰、荷叶芳香化浊，开清解暑，生地、丹皮、天花粉、赤芍养阴凉血活血，佐以僵蚕散风热，以上2例都曾用过紫雪，而热未解，说明对于湿热证，即使出现神昏，使用紫雪、安宫牛黄丸也难以取效，必须清热之中兼有化湿开窍为宜。

另外以上2例均属暑湿范围，由于暑必挟湿，暑湿交感，暑为阳邪、热邪，易于伤气、伤阴，湿为阴邪，容易困脾损阳，若热重于湿则阴耗日著，若湿重于热则脾困日昭，湿热缠绵难以化散，而治疗时，即不能过于利湿，利湿则伤阴耗液，又不宜过于养阴，养阴则易于恋邪，所以，芳香宣化之中又要养阴生津，使之湿祛而不伤阴，益阴而不恋邪。

案3 郑某某，男，47岁，初诊时期：1991年4月4日。

主诉：恶寒发热，怕风自汗已半月余。

现病史：半月来恶寒发热，身出虚汗，曾在某医院检查诊断为急性支气管炎，多次服用中西药未效，而来就诊。

现症：恶寒发热、怕风自汗、口鼻出气发热、口干、口苦、不思饮、胸满、咳嗽微喘、吐白痰、右胁串痛、脐腹隐痛、食纳不甘、大便溏、小便黄、尿道有灼热感。

既往史：体健，否认其他疾病史，无药物过敏史。

舌象：舌苔白。

脉象：浮数。

西医诊断：急性上呼吸道感染。

中药诊断：外感发热。

中医辨证：邪居少阳，营卫不和。

治法：和解少阳，调和营卫。

方药：

  柴 胡 3克 桂 枝 3克 杭白芍10克

  酒黄芩12克 浮小麦12克 陈 皮10克

治疗经过：4月5日，药后发热渐退，体温37.8℃，恶风自汗减轻，余症同前，脉滑数，舌苔薄白，按上方加减。

方药：

  柴 胡 3克 桂 枝3.5克 杭白芍10克 鲜石斛15克

  藿 香10克 酒黄芩12克 浮小麦12克 陈 皮10克

生龙牡各12克

4月7日，发热已退，体温36.8℃，恶风自汗已除，尚有咳嗽，咯白色黏痰，右胁轻度作痛，纳呆，便稀溲黄，脉稍数，舌苔白。表邪已解，余热未清，肺阴被灼。治宜清解余热，宣肺通络，佐以养阴以善其后，服药4剂而愈。

方药：

锦灯笼10克　杏　仁10克　荆　芥3克　瓜　蒌12克
玄　参12克　知　柏10克　桔　梗6克　次生地12克
赤　芍12克　麦　冬12克　天花粉12克

[按语]　本例西医诊断为支气管炎，发热已历时半月余，恶风自汗，可知其表未解而营卫不和，属于桂枝汤证。另见口苦口干、胸满、胁痛，为少阳经证，此乃由于营卫虚弱，兼感时邪，以致"太少合病"。表证未解又传少阳，故不能一汗而解。患者虽见咳嗽微喘，而关老治疗时并不着眼于治咳，而是取桂枝、白芍、柴胡、黄芩和解少阳，调和营卫；生龙牡、浮小麦敛汗益阴，陈皮和胃。1剂后症减，再剂时加鲜石斛养阴生津，藿香芳化解表而热退，恶风自汗亦除。表邪解后，尚咳痰白黏，溲黄脉数，为痰湿未除，余热未清之象，故加用瓜蒌、杏仁、桔梗以宣肺化痰；赤芍、天花粉、玄参、生地、知柏、锦灯笼等养阴清热、凉血活血，4剂后咳止，病愈。

案4　于某某，男，34岁，初诊日期：1991年8月19日。

主诉：发热1周，伴头痛。

现病史：患者因感冒发烧于8月13日住当地医院，体温一直在39℃～40℃之间，至少已1周未退，曾口服解热镇痛西药及静脉点滴抗生素等均未见好转，遂来北京中医医院门诊治疗。

现证：发热，上午重，午后稍轻，自感身冷有汗，不咳，纳一般，恶心、口干思凉饮，头痛，甚则痛不可忍，大便正常，尿不频。

既往史：体健，有烟酒嗜好，无药物过敏史

检查：体温39℃，白细胞正常范围，X光胸透未见异常。

舌象：苔黄欠津。

脉象：滑数。

西医诊断：发烧待查。

中医诊断：外感发热。

中医辨证：表邪入里化热伤阴，兼感暑邪。

治法：清热养阴，活血凉血，佐以清暑。

方药：

生石膏60克　炒知母10克　炒黄柏10克　菊　花10克

玄　参 20 克	生　地 20 克	赤　芍 15 克	丹　皮 10 克
草河车 10 克	银　花 30 克	花　粉 10 克	藿　香 10 克
川　芎 10 克	半　夏 10 克	黄　芩 10 克	

治疗经过：8 月 19 日止方服 1 剂后体温正常，头痛止。3 剂后发冷，恶心均除，汗出不多，仍口干思饮，已不想喝凉饮，纳少不香，胃堵脘闷，脉沉滑，舌苔黄厚。

方药：

生石膏 30 克	炒知母 10 克	炒黄柏 10 克	菊　花 10 克
玄　参 10 克	藿　香 10 克	赤　芍 10 克	丹　皮 10 克
银　花 10 克	草　蔻 6 克	焦四仙 30 克	旋覆花 10 克
生赭石 10 克	枳　壳 10 克	炒莱菔子 10 克	

再服 3 剂，诸症皆除而痊愈。

[按语]　患者高热 1 周，经打针，输液等治疗一直未退，关老在治疗时只是在清里热中重用养阴凉血，如生地、玄参、赤芍、丹皮、花粉等，以达到气血双清之目的，1 剂后体温即正常。方中佐以川芎，引药上行治头痛，半夏治呕恶，重用生石膏 60 克以清阳明之热，且有冶头痛之功。从发病季节看，本例患者发病于 8 月，适逢盛夏时节，方中佐以藿香等清暑之品故能收到的满意的效果。

案 5　刘某某，男，17 岁，初诊时期：1985 年 10 月 21 日。

主诉：发热 3 个月余。

现病史：患者于 7 月中旬劳动后，淋浴感寒而致发热（体温 39℃），诊为"感冒"，经服用阿斯匹林，注射青霉素未效。经胸透称两肺门发现有钙化点，疑有肺结核，用雷米封治疗 2 周，发热仍未退，后改用链霉素仍无效，而后住院治疗。住院期间，每日下午体温波动于 38.5℃上下，体检及 X 线检查无异常发现。查血红蛋白 11.1 克/升，白细胞（5.5～12.2）×10^9/升，嗜酸性粒细胞 0.36～0.40，最高一次 0.69，嗜酸性粒细胞直接计数 1.814×10^6/升，血涂片找病原虫（－），血沉 26 毫米/小时，大便寄生虫卵（－），肝功能检查：谷丙转氨酶第一次 205 单位，第二次 300 单位，T.T.T. 2～6 单位，血清布氏杆菌凝集试验：40（＋），黑热病补体结合试验（－），血培养无细菌生长，胆汁引流基本正常，培养无细菌生长。肝脏超声波检查：肝内回声不均，仍未能明确诊断。

住院 1 个月，曾服用四环素、维生素 C，注射链霉素以及其他治疗，发热仍未退。于 10 月 21 日来北京中医医院门诊。

现症：每天下午 4 点至夜间 2 点发热（体温 38.5℃）烧前先有恶寒，继而身热，无汗，伴有头晕，咽干，胸部偶觉隐痛，随后汗出热退，饮食尚可，二便一般。

既往史：10年前患有肝炎史。

舌象：苔白厚，质红。

脉象：细稍数，略见浮象。

西医诊断：发烧待查。

中医诊断：内伤发热。

中医辨证：阴虚发热，营卫不和。

治法：养阴清热，调和营卫。

方药：

青 蒿 10克	鳖 甲 10克	秦 艽 6克	地骨皮 12克
玄 参 12克	鲜生地 12克	银 花 15克	天花粉 15克
丹 皮 10克	赤白芍各10克	僵 蚕 6克	鲜石斛 30克
灯 心 1.5克	桂 枝 3克	甘 草 6克	鲜茅根 30克
银柴胡 3克			

治疗经过：10月25日服上方4剂后，热势稍减，下午体温38.9℃，胸部时痛，脉滑稍数，舌苔白，仍宗前法，上方去桂枝加常山3.5克，改银柴胡为3.5克，继服3剂。

11月1日，药后曾有2天体温正常，昨日又达38℃，苔白较厚，脉细数，患者日晡发热，属于阳明气机不畅，积热不消，上方加焦槟榔10克，蝉蜕3.5克，继服大剂。

11月8日，烧未大作，昨日体温37.5℃，右侧耳痛，流黄水（有中耳炎病史），别无不适，脉沉细稍数，舌苔白，上方再服4剂。

11月12日，近日发烧未作，饮食睡眠正常，二便调。病已近愈，再进上方3剂停药。

[按语] 本例午后发热已3个多月，西医诊断难以明确，虽曾试用抗生素、抗结核等治疗疗效不明显。关老根据夜热早凉、咽干舌红，脉细数，辨证属于阴虚，血分蕴热，故取青蒿鳖甲汤，清骨散之意加玄参、天花粉、石斛、茅根、地骨皮等养阴除热之品，以清阴分伏热，由于患者来诊时值深秋，且有恶寒发热汗出，脉见浮象，结合其发病前因淋浴感受寒邪，故合桂枝汤以调和营卫，药后热势虽减但不稳定，二诊时脉浮已去而见滑象，乃去桂枝之辛温，加常山以祛寒热痰结。后又见日晡发热，舌苔见白厚，此乃阳明气机不畅，积热未清，故稍加焦槟榔以导滞，蝉蜕宣达气机，内外调和，热势渐清。

案6 赵某某，32岁，外院会诊病例，会诊日期：1983年7月8日。

主诉：发热已8天。

现病史：患者于 1983 年 2 月以来，自感疲乏无力，面黄消瘦，小便短赤，偶尔胁痛，低烧。经医院检查，肝未触及，脾在肋下 9 厘米，血红蛋白 12.3 克/升，红细胞 4.23×10^{12}/升，白细胞 22×10^9/升，血小板 5.5×10^9/升，谷丙转氨酶 31.2 单位（正常值 21 单位）；麝香草酚浊度试验 8 单位，钡餐造影有食道静脉血张，诊为肝硬变，脾功能亢进。于 4 月 5 日住院，6 月 1 日做脾切除及脾肾静脉吻合术，经过顺利、术后即开始发烧，经抗感染及少量多次输血后，于术后第九天体温降至正常、已能下地活动；复查白细胞 5.7×10^9/升、血小板 25.5×10^9/升。术后第 20 天（7 月 1 日）突然寒战高烧，体温达 39.7℃ ~40.5℃ 之间，呈弛张热型，伴有左侧季肋部轻度疼痛及叩打痛。查血：白细胞（13 ~14.7）× 10^9/升，中性粒细胞 0.85 ~0.94，胸透（-），血片查疟原虫（-），曾用大量抗生素及解热剂和物理降温，体温虽有下降，但仍不能控制，体温在 38.5℃ 左右，8 天持续不退。7 月 8 日请中医会诊。

现症：阵发寒热，时而寒战，继则燥热口渴，而后汗出，热势稍退，耳鸣，胁痛，大便正常，小便微黄，面色淡黄。

既往史：有肝炎史 13 年，嗜饮酒。

舌象：苔薄白，质淡红。

脉象：弦滑稍数，沉取无力。

西医诊断：脾切除后发热。

中医诊断：内伤发热。

中医辨证：术后气阴两伤，脾胆湿热未清，以致阴虚血热，营卫失和。

治法：养阴清热，凉血解肌。

方药：

生　地30克	丹　皮10克	秦　艽10克	鳖　甲10克
银柴胡3.5克	白　芍15克	青　蒿12克	常　山　6克
玄　参　6克	地骨皮10克	赤　芍15克	银　花30克
佩　兰10克	天花粉18克	茵　陈15克	
六一散　13克（包煎）		知柏各3.5克	

7 月 1 日配合西药抗感染治疗，服中药 3 剂后，昨日寒热已退，自汗已止，口渴已减，精神逐渐恢复，尚感疲乏无力，腹部不适，饮食睡眠尚可，尿微黄，舌苔稍白，脉沉细无力，再拟补气养血滋阴扶脾以调善后。

方药：

生　芪30克	茯　苓24克	白　术10克	生　地12克
当　归10克	山　药15克	杭白芍30克	陈　皮10克
茵　陈30克	青　蒿10克	地骨皮10克	石　斛15克

丹　皮 10 克　香　附 10 克　益元散 12 克（包）

[**按语**]　　本例为肝硬化、脾机能亢进，脾切除术后，气阴两伤，气虚则外寒，阴虚生内热故见阵阵寒热，午后为重，此与少阳证之寒热往来不同。阴虚津伤，故见躁热、口干等症。由于原有肝胆湿热，余邪未尽，因而在养阴清热解肌透邪的基础上，加用茵陈、六一散、佩兰等芳化湿热。热解之后，转入补气健脾，养血柔肝，化湿透热。关老从整体观出发，扶其正气的同时清除余邪。

第六节　呃　　逆

一、关老对此病的独特认识

呃逆是指由于肺胃之气上逆，以致喉间呃呃连声，声短而频，不能自制。临床上呃逆、嗳气、干呕同属胃气上逆，然三者实有不同，应加以区别。《景岳全书》鉴别说："哕者，呃逆也……干呕者，无物之吐而呕也……噫者，饱食之自，即嗳气也……"而"呃逆"与"欬逆"为咳之甚者，当属咳嗽之列。

呃逆发病的原因，《景岳全书》总结前人之论，指出："凡杂证之呃，虽由气逆，然有兼寒者，有兼热者，有因食滞而逆者，有因气滞而逆者，有因中气虚而逆者，有因阴气竭而逆者，祖祭其因而治其气，自无不愈。……然实证不难治，而惟元气欲竭者，乃最危之候也。"

（一）气血着手

本病的发生，是由于各种原因引起胃气上逆的同时，而致膈间气机逆乱。然气为血之帅，血为气之母，血病气必伤，气病血必病，气血不可分割。本病发病于气，而受病于血，气行逆乱，自流奔荡，壅遏阻络而致阏血。因此，在治疗上不仅要顺气降逆，而且要活血化瘀，方可快捷取效。

（二）痰瘀论治

气机逆乱，血络壅遏，津液不能正常输布，凝而为痰，痰瘀互溃，逐使病情复杂，成为顽疾痼症。关老常说：人暴怒好似刮了一场大风，大风过后留下来的是尘土、落叶等物，使道路阻塞，此时治理的对象已不是风，而应该是清理尘土、落叶，才能使道路通畅，一切正常。这个通俗的比喻，寓意了深刻的医理。呃逆证亦复如此，其治疗原则是，不仅要顺气降逆，根据寒热虚实辨证施治，而且要从"痰瘀"论治，亦即活血化痰，才能使顽疾速愈。

二、验案精选（3 例）

案 1　田某，男，72 岁，初诊日期：1991 年 3 月 18 日。

主诉：呃逆频作，昼夜无止1个月。

现病史：平素体健，嗜好饮酒，于1个月前因生气后饮酒引起呃逆频作，接连不断，昼夜不止。有一次曾因严重呃逆而致气闭昏厥，经抢救恢复，惟呃逆如故。在当地用过中西药物未见功效，后转京诊治，在某院做了全面检查，食道以及胃肠系统均未发现异常，诊为"膈肌痉挛"，由于治疗未见好转，遂前来就医。

现症：患者近1个月以来昼夜呃逆不止，寝食俱废，精神萎靡，痛苦病容，面色少华，语声低微，呼吸气弱，疲惫乏力，走路需人搀扶。呃声频频，每呃一次都要吐一口黏痰，否则胸中窒塞难忍。

舌象：舌苔薄白，质淡。

脉象：沉弦。

西医诊断：膈肌痉挛。

中医诊断：痰瘀互结，阻于膻中，气机不畅而致呃逆不止。

治法：活血化痰，平肝顺气。

方药：

旋覆花10克	生赭石10克	杏　仁10克	橘　红10克
瓜　蒌30克	焦白术10克	藿　香10克	赤　芍15克
白　芍10克	全当归10克	香　附10克	草　蔻5克
草河车10克	木　瓜10克	生瓦楞30克	钩　藤10克
藕　节10克	生　姜3克		

治疗经过：上药服用4剂，白天呃逆顿减其半，夜间已安卧入睡，不再吐痰涎。尚感胸闷，纳少便溏，舌苔薄白，脉沉弦。上方去瓜蒌、生姜，加党参10克、法半夏10克、丹皮10克、柿蒂6个，再进7剂，呃逆遂止，精神气色转佳，体力渐复，饮食二便如常，惟觉气短。取上方五倍量加生黄芪60克，炼蜜为丸，每丸重10克，每次1丸，日服3次，经1个多月的调养，呃逆未再复发。

案2　张某，男，67岁，初诊日期：1992年6月19日。

主诉：呃逆频发1年。

现病史：素有高血压和心脏病史，病情稳定。1976年冬季赴外地出差，因不慎受凉而发呃逆，发作时连续数日呃逆，越打声越大，睡眠中亦有发作，甚则气逆上冲，大有气憋欲死之势，痛苦不可言状，多年来经常反复发作，西医诊为"膈肌痉挛"。自1991年冬始又发作，每月发作3~4次，每次持续4~5天，严重影响饮食睡眠和正常生活，致使精神萎靡，身体逐渐消瘦。曾用针灸，理疗及中西药物治疗，仅可暂缓病情，未能根治。遂来北京中医医院请关老诊治。

现症：半个多月来呃逆频作，精神倦怠，面色萎黄，饮食不进，时时呕吐，昼夜呃声不断，躁动少寐，胸闷难耐，气短声怯，二便如常。

舌象：舌苔薄白。

脉象：弦滑。

西医诊断：膈肌痉挛。

中医辨证：气凝痰血，客于膻中而发呃逆。

治法：活血化痰，平肝顺气。

方药：

首乌藤30克	旋覆花10克	生赭石10克	杏　仁10克
橘　红10克	瓜　蒌20克	生　地10克	赤　芍15克
白　芍15克	丹　参15克	川　芎10克	香　附10克
木　瓜10克	白　蔻 5克	丹　皮10克	藕　节10克
生石决30克	生瓦楞30克		

治疗经过：以上方为主随症加减，胸憋加青皮、荷梗；受寒凉则呃逆加重时加吴茱萸、生姜、头晕烦急、血压偏高可酌加川牛膝、钩藤；后期病情稳定出现心悸气短等正气虚弱时加党参、黄芪、当归等以助扶正。

经过4个多月的治疗，呃逆基本控制，一直未大发作，只是有时出现几声轻微的呃声，少许则止，患者精神气色已恢复如常人，纳食增加，二便正常，已上班工作。

案3　李某某，男，35岁，初诊日期：1993年5月7日。

主诉：呃逆不止2昼夜。

现病史：素头晕失眠多年，心烦易怒，口干思饮，形体消瘦。2天来，因气郁后频频呃逆，连续不止，彻夜不休，至今已持续2昼夜未停，腹满不舒，小便色黄，大便略干日一行。就诊时症见同上。

舌象：舌苔薄白。

脉象：弦滑。

西医诊断：膈肌痉挛。

中医辨证：肝胃不和，痰瘀交阻。

治法：平肝和胃，活血化痰。

方药：

旋覆花10克	生赭石10克	杏　仁10克	橘　红10克
瓜　蒌15克	酒　芩10克	当　归10克	焦白术10克
香　附10克	赤　芍15克	白　芍15克	柏子仁10克
木　瓜10克	刀豆子30克	藕　节10克	生瓦楞20克
生　姜3克			

治疗经过：上方2剂后，呃逆基本消除，已能安睡，惟觉胸闷不畅，饮食二

便均可，脉弦滑，舌苔薄白。再予和胃宽中之剂，善调其后。方药如下：

旋覆花10克　生赭石10克　杏　仁10克　橘　红10克

瓜　蒌15克　当　归10克　赤　芍15克　白　芍15克

香　附10克　砂　仁 6克　藕　节10克　木　瓜10克

焦白术10克　刀豆子30克　生　姜 3克

继服2剂后，症状皆除，未再复生。

[按语]　呃逆乃系气机逆乱之证，患者虽多发于气怒之后，但在治疗中若只知治气，一味的用疏气、理气甚至降气、破气的药物是难以收到满意效果的。盖此疾虽发病于气，然却受病于血。如若瘀血容于膻中，胃气当降而不降，逆气上冲则形成呃逆之证，胃气上逆，血随气涌，夹痰上扰，以致昏厥。

上述3例呃逆之证，均采用活血化痰，顺气降逆之法。方中旋覆花有明目清头风除顽痰之效，主治胸胁痞闷、噫气呃逆呕吐等证。生赭石平肝镇上冲之气逆。藿香有芳香行气，醒胸开胃之功，用以治疗呕恶、吐逆、纳呆等症。杏仁、橘红化痰浊，行气开胃。瓜蒌不但可以助杏、橘化痰之力，而且有理气宽胸之功。刀豆子善于理气，引气下行。赤芍凉血活血，白芍合当归养血柔肝。焦白术健脾和胃。香附理气血，乃气中血药，凡气血瘀阻之疾皆可佐之，取其香窜之性，使其补而不滞。草河车清热凉血，解毒消肿。草蔻健脾燥湿，渴中止呕。木瓜、生瓦楞、钩藤镇惊缓解痉挛。其中木瓜味酸入肝，可治疗胁痛以及由于痉挛引起的各种疼痛证。生瓦楞不但止胃酸、消痰散结，而且有扩张平滑肌的作用，对于因气滞而引起的食道不利的呃逆，噎膈、反胃等均有功效。藕节中空，行气开胃，活血凉血，关老常用它活血化瘀，行气宽中，有助于气机的通畅和痰瘀的清除。

上述3例，病后的一派虚象，乃是由于呃逆不解，饮食睡眠受到严重影响，正气逐渐耗伤，这种虚象是因病而虚，因此治疗当以治病为主，坚守活血化痰，平肝顺气，降逆止呃的原则，待病情平稳后再顾其虚。这样不仅防止"闭门留寇"之戒，而且有利于病后疗效的巩固。至于大病，久病元气欲竭者，呃逆不时一作，声音低怯，脉沉细无力，又当急救其危，以扶正固脱为先。

第七节　胃脘痛

一、关老对此病的独特认识

"胃脘痛"是临床上常见病、多发病，表现为以上腹胃脘部近心窝处经常发生疼痛为主要症状的一类证候，古代文献中所称"心痛"也多指胃痛而言，此病名始见于《内经素问·至真要大论》："木郁之发，民病胃脘当心而痛。"说明由肝木偏盛影响心下胃痛。此后历代文献均有各种描述。在西医学中大体包括了急慢性胃炎、消化性胃溃疡、胃癌、胃神经官能症，食道裂孔疝等疾患。

（一）胃的生理病理

胃主受纳，腐熟水谷，胃为阳腑，喜润恶燥，以通降为顺，与脾构成脏腑表里。在生理情况下，饮食入口，经过食道，容纳于胃，故胃有"水谷之海"之称，水谷经过胃的腐熟消磨，下传于小肠，其精微通过脾之运化，以供养周身。在此过程中，胃主降，脾主升，胃降糟粕得以下行，脾升精气得以上输，二者阴阳相合，升降相因，维持饮食物的消化吸收功能。脾胃消化饮食摄取水谷精微以营养四肢百骸，故又称之为"后天之本"。所以临床上常把"保胃气"作为重要的防病治病原则。《内经》也有"胃气壮，五脏六腑皆壮也"；"人有胃气则生，无胃气则死"之说。同时胃在消化饮食过程中除与脾的运化和小肠吸收功能有关外，还与肝之疏泄，胆之贮藏胆汁功能有着密切的联系。脾胃升降运化，有赖于肝气的疏泄，胆汁的排泄。在病理情况下，脾气不足，运化失职，水湿内停，脾为湿困，清气不升或湿聚成痰，痰阻气机，皆可影响胃的受纳与和降而见纳呆、呕恶、脘腹满胀等症，同样，若肝失疏泄，影响脾胃，升降失常，可以形成"肝胃（脾）不和"之证候，临床上常见生气或肝病过程中见脘腹痞满，两胁作痛，食欲不振，嗳气不舒等症即是此类情况；胆汁为肝之余气而生，主要用于消化腐熟水谷，肝失疏泄，胆汁排泄也受影响，势必导致食欲不振、口苦、厌油腻、尿黄赤。反之胃气不降，也能影响脾之运化，肝之疏泄而引起一系列疾患。可见胃无论在生理上，还是在病理上，与肝胆脾均是相互影响的。

（二）胃脘痛的病因病机

关于胃脘痛的病因，关老认为虽有气（气郁、气虚）、血（血瘀）、寒（实寒、虚寒）、热（实热、虚热）、湿、痰、食之分、但可总括为虚实两类。

实者诸如忧思恼怒，气郁伤肝，肝气失于疏泄，横逆犯胃，气机阻滞，胃失和降而致病；气郁日久，又可及血而致血瘀，更使胃脘痛变为顽疾；或由于饮食不洁，暴饮暴食滞于中脘致气机不畅，不通则痛；若素体肝火过盛，气郁化火或食滞日久，郁而化热，又可见胃脘灼痛，吞酸口苦之证，另外寒邪犯胃或过食生冷，寒积于中，也可使阳气不得舒展致生突发疼痛。其中尤以肝郁气滞，横逆犯胃者多见。

虚者往往素体禀赋不足，脾胃虚弱或劳倦过度或久病脾胃受伤，失于受纳及运化之功，胃气不和而致胃脘疼痛；若脾胃阳虚，寒自内生或过用苦寒药物伤阳，则脉络失于温煦，胃气不畅而痛；另外气郁化火伤阴或过用理气香燥之品伤及阴液，胃失濡养则更使胃痛缠绵难愈。

胃脘痛之因，虽有虚实两类，气血寒热湿痰食之分，然究其根本不外是因胃气阻滞所致，即所谓"不通则痛"，无论郁怒伤肝，食滞中脘，瘀血内停，胃脘蕴热，还是脾虚不运，脾胃阳虚，胃阴亏耗，其最终结果皆可影响气机不畅而致病。

（三）辨证要点

关老主张在治疗胃脘痛一病时务必详细了解病史，四诊合参，以气血、虚实、寒热为辨证要点。

1. 首辨气血 《素问·调经论》云："五脏之道，皆出于经遂，以行血气，血气不和，百病乃变化而生。"胃脘痛初病气结在经，久病血伤入络，治病当首辨在经在络，在气在血。痛而且胀，痛无定处，病在气分；呃逆嗳气，胃堵胀，气逆在胃；胀满及于胸肋，气郁在肝；脘胀及腹，气滞在脾；痛久不愈，状如针刺刀割，痛有定处，固定不移，病在血分；吐血、便黑之证多由于血行不畅，溢于脉外；舌质紫暗，脉涩均为夹瘀之象。

2. 次分虚实 新病，突发疼痛，多在肝胃；腹胀恶食，饱则痛甚，痞胀拒按，得矢气或嗳气则舒补而益剧，属实。

久病不愈，多在脾胃；隐痛喜按，得食则安，食后脘痞不运，矢气，嗳气少作或有下坠感，年高羸瘦，疏而愈著，多属虚。

3. 再审寒热 胃痛暴作，畏寒喜暖，得热痛减，伴舌淡脉沉迟者多为实寒凝滞胃脘，而胃痛隐隐空腹明显，喜温喜按，胃寒肢冷，便溏，舌淡苔白则多为脾胃阳虚，寒自内生之候。

脘痛阵作，痛势急迫，兼有口干苦，便秘尿黄，舌红苔黄多为肝胃郁热之候，胃痛烦热，又有唇干舌燥，五心烦热，舌红少苔脉细数等证者，此是阴虚有热之胃脘痛。

4. 兼顾其他 除注意上述三方面外，也应考虑诸如体质、气候、年龄、性别、职业及其他疾病的影响，这样才能辨证准确，收到药到病除之效。

（四）分型用药

关老根据长期的临床实践将胃脘痛概括为以下7个主型。

1. 气滞型 临床表现：胃脘胀痛或串痛，痛无定处，伴呃逆嗳气，胃脘堵胀，胸肋痛或闷痛，舌苔薄白脉多弦，本病往往多有情志不遂史。

辨证：肝胃不和，气机阻滞。

立法：平肝和胃，疏理气机。

方药：

旋覆花　生赭石　杏　仁　橘　红　醋柴胡　青　皮　当　归
白　芍　木　瓜　香　附

2. 血瘀型 临床表现：胃脘刺痛，拒按，痛有定处，固定不移，可伴有吐血、便血等症，舌质紫暗脉涩。

辨证：气滞血瘀。

立法：活血化瘀，行气止痛。

方药：

旋覆花　生赭石　杏　仁　橘　红　当　归　白　芍　香　附
丹　皮　玄胡索　丹　参

3. 实热型 临床表现：胃脘灼痛，喜凉拒按，伴吞酸口干口苦等症，大便干燥，小便黄，舌红苔黄脉弦数。

辨证：肝胃郁热，气机失畅。

立法：疏肝泄热，理气和胃。

方药：

旋覆花　生赭石　杏　仁　橘　红　焦　术　酒　芩　当　归
白　芍　香　附　川　连

4. 虚寒型 临床表现：胃脘隐痛或凉痛，喜暖喜按，空腹时加重，伴畏寒肢冷，便溏等症，舌淡红苔薄白脉沉迟。

辨证：脾胃虚寒，气机阻滞。

立法：健脾温中，理气散寒。

方药：

党　参　藿　香　白　术　茯　苓　当　归　白　芍　砂　仁
吴茱萸　香　附　肉　桂

5. 阴虚型 临床表现：胃脘隐痛缠绵难愈，伴有口干，大便干燥等症，苔少脉细，阴虚有热者可见五心烦热，胃脘灼热感，舌红脉数等症。

辨证：胃阴亏损。

立法：养阴益胃。

方药：

北沙参　麦　冬　石　斛　玉　竹　生　地　当　归　白　芍
乌　梅　炒知柏　扁　豆　生甘草

6. 脾虚型 临床表现：胃脘隐痛或胀痛，伴有乏力，四肢酸软，纳呆，腹胀便溏，舌质淡脉沉滑。

辨证：脾胃虚弱。

立法：健脾养胃。

方药：

党　参　白　术　茯　苓　生甘草　生苡仁　当　归　白　芍

佛手 藿香 砂仁

7. 食滞型　临床表现：胃脘胀痛或胀满堵闷，拒按，吐后及矢气后痛减，往往可见嗳气酸腐，呕吐不消化食物，大便不爽等症，纳差，舌苔厚腻脉沉滑，多有暴饮暴食史。

辨证：饮食停滞，气机不畅。

立法：消食导滞，理气和中。

方药：

旋覆花　生赭石　杏仁　橘红　焦术　酒芩　焦三仙
砂仁　藿香　炒莱菔子

另外，病情变化多端，药物也须加减化裁。如胃痛较剧，重用白芍，再加玄胡索、佛手；凉痛加生姜、砂仁；灼痛加酒芩；胀痛加青皮、陈皮；刺痛加当归、红花，重用玄胡索；隐痛及空腹痛者加党参、白术；寒邪侵袭，暴发疼痛者与以良姜、吴茱萸；恶心加法夏、生姜；呃逆加旋覆花、生赭石；重者用刀豆子、生瓦楞、藕节；吞酸以生煅楞、乌贼骨；口苦者加酒芩、川连；腹胀者可佐以厚朴、炒莱菔子；纳差以砂仁、焦三仙消食导滞；眠差予首乌藤、远志、炒枣仁以安神交通心肾；便干以瓜蒌或酒军；便泄和水泄给予苍术、白术、莲子肉、生苡米；呕血吐血以生地炭、丹皮、赤芍；便血或便黑则用槐花炭、侧柏炭、阿胶珠；苔白腻者以藿香化湿；黄腻则以酒芩、川连清湿热化腻黄苔。若西医诊断明确，则多在辨证论治的基础上以辨病，如消化性溃疡，关老体会以阿胶珠、白及、三七粉研末胶囊吞服，可促进溃疡面的愈合；萎缩性胃炎则重用白芍、乌梅以养胃阴，促进胃酸分泌。

总之，在临床上应注意辨证，分清主次，灵活运用，使其能真正体现中医辨证论治的思想。

（五）治法特点

1. 理气和胃为其基本治法　关老认为尽管胃脘痛的病因有气血寒热湿食痰之分，但就临床所见，郁怒伤肝，气机郁滞，横逆犯胃者多见，其总的病理机制则是胃失和降，气机阻滞，故理气和胃实为胃脘痛的主要治法。《内经》也云："治中焦如衡，非平不安。"他擅用旋覆花、生赭石、杏仁、橘红、木瓜、香附、砂仁等。旋覆花、生赭石均有理气降逆化痰之功，适用于一切气机不畅，病在中上焦之证；杏仁、橘红关老认为有理气和胃化痰润肠之功，对临床上出现气郁痰阻之象，用之甚妙；木瓜一般用它以治疗风湿痹痛，吐泻转筋之候，有舒筋和络之效。但关老认为它理气化湿和胃之功也著，盖机体津液运行和输布正常贵乎于气道通畅，气行则湿化，气滞则湿生，所以与香附相须，可充分发挥理气和胃化湿作用；砂仁和胃之力自不持言。

2. 活血化痰更是独特见解 关老治病善以活血化痰，不仅在肝胆疾病中，而且也适用于大部分临床杂病，他认为气行血行，血瘀气滞。病之即成，必由气及血，气不行则血也不畅，而气滞则痰生，瘀血互结，则更使疾病难以向愈。所以活血化痰不仅在于助理气之功，而对疾病转安则更是一妙着，血行痰化则气行通畅，气机运行则诸脏功能恢复正常，一切问题即可迎刃而解。用药也多用旋覆花、生赭石、杏仁、橘红理气化痰，同时用当归、白芍、丹参、玄胡索以活血。覆花、生赭石、杏仁、橘红详如前述，而当归则善以养血活血，可适用于一切与血有关之疾。白芍养肝阴活血以止痛，丹参则重在活血以养血，祛瘀以生新，古有"丹参一味，功同四物"。之说，而玄胡索又在疏肝之基础上以活血。气行血行，血畅气通，可见活血之法也绝非单纯以活血，必在活血同时辅以其他治法，效果才能显而易见。

3. 治胃又善乎通降之法 胃为六腑之一，水谷之海。"六腑传化物而不藏"，以通为用，以降为顺，不降则滞，反升为逆，叶天士也云："脾宜升则健，胃宜降则和。"因此治胃之关键还在于胃之通降，降则生化有源，出入有序，不降则传导失职，壅滞为痛为患。然"通"字之意，须全面理解。通有暴、久之分，又有气、血、寒、热、湿、食、痰之异及虚、实之别，故当辨证求因，审因论治，不必囿于一法一方。正如《医学传真》云："夫通则不通，理也。但通之法，各有不同，调气以活血，调血以和气，通也；下逆者使之上行，中结者使之旁达，亦通也；虚则助之使通，寒者温之使通，无非通之之法也。若必以泄下为通，则妄矣。"关老善用的理气和胃，活血化痰，消食导滞，健脾益气等法，皆寓于一个"通"字。

4. 正确处理扶正与祛邪的相互关系 关老常说，疾病辨证治疗除注意气血寒热以外，更应分析虚实之不同。虚虚实实，实为治病之大戒。而虚则又有因病而虚和因虚而病之分。虚实的主次关系在每一个患者的发病过程中又有区别，或以虚为主，或以实为主，或虚实并重。因此，如何正确处理扶正与祛邪的辨证关系，又成了治疗成功的关键。关老初步认为因病而虚多表现为转虚的过程；初期多表现为以实为主，此时多以祛邪，治疗其原发疾患，即以治本，邪去则正安；进一步发展则虚实夹杂，若正气尚支，又以祛邪为主兼以扶正；正虚邪弱者以扶正为主，祛除余邪为辅，扶正以助祛邪，祛邪即为扶正；当疾病后期，正气不支，有欲脱之象，又急当扶正救脱为先。当然因病致虚并不尽然是由实转虚的典型过程，此时又另当别论。因虚致病多是素体禀赋不足，或再兼感外邪，或正气不足，功能不健而产生所谓之"实"的病理产物，往往多表现为虚实夹杂之候，这样就应虚实兼顾，且以扶正为主治本。总之要体现中医"急则治标，缓则治本"的原则。

5. 在辨证的基础上理解辨病　关老认为，中医必须充分发挥其辨证论治及整体观念的特点，但也不是完全排除西医学的知识，即应灵活掌握辨证与辨病，且首先注重辨证。如关老对溃疡病的认识，他认为溃疡在未形成之前，病在气分，多表现为肝郁气滞，胃失和降之象；溃疡即成，则病属血分，辨证为肝胃不和，气滞血瘀，痰阻血络，其痛则表现为固定不移等特点，此时他多在理气和胃的同时加以养血活血，并用阿胶珠、白及、三七粉等药物研末装胶囊吞服，以保护胃黏膜，促进溃疡面的愈合，这就是说辨证为重点，辨病为辅佐。又如胃癌加用白花蛇舌草、半枝莲，西医药理研究上述二药均有抑制或杀死癌细胞的作用；膈肌痉挛用刀豆子、生瓦楞、藕节以缓解平滑肌痉挛等均属此例。这是关老在长期的临床过程中积累出的宝贵经验，丰富了我们中医学的内容，扩大了中医应用范围。

6. 注意自身调理是疾病痊愈的保证　古人云："三分治疗七分养。"此"养"即上述的自身调整之意，而自身调整关老将其分为饮食调理和情志心理调节。在胃脘痛这一疾病过程中，虽有喜暖喜凉的特点，但多伴有消化不良之证，寒热之食物能刺激胃黏膜皆使胃部不适等加重，所以关老主张在服药的同时，要忌生冷，辛辣油腻，避寒凉，且最好在饮食上少食多餐，这是因为寒凉生冷易伤脾胃之阳，致运化之力无权，蕴湿生痰，滞于中脘；辛辣之品则往往导致病邪化热，形成湿热之证，更使病情缠绵难愈，而饮食少食多餐，能够使食物完全腐熟消化，更多地吸收营养。对萎缩性胃炎、胃癌等胃酸分泌过低的人则更为适宜。特别是在疾病后期，饮食调理就更显示出重要性。另外情志心理调节也不能忽视。关老认为情志因素影响及神经内分泌系统，导致体内生物化学物质即内环境的改变产生疾患。在治病的同时，调节情志，少郁怒，仍不失为治疗本病的一大法宝。

二、验案精选（3 例）

案 1　许某某，男 50 岁，干部，已婚，广东省人，初诊日期：1988 年 4 月12 日。

主诉：胃痛不适，阵发性发作 10 余年。

现病史：10 年前始觉胃脘疼痛不适，阵发性发作，痛时伴恶心，呃逆，间断服用中西药物治疗。1986 年 8 月曾在友谊医院行纤维胃镜检查，结果显示"慢性萎缩性胃炎伴肠上皮化生"。4 月 12 日始来北京中医医院就诊。

现症：胃脘疼痛不适，伴恶心，呃逆，纳食正常，睡眠佳，二便正常。

舌象：舌质红苔薄黄。

脉象：沉弦。

诊断：①西医：慢性萎缩性胃炎伴肠上皮化生；②中医：胃脘痛。

辨证：肝郁气滞，胃脘蕴热，失于和降。

治法：疏肝理气，清热和胃。

方药：

旋覆花 10 克	生赭石 10 克	杏　仁 10 克	橘　红 10 克
焦白术 10 克	酒黄芩 10 克	当　归 10 克	白　芍 10 克
木　瓜 10 克	香　附 10 克	佛　手 10 克	藕　节 10 克
丹　皮 10 克	醋柴胡 10 克	法半夏 10 克	

嘱其忌食辛辣油腻，少郁怒，上方水煎 200 毫升，每日 2 次，温服，7 剂。

4 月 19 日二诊，病人自述症状缓解，恶心呃逆减轻，稍有口干，苔脉同前。上方加北沙参 30 克，麦冬 10 克以滋补胃阴继服。

上方服用 20 余剂，症状已基本消除，无明显不适，舌质淡红，舌苔薄白，脉沉弦，继续守方治疗。

前后共服药 60 余剂，病人一直未再发作，其间稍佐党参、砂仁等健脾之品，经追访病情稳定。

[按语]　病人发病已 10 年有余，证属肝郁气滞，胃脘蕴热，失于和降之候，用药中注重理气和胃，活血化痰。方中杏仁、橘红为关老常用的药物，他认为有理气、和胃、化痰、润肠之用，对胃病之人用之疗效颇验。另外，患者为技术工程人员，平素劳神过度，易伤阴化热，故须加用滋阴清热之品如北沙参、麦冬；病程已久，必伤及正气，脾胃功能不足，更须应用健脾开胃之品，以固护胃气，此病人突出特点是强调扶正与祛邪的处理关系而获愈。

案 2　李某某，男，23 岁，未婚，农民，山东人，初诊日期：1990 年 7 月 17 日。

主诉：胃病史 2 年，间断发作，加重 20 天。

现病史：患者于 2 年前始觉胃痛不适，伴有堵闷嘈杂，未做任何检查，经治疗后好转（药物不详），以后病情时有反复。近 20 天来因生气原因诱发加重，自感胃脘胀满，伴呃逆等症，遂来北京中医医院检查和治疗。

现症：胃脘胀痛，呃逆较甚，伴堵闷，嘈杂，胸胁胀满疼痛，烦躁，气短乏力等，食欲稍差，眠安，二便正常，面色红润。

舌象：舌质红，舌苔薄白。

脉象：沉滑。

1990 年 7 月 17 日纤维胃镜检查提示：十二指肠球部溃疡并慢性浅表性胃炎。计算机辨证为胃气阻滞，失于和降，拟理气和胃降逆之法。

方药：

> 旋覆花 10 克　生赭石 10 克　杏　仁 10 克　橘　红 10 克
>
> 焦白术 10 克　酒黄芩 10 克　当　归 10 克　白　芍 10 克
>
> 木　瓜 10 克　香　附 10 克　刀豆子 30 克　生瓦楞 30 克
>
> 藕　节 10 克　厚　朴 10 克　佛　手 10 克

嘱其忌生冷油腻，少郁怒。上方每日水煎 1 剂，早晚各服 1 次。

8 月 2 日二诊，症状已减大半，胃痛已除，呃逆等症明显好转，稍有心慌，一般情况良好，舌苔薄白质淡红，脉弦滑，上方去厚朴、佛手，加醋柴胡、远志、柏子仁各 10 克继服。其间稍加生黄芪、党参补气健脾之品，共服用 50 余剂，至 9 月 1 日症状已基本消失，食欲正常，仅稍有呃逆，苔薄白质淡红，脉弦滑。

方药：

> 旋覆花 10 克　生赭石 10 克　杏　仁 10 克　橘　红 10 克
>
> 焦白术 10 克　酒黄芩 10 克　当　归 10 克　白　芍 10 克
>
> 木　瓜 10 克　香　附 10 克　刀豆子 30 克　生瓦楞 30 克
>
> 藕　节 10 克　醋柴胡 10 克

建议复查纤维胃镜。9 月 28 日复诊症状已完全消除。无明显不适，纳睡佳，二便调，苔脉同前。纤维胃镜复查报告溃疡及炎症均消失。嘱上方三倍量，共研细末，和蜜为丸（每丸 6 克），每日 3 次，每次 1 丸口服，以巩固疗效。经追访一直未再复发，临床基本痊愈。

[按语]　病人属于"慢性胃痛"，西医诊断为"十二指肠球部溃疡并慢性浅表性胃炎"，临床表现为胃痛，呃逆等一系列胃气阻滞、失于和降症状，方用旋覆花、生赭石、木瓜、香附、厚朴理气降逆；旋覆花、生赭石、杏仁、橘红理气和胃化痰，润肠通腑；更以当归、白芍活血柔肝止痛；为防止邪气化热用酒芩清解胃热，黄芩酒炒去其苦寒之性，配焦术可防其苦寒太过，且焦术健脾养胃；佛手尤善理气止胃痛；呃逆西医认为是膈肌痉挛，关老用刀豆子、生瓦楞、藕节以缓解平滑肌痉挛止呃。后期加生黄芪、党参补气健脾之品，调理收功。本例由于突出了理气和胃，活血化痰，通腑降逆，正确处理辨证与辨病，扶正与祛邪的关系，病情很快得以好转，并最终达到痊愈。

案 3　张某，女，28 岁，未婚，工人，北京市人，初诊日期：1988 年 5 月 24 日。

主诉：胃脘疼痛 1 年余。

现病史：1987 年 6 月份始胃部疼痛不适，以刺痛为主。今年 2 月份某医院纤维胃镜显示：慢性浅表性胃炎。

现症：胃脘刺痛，胀满不舒，夜间明显，无泛酸恶心等，食纳正常，二便调，月经后期。

舌象：舌质稍暗有瘀斑，舌苔薄白。

脉象：脉沉弦稍涩。

诊断：①西医：慢性浅表性胃炎；中医：胃脘痛。

辨证：气滞血瘀。

治法：活血化瘀，理气止痛。

方药：

旋覆花 10 克　生赭石 10 克　杏　仁 10 克　橘　红 10 克

当　归 10 克　白　芍 10 克　香　附 10 克　丹　皮 10 克

玄胡索 10 克　丹　参 15 克　青　皮 10 克　厚　朴 10 克

沉香面 3 克（分冲）

嘱其忌食生冷，辛辣等刺激之品，水煎 200 毫升，温服，每日 2 次。

5 月 31 日二诊，胃部刺痛稍轻，胀满明显减轻，疼痛次数减少，苔脉同前，上方佐以红花 10 克加重活血之力。

6 月 14 日三诊时，刺痛及胀闷不舒已除，但舌质瘀斑仍现，嘱其继服上药，持续 1 个月而收功。

[按语]　此患者瘀血现象较为明显，方药又多以活血化瘀治之，关老认为血行则气畅，血瘀必气滞，血活则气随之而通，瘀化则血亦畅，随经而行。但活血同时亦可伤及阴分，在治疗时又多以当归，白芍以柔肝养阴，养血活血，使之驱邪而不伤正，症除病亦自愈。

第八节　黄　疸

一、关老对此病的独特认识

黄疸古称"黄瘅"，是中医学中的一个独立病证，而西医学则视其为体征之一。但二者都是以身目发黄，小溲短赤为主证的一类疾患，其中尤以目黄为确定本病的重要依据。若只有身黄或小便短赤而目不黄染，则不属于黄疸病。西医学中的病毒性肝炎、肝硬化、胆道疾患、钩端螺旋体病等等，凡见巩膜黄染者，均可参考本证进行辨证论治。

黄疸之名首见于《内经》，如《素问·平人气象论》曰"溺黄赤安卧者，黄疸"，"目黄者，曰黄疸"。又《灵枢·论疾诊尺》篇说："身痛而面色微黄，齿垢黄，爪甲上黄，黄疸也。"

黄疸之分类始自汉代张仲景的《金匮要略》，在《黄疸病脉证并治》篇中分为黄疸、谷疸、酒疸、女痨疸和黑疸等，称为五疸。隋代《诸病源候论》分为二十八候；宋代《圣济总录》又分为九疸、三十六黄。总之在宋代以前对于黄疸的分类过于繁杂不易掌握，到了元代才由罗天益（著《卫生宝鉴》）进一步将其分为阳黄与阴黄两大类。在辨证论治方面也系统化了，对临床实践指导意义较大，至今仍被人们所采用。

（一）病因病机

黄疸的发生在外因方面以六淫中的湿邪为主，故《金匮要略》中说："黄家所得，从湿得之"；在内因方面与脾、胃、肝、胆关系最为密切，往往由脾胃而涉及肝胆。脾主运化水湿，胃主受纳水谷，肝主疏泄，胆主藏精汁而不受水谷糟粕，为"奇恒之腑"，由于湿邪蕴伏中焦，困于脾胃、阻遏肝胆，致使脾不健运，肝失疏泄，胆汁受阻，不能循其常道而外溢于血脉，浸渍于肌肤则面目、皮肤发黄，下流于膀胱则小溲短赤。

1. 湿邪的产生主要有以下几种因素

（1）外邪内侵　久卧湿地、冒雨涉水或感受疫毒，以致湿邪内阻，脾失健运。其中的疫毒说明本病的传染性。《沈氏尊生·黄疸》篇中指出："又有天行疫疠，以致发黄者，俗称瘟黄，杀人最急。"

（2）饮食不节（或不洁）　饥饱失常，或嗜酒过度，恣食肥甘，皆能损伤脾胃而导致黄疸的出现。如《金匮要略·黄疸病》篇中说："谷气不消，胃中苦浊，浊气下流，小便不通……身体尽黄，名曰谷疸。"《圣济总录·黄疸门》中也说："大率多因酒食过度，水谷相并，积于脾胃，复为风湿所搏，热气郁蒸，所以发黄为疸。"

（3）七情内郁，克伐脾土，肝失疏泄条达之职，致使湿阻脾困而发黄。

（4）素脾胃虚弱，健运失司，湿邪内蕴。

另外，瘀血积聚日久不消，或因砂石虫体阻滞胆道，均河使胆汁外溢而产生黄疸。

2. 阳黄的产生主要有以下几种因素

（1）湿热相搏，瘀阻血脉则发黄疸　平素阳盛热重、胃火偏旺之人，感受湿邪以后，湿从热化，困于中州，热郁不宣亦可助湿。湿得热而益深，热因湿而难泄，湿热互结，熏蒸肝胆，胶固不解，入于百脉，血络受阻，肝失疏泄，胆液外溢而发为阳黄。所以湿热是发生阳黄的主要病因。《素问·六元正经大论篇》中说："湿热相搏，……民病黄（疸）。"因此可以说湿热羁留在气分不一定出现黄疸，而只有湿热之邪瘀阻血脉才会发黄。

（2）湿热蕴毒，鸱张弥漫则黄疸益甚　湿热久蕴或感受"瘟毒"、"疫疠"之气，皆可致成湿热挟毒之势。此时热因毒而益炽，血因热而流速，遂使肝汁更加横溢，除黄疸日益深重外，还可造成血热妄行。常出现衄血、呕血、发斑，甚则因热毒弥漫三焦侵犯心包而见高热、烦躁、神昏、谵语等危候，中医称为"急黄"或"疫黄"，包括了西医所说的暴发性肝炎、急性或亚急性肝坏死和肝昏迷等。

（3）湿热凝痰，痰阻血络则黄疸难退　湿热蕴于脾胃，肝胆疏泄失常，为发生阳黄的基本病机。脾为湿困，运化失司，水湿停聚，蕴湿郁热，煎熬为痰，湿热更加黏滞难解。痰阻血络，脉道不通，则胆汁更难循其常道而行，致使黄疸不易消退。若湿痰与瘀血凝结日久，必将形成癥积痞块（肝脾肿大）。

3. 阴黄的产生有以下几种主要因素

（1）平素阴盛寒重，脾肾阳虚之人，湿从寒化，寒湿内阻困于脾胃，肝失疏泄，胆液外溢，发为阴黄。故《类证治裁·黄疸》篇中指出："阴黄系脾脏寒湿不运与胆液侵淫，外渍肌肉，则发而为黄。"说明寒湿内盛是产生阴黄的主要因素。

（2）内伤不足，脾虚血亏也可以产生阴黄，如《景岳全书·黄疸》篇指出："黄疸中有阴黄证，则全非湿热而总由气血之败。盖气不生血，所以血败，血不华色，所以色败。凡病黄疸而绝无阳证阳脉者但是阴黄。"此乃因虚而发黄，故又称为虚黄。

（二）辨证论治

1. 阳黄

症状：身目发黄，色泽鲜明如橘皮色，小便短赤，恶心厌油，心中懊憹，食少纳呆，体倦身困。舌苔厚腻，脉沉滑。

治法：清热利湿解毒，活血化痰退黄。

方药：

茵　陈 30 克　蒲公英 30 克　草河车 10 克　赤　芍 15 克

杏　仁 10 克　橘　红 10 克　泽　兰 15 克　车前子 10 克

六一散 10 克

方解：茵陈、六一散、车前子清热利小便，《金匮要略·黄疸病》篇中指出："诸病黄家，但利其小便。"其中茵陈为退黄疸之要药，用量一般不小于 30 克，多则可用到 50~60 克。杏仁、橘红行气和中，开胃化痰。泽兰、草河车、赤芍活血通脉，蒲公英清热解毒。

辨证要点：

（1）先辨湿之轻重　阳黄以湿热为患，故首当辨清湿热之轻重，以确定治疗原则。根据临床症状表现，可分为以下 3 种情况。

①热重于湿

症状：除见主要症状外，兼见发热口渴、尿黄赤如浓茶、大便秘结、胸腹胀满，两胁疼痛、舌苔黄厚而腻、舌质红、脉弦滑而数等热盛之症。

治法：清热利湿，通便导滞。

方药：

   主方加：炒栀子10克　丹皮10克　黄柏10克　酒军6克

方解：素蕴肝火或胃肠滞热，以致脾失健运，湿浊内生，湿热交蒸，胆汁外溢于肌肤而发黄。火热偏盛，故其色黄鲜明如橘皮，发热口渴，甚则阳明热盛而便秘，腑气不通而腹胀满，尿短赤、脉数、苔黄。方中栀子、酒军清清泻火，通腑气利肝胆。其中栀子清利三焦湿热；酒军泄郁热而通便。茵陈配栀子可使湿热从不便而出，茵陈配酒军可使郁热从大便而解。黄柏苦寒燥湿泄火。丹皮凉血活血。

②湿重于热

症状：除见主要症状外，兼见呕恶、纳呆、胸脘胀满、口淡不渴或渴不思饮，头重身困，身热不扬，腹胀、便溏，舌苔白腻，脉滑或濡稍数等湿盛之症状。

治法：利湿化浊，佐以清利肝胆。

方药：

   主方加：藿香10克　白蔻6克　茯苓15克　泽泻10克

方解：素体湿盛，阻遏中州，清阳不升，肝胆疏泄无权，蕴而化热，湿热互结，湿重于热，湿为阴邪，故黄色不如热重者鲜明，且以头重身困、腹胀便溏、苔腻脉滑等湿盛之症为特点。方中茯苓、泽泻甘淡渗湿，藿香、白蔻芳香化湿、宣畅气机。

③湿热并重

症状：除以上诸症兼见外，还表现为毒热深重、黄疸明显、心烦、口干苦、发烧、口舌生疮、大便秘结、舌质红绛、舌苔黄厚而腻、脉弦滑洪数等。

治法：清利肝胆、泄热解毒

方药：

   主方加：公英30克　败酱草30克　银花15克　炒知柏各10克

方解：湿热之邪俱重，蕴于肝胆，久而化毒，故见湿热之症明显。方中重用银花、公英、败酱草等清热解毒之品，配于主方中可使湿、热、毒三邪尽解，加炒知柏可使邪热下泄。

（2）再辨湿热侵犯之部位　在辨证过程中，除了要明确湿热的轻重外，还要分清湿热侵犯的部位，以确定清热祛湿之途径。湿热交结，中焦脾胃首先受困，势必枢机不利，上下不通。所以阳黄一证，中州受病是其基本证型。

①湿热偏于中上焦

症状：主症中兼见头晕、头痛如裹，心烦懊侬、呃逆嗳腐、恶心呕吐、胸脘满闷、食少纳呆，舌苔厚腻，脉沉滑。

治法：清热利湿、芳化和中以退黄疸。

方药：

> 茵　陈 30 克　公　英 15 克　草河车 10 克　赤　芍 10 克
>
> 丹　皮 10 克　藿　香 10 克　佩　兰 10 克　白　蔻 6 克
>
> 车前子 10 克　杏　仁 10 克　橘　红 10 克　六一散 10 克

方解：本证为湿热之邪蕴于中上焦，中焦脾胃受遏，以致清气不升、浊气不降，故见脘胀、呕恶、苔腻等症。方中除清热利湿外，重用藿香、佩兰、白蔻、半夏等芳化和中、升清降浊之品。

②湿热偏于中下焦

有以下两种临床表现：

湿热蕴于膀胱

症状：主症中不但见小便短赤，而且兼有尿频急、排尿时尿道涩痛小腹满急之感，或见尿液浑浊不清等下焦湿热之症。

治法：清利膀胱湿热以退黄疸。

方药：

> 茵　陈 30 克　公　英 15 克　茅　根 30 克　草河车 10 克
>
> 赤　芍 10 克　车前子 10 克　滑　石 10 克　萹　蓄 10 克
>
> 瞿　麦 10 克　木　通 10 克　炒栀子 10 克　甘草梢 10 克

方解：此证为湿热偏于中下焦，而主要是蕴于膀胱。《素问·灵兰秘典论篇》说："膀胱者，州都之官，津液藏焉，气化则能出矣。"由于湿热之邪阻遏，致使膀胱气化不利，故见排尿不畅而或黄或浑浊，小溲频急，尿道涩痛而灼热，甚则癃闭不通。治疗以主方合八正散为主，方中木通、滑石、车前子、瞿麦、萹蓄诸利水通淋之品清热利湿，炒栀子可清泻三焦湿热，甘草和药缓急，用其梢者则有止茎中痛之效。

湿热蕴于大肠

症状：主症必兼见大便黏滞不爽或里急后重、肛门灼热、腹痛，舌苔厚腻微黄，脉滑数。

治法：清利大肠湿热以退黄疸。

方药：

> 茵　陈 30 克　蒲公英 30 克　丹　皮 10 克　川黄连 6 克
>
> 黄　芩 10 克　黄　柏 10 克　白头翁 10 克　秦　皮 10 克
>
> 六一散 10 克　车前子 10 克　木　香 6 克　酒　军 6 克

方解：此证为湿热偏于中下焦，以蕴结于大肠为主要表现。由于湿热之邪壅滞肠中，致使气机不畅，传导功能失常。故见腹痛里急，大便黏滞不爽等症。以主方合白头翁汤治之。方中以白头翁清血分热毒，黄连苦寒清里热厚肠胃，黄柏泻下焦湿热，秦皮性寒味苦而涩，有清热解毒凉血止痢之功。方中用酒大黄通下导滞，主治大便不爽，与黄连相伍，泻湿热而不伤正。

③湿热弥漫三焦

症状：不仅上、中、下三焦证候俱见，而且病情较重，出现热毒内陷心包之势。见高热、抽搐、口渴、吐衄、便血、发斑、苔黄褐干燥，舌红绛，脉弦数或细数等阴虚血虚之象，以及神昏、烦躁、谵语等神志症状，甚则出现腹水。一般多见发病急骤，黄疸急速加深加重。

治法：清热解毒，凉血救阴，清宫开窍。

方药：

主方加：犀角（水牛角代）10克　川连　6克　板蓝根20克　栀子10克
丹皮10克　　　　　　赤芍20克　生地炭20克

方解：本证发病急速，因湿热夹毒，热毒炽盛，黄疸很快加深呈红黄色，属暴发性黄疸性肝炎。见高烧口大渴，胆热气壅而见腹胀胁痛，毒热内陷心包，扰乱心神而出现一系列神志症状。热毒内侵营血、迫血妄行而见吐衄、发斑等血证。气血瘀滞、水湿内停，故常有腹水出现。方中犀角清热解毒凉血，配黄连、栀子、板蓝根，增强其清热解毒之力；生地炭、丹皮、赤芍凉血止血。若高热神昏、大便干燥，加用紫雪丹6克分冲。抽搐动风，加钩藤、全蝎、僵蚕等，或投至宝丹一丸分吞。神志深度昏迷加安宫牛黄散（丸），病情严重者应配合西医抢救。出现腹水者可参考膨胀治疗。

阳黄的随证加减用药：

胁痛加醋柴胡10克、川楝子10克、香附10克、郁金10克、玄胡索10克。

胁下痞块（肝脾肿大）加赤芍10克、丹皮10克、丹参15克、泽兰15克。

大便秘结加枳实10克、酒军6克，甚则加厚朴10克、元明粉6克。

发烧加生石膏30克、知母10克、炒栀子10克。

舌苔厚腻加苍术10克、草蔻6克、藿香10克、厚朴10克。

皮肤瘙痒加白鲜皮、防风、地肤子、荆芥各10克。

腹胀加厚朴10克、炒莱菔子10克。

便溏加苍术10克、茯苓10克、生苡米15克。

因蛔虫引起黄疸者，可加用乌梅丸或选用川楝子、槟榔、使君子等驱虫药。

因结石引起黄疸者，可加金钱草、海金沙等化结石之品。

施治要点：

（1）活血——治黄必活血，血行黄易却　阳黄主要是由于湿热蕴于血分，"病在百脉"，所谓百脉是指周身血脉而言。肝为藏血之脏，与胆互为表里。黄疸既然是血脉受病，所以治疗也要从治血入手。即在清热祛湿的基础上，加用血分药。活血可分为：

①凉血活血　指清血中之郁热，使血脉通利畅达，客邪得除，毒热得清，郁结得散，黄疸易于消退。常用药如：生地、丹皮、赤芍等。

②养血活血　由于热邪灼耗阴血，所以血虚血瘀兼见者居多。常用药如：丹参、白芍、当归、川芎等。

治疗黄疸用活血药有4个优点：①能够加快黄疸的消退；②有利于肝脾肿大的软缩；③有助于肝功能的恢复；④可以缓解肝脾区的疼痛。

（2）解毒——治黄需解毒，毒解黄易除　当湿热久羁，蕴而成毒或兼感疫毒之邪时，必须加用解毒之品，方可使黄疸早日消退。常用的解毒方法有：①清热解毒法；②化湿解毒法；③凉血解毒法；④通下解毒法；⑤利湿解毒法；⑥酸敛解毒法。

（3）治痰——治黄要化痰，痰化黄易散　中医学认为，痰有狭义和广义之分。所谓狭义的痰，就是指由肺脏里咳吐出来的痰；而广义的痰则泛指人体各脏器里一些积聚的废物，中医统称为痰。我们这里所讲的痰即是指广义的痰而言。中医认为湿热可以生痰。当脾胃虚弱不能运化水湿之时，必须导致湿困中州，蕴久而成痰。这种痰如果瘀阻于肝胆，就可能使肝脏的血脉流通受阻，或出现黄疸，或肝功能损，或肝脾肿大不消。

所谓治痰，就是化痰散结，祛除胶结凝滞的湿热。痰滞得通则郁热可清，黄疸也易消退。化痰法多与行气、活血的法则配合使用。常用的化痰法则有：①行气化痰法；②消食化痰法；③清热化痰法；④活血化痰法；⑤燥湿化痰法。

治痰之法，粗看与黄疸的治疗关系不大。深究之，因脾为生痰之源，治痰实为治脾，脾主运化，又易被湿所困，所以治痰确有治本之义。

2. 阴黄　黄疸一证，阳黄居多，阴黄较少。阳黄为常证，阴黄为变证。二者病因皆本于湿。若湿从热化，湿热互结则发为阳黄；若湿从寒化，寒湿凝滞则发为阴黄，或祛邪不利，过用若寒，以伤脾阳，湿从寒化，阳黄亦可转为阴黄。因此在治疗上，除了寒热属性有别外，法当温化利湿活血化痰，则又同中有异。

症状：面色晦暗无泽，身倦怕冷，四肢不温，食少乏味，口淡不渴，喜进热食，腹胀便溏，或夹完谷，舌苔薄白水滑质暗淡，脉沉或沉缓。

治法：温化寒湿，益气活血。

方药：

茵　陈30克　桂　枝10克　茯　苓20克　生　芪30克

党　参 15 克　　干　姜 6 克　　泽　兰 15 克　　白　术 10 克

泽　泻 10 克　　香　附 10 克　　当　归 10 克　　炮附子 6 克

车前子 10 克　　赤　芍 10 克　　杏　仁 10 克　　橘　红 10 克

方解：湿邪入里、从阴化寒而成寒湿之证。寒湿为阴邪，阻滞脾胃、阳气不宣，致使胆液外泄而发为阴黄。治疗以茵陈术附汤化裁。方中茵陈、附子并用，再配以干姜、桂枝温化寒湿。此证多发于久病体虚之人，故方中用生芪、党参、白术、茯苓、当归等补气养血之品以扶正驱邪。方中泽兰活血，香附理气，泽泻、车前子配合茵陈可加强利湿作用。杏仁、橘红醒脾活胃化痰。关老常以青黛、白矾清肝热化痰之用，取得满意的效果。

几点体会：

（1）黄疸施治中的扶正与祛邪　黄疸的发生是由于内外合邪、正邪交争所致。而邪正的消长进退，直接影响着黄疸的发展和机体的康复。因此在治疗过程中，如何正确地处理祛邪与扶正的关系，乃是治疗成败的关键。

①在邪实正不虚阶段，当以祛邪为主　《素问·评热病论》说："邪之所凑，其气必虚"，可知平素体健、正气旺盛的人，一般不会感到邪患病。即使因一时之虚，湿热之邪内侵而发病者，由于正气能拒邪于卫分或气分，就形成正盛邪实的证型。在治疗上应以祛邪为重点，若兼有表证时，要在解表的基础上佐以退黄之法，使在表之邪迅速透达，以免湿热缠绵入里，酿成大患。由于人体正气未衰，对于解表、利尿、通下、清热、解毒、活血、化痰等祛邪之法，只要运用得当，不但可以达到退黄的预期目的，同时因为邪去及时，还可以避免正气受伤。这种以祛邪为主的治法，在阳黄证中运用较普遍。

②在邪实正已虚阶段，要用攻补兼施之法　正虚的原因有两种：一是素体虚弱；一是因病致虚。正虚乃是导致外邪深入机体的内在因素。如果内侵之邪过盛，就形成"正虚邪实"的证型，此时往往病情加重，治疗起来也较困难。在这种情况下，如果单纯补虚则可碍邪，有闭门留寇之虞。反之，若单纯祛邪则必将更损其正。古人早有"勿虚虚，勿实实"之戒，故此中医学立有"攻补兼施"之法。即在邪实明显时，治疗以祛邪为主，佐以扶正；在正虚严重时，治疗以扶正固本为主，辅以祛邪。总之，"正虚邪实"阶段一定要本着"祛邪勿忘扶正"、"扶正勿忘祛邪"的基本原则。只有这样圆机活法，灵活用药，才能收到较好的效果。

③在正虚邪衰阶段，当以扶正为主　正气的虚弱，除上面所提到的两种原因以外，还有的是在治疗过程中因过用泻热、通利、攻下以及破气、破血之剂，病邪虽减，正亦大伤，此乃因治疗不当而致虚。

在正虚为主的情况下，或体内尚有少量残留余邪，或复感外邪（但不重），从而形成虚多邪少的证型。此阶段，主要应以扶正固本为法，令其气血充足，阴阳调和，脏腑机能旺盛，即使体内有少许余邪也必将会由于正气的恢复而消除。这就是中医学"扶正以祛邪"的治疗原则，但在具体运用上，也不排除根据临床见证，在不损伤正气的情况下，辅佐一些祛邪之品（其药味要少，分量要轻），这样可达到正复邪尽的目的。此种情况在阳黄较为少见，往往多见于阴黄之证。

（2）黄疸治愈后的巩固　治疗黄疸除了要重视内因的调理和正确处理祛邪与扶正的关系之外，还应当注重恢复期的巩固治疗，以清除湿热产生的根源。有时黄疸虽已退净，各项化验指标也基本恢复正常，但中医临床四诊所见尚有异常，就不应当过早地停药，而要继续治疗一个阶段加以巩固，防止复发。

（3）正确处理辨证与辨病的关系　黄疸的诊断除了以巩膜黄染为主要依据外，还应结合化验和物理检查，以确定黄疸发生的原因。所以治疗此证在中医辨证的同时，还要考虑辨病的问题。如血胆红素在 17～34 微摩尔/升之间，尽管巩膜黄染不明显，也应按黄疸施治。另外如果黄疸已出现，但经物理检查（如 B 超等）确定胆内有结石或虫积，应于上方内加上化结石或驱虫之品，以利黄疸的消退。

二、验案精选（9 例）

案 1　阳黄（婴儿阻塞性黄疸）

孙某某，男，3 个月，初诊日期：1971 年 11 月 18 日。

主诉：皮肤及巩膜发黄，伴大便色灰白已 2 个月余。

现病史：患儿于出生后半个月开始皮肤及巩膜黄染，大便白如牙膏，小溲黄，1 周以来吐奶，11 月 1 日在某医院检查：巩膜及一身皮肤皆黄，咽（－），心肺（－），腹软，化验：直接胆红素 112.86 微摩尔/升，总胆红素 116.28 微摩尔/升，黄疸指数 79 单位，谷丙转氨酶 150 单位，麝香草酚浊度试验 3 单位，血红蛋白 92 克/升，白细胞 6.2×10^9/升，分叶 0.28，淋巴 0.72。诊断为黏液性（不全）阻塞性黄疸，而遂以利胆清热化湿为法。

方药：

金钱草 6 克　败酱草 6 克　滑　石 6 克　胆　草 3 克

黄　柏 5 克　青　黛 3 克　炒栀子 6 克　血　竭 0.3 克

明　矾 0.3 克　熊　胆 0.3 克

上方连服 12 剂，黄疸未再加重，但也未见消退。

11 月 18 日来北京中医医院治疗时诸症如前所述。治疗原则：利胆清热，芳化活血。

方药：

茵　陈3克　藿　香3克　杏　仁5克　橘　红3克

赤　芍6克　郁　金3克　藕　节6克　泽　兰9克

焦　术3克　车前子6克（包）

治疗过程中，患儿合并肺炎，咳嗽。于前方加入锦灯笼3克、酒黄芩6克、瓜蒌3克、土茯苓6克、大枣4枚。

因患儿幼小，服药困难，前方继续服30剂。其中于1972年1月查肝功能：谷丙转氨酶303单位，总胆红素11.78微摩尔/升，黄疸指数7单位。于1972年4月7日复查肝功：谷丙转氨酶193单位，胆红素小于5.13微摩尔/升，黄疸指数4单位，患儿黄疸已全部退尽，大便颜色正常，纳佳，眠安溲清。1972年6月复查转氨酶正常。

案2　阳黄（中毒性肝炎）

李某某，男，24岁，会诊日期：1964年6月5日。

主诉：面目皮肤发黄，腹胀已4个月余。

现病史：1962年因患牛皮癣住某院治疗，服用白血宁、山道年、砷制剂等药物治疗达2年之久。于1964年1月开始口腔糜烂，恶心，头晕，食欲不振，皮肤发黄，两胁刺痛，大便稀，小便黄，检查发现肝在肋下1.5厘米，中等硬度，有明显压痛，脾可触及。肝功能化验：谷丙转氨酶670单位，麝香草酚浊度试验12单位，血胆红素定量111.15微摩尔/升，黄疸指数71.4单位，血清白蛋白/球蛋白＝3.74/2.04。肝穿刺病理证实为中毒性肝炎。开始使用去氢考的松等药物治疗，黄疸未见消退，反而出现腹胀，检查有腹水，加用汞撒利及双氢克尿噻等利尿药物仍不好转。半年内曾多次复查肝功能，均为异常。1964年6月5日请中医会诊，当时症见：面目皆黄，如橘皮色，两胁刺痛，胃脘胀满，恶心、厌油腻，食欲不振，头晕口苦，皮肤瘙痒、夜卧不安、小便短赤、尿道涩痛，大便不爽。肝功能化验同前。

舌象：苔薄白。

脉象：沉滑。

辨证：肝郁血滞，湿毒热盛，脾虚气弱。

治法：清热化湿，活血解毒利水，化痰通瘀，佐以健脾补气。

方药：

茵　陈60克　银　花30克　瞿　麦12克　蒲公英30克

藿　香15克　川　连4.5克　当　归12克　香　附10克

郁　金10克　泽　兰10克　生　芪15克　焦白术10克

赤　芍15克　白　芍15克　杏　仁10克　橘　红10克

六一散12克（包）

治疗经过：6 月 15 日，上方共服 9 剂，并停用激素，观察中药疗效。药后皮肤发黄渐退，胁痛减轻，恶心已止，食欲增加，睡眠好转，小便黄，大便软，舌苔薄白，脉沉滑。体检：肝大肋下 1 厘米，脾可触及。肝功能检查：谷丙转氨酶 608 单位，血胆红素定量 42.12 微摩尔/升，黄疸指数 40 单位。继服上方。

6 月 26 日，上方继服 10 剂，胁痛已减，腹水已消，饮食二便如常，肝可触及，脾未及，肝功能检查：谷丙转氨酶 30 单位，麝香草酚浊度试验 6 单位，脑絮（－）、胆红素定量 42.75 微摩尔/升，病情好转。上方茵陈改为 30 克，银花 15 克，生芪加至 30 克继服。

7 月 14 日，肝脾均未触及。肝功能检查：谷丙转氨酶 138 单位，麝香草酚浊度试验 6 单位，血胆红素 23 微摩尔/升，自觉症状消失，饮食二便如常，上方加减以巩固疗效。8 月 4 日复查肝功能完全正常，临床痊愈出院。

案 3　阳黄（急性胆囊炎）

王某某，男，68 岁，初诊日期：1963 年 6 月 27 日。

主诉：右上腹痛，周身发黄已 1 周。

现病史：7 天前开始右上腹痛，周身发黄，伴有食欲不振，呃逆频作，小便黄赤。曾经某医院检查称：右上腹可触及一肿物，硬而压痛。化验检查：尿三胆阳性，血胆红素 120 微摩尔/升，谷丙转氨酶 398 单位，麝香草酚浊度试验 4 单位。查血白细胞 13.5×10^9/升，肝在肋下 2 厘米，脾未触及。血压 190/120 毫米汞柱。曾疑诊为急性胆囊炎、胆石症，肿瘤不排除。动员入院手术探查，因拒绝手术而来北京中医医院门诊。现症：呃逆频频，右胁痛，胸腹胀满，巩膜及周身发黄，色泽鲜明，大便 2 日未解，小便黄赤。

检查：血压 200/120 毫米汞柱，右上腹部肌肉紧张，可触及一肿块，压痛明显，肝在右肋下 2 厘米，脾未触及。

舌象：舌质红，舌苔黑。

脉象：弦滑，参伍不齐。

辨证：肝郁血滞，湿热发黄。

治法：清热利湿解毒，活血化痰退黄。

方药：

茵　陈 60 克	酒　芩 10 克	银　花 12 克	龙胆草 7 克
败酱草 15 克	藿　香 15 克	杏　仁 10 克	橘　红 10 克
熟　军 6 克	生赭石 10 克	川　连 3 克	杭白芍 30 克
木　香 10 克	泽　兰 15 克	延胡索 10 克	泽　泻 10 克
车前子 10 克	六一散 12 克		

治疗经过：6 月 29 日，服上方 2 剂后，肝区痛减轻，黄疸消退，食欲转佳，

大便仍未解，脉弦滑，苔黄。按上方稍事加减再进3剂。7月2日，大便已解，精神转佳，睡眠安，黄疸已退尽。近2天来咳嗽痰多，舌苔薄白。检查肝已回缩，右上腹包块已消失。复查肝功能：谷丙转氨酶16单位（正常值0~21单位），黄疸指数9单位，血胆红素6.84微摩尔/升，血压135/85毫米汞柱。按前方稍加减，方药如下：

> 茵　陈12克　酒　芩10克　炒栀子10克　银　花18克
>
> 通　草3克　薄　荷10克　藿　香10克　川　连3克
>
> 茯苓皮15克　泽　泻10克　丹　皮10克　赤　芍12克
>
> 白　芍12克　杏　仁10克　瓜　蒌12克　旋覆花10克
>
> 车前子10克

上方共服32剂，临床症状全部消失。1963年10月25日复查肝功能：黄疸指数6单位，麝香草酚浊度试验2.5单位，白蛋白/球蛋白＝3.8/2.1。

案4　阳黄（急性黄疸性肝炎）

梁某某，男，36岁，会诊日期：1969年4月19日。

主诉：身黄，下腹胀已3个月余。

现病史：入院1周前开始发烧，食欲不振，恶心厌油，继而身目发黄，诊为急性病毒性黄疸型肝炎，住院治疗。入院后经中西医治疗，曾用过青霉素、金霉素、维生素B_6、丙酸睾丸酮、葡萄糖、去氢考的松等，中药曾服过丹栀逍遥散、茵陈蒿汤等。经治疗3个多月，黄疸仍未消退。全身皮肤及巩膜黄染如橘皮色。肝在右胁下二横指可及，中等硬度，脾大一横指。肝功能化验：黄疸指数90单位，血胆红素307.8微摩尔/升，麝浊12单位。遂请中医会诊，当时见症：发烧已退，纳呆恶心厌油均不明显，少腹胀，皮肤瘙痒难忍，小便短赤不利，排尿有灼热感，大便稀。

舌象：舌苔白。

脉象：弦滑而数。

辨证　湿热发黄（偏于中下焦）。

治法　清热利湿，活血退黄。

方药：

> 茵　陈90克　瞿　麦12克　萹　蓄12克　石　韦12克
>
> 车前子12克　滑　石15克　泽　兰12克　木　通10克
>
> 丹　皮10克　泽　泻10克　赤　芍15克　白　芍15克
>
> 黄　柏10克　当　归12克

治疗经过：以上方为主，曾加减使用过茯苓、猪苓、通草、甘草梢、焦白术、知母等。5月7日第二次会诊，症见右肋痛重，胸满心烦不安，夜间自觉发热，失眠，小便短赤，排尿时尿道灼热涩痒，仍按上方加减化裁，并用犀黄丸。6 月 10 日，肝区痛已消失，黄疸已消退，化验肝功能全部正常，肝未触及，脾可触及边缘，已达临床痊愈而出院。

案 5 阴黄

毕某某，男，26 岁，住院日期：1962 年 10 月 15 日。

主诉：两眼轻度黄染已 2 年余。

现病史：患者于 1961 年 9 月发现面目皮肤发黄，食纳不佳，经某医院检查诊为病毒性黄疸型肝炎，服用中西药物治疗，自觉症状好转，但两目发黄未完全消退，肝功能异常，于 1962 年 10 月 15 日住北京中医医院治疗。

现症：自觉疲劳、怕冷、右胁痛，疲倦劳累后疼痛加重，大便溏，目微暗黄，面色无泽，化验检查：血胆红素定量 19.3 微摩尔/升，黄疸指数 20 单位，谷丙转氨酶 25 单位（正常值 21 单位以下）。

舌象：苔薄白，质稍淡。

脉象：沉细而缓。

辨证：脾阳不振、湿痰阻络，入于血分并发阴黄。

治法：温补脾阳、祛痰化湿，活血退黄。

方药：

　　党　参 15 克　生　芪 12 克　茵　陈 60 克　茯　苓 15 克
　　炮附子 10 克　白　术 10 克　干　姜 6 克　泽　兰 15 克
　　郁　金 10 克　橘　红 10 克

上方服 14 剂，症状稍有改善，复查血胆红素 13.68 微摩尔/升，黄疸指数 9 单位，谷丙转氨酶 12.5 单位。因病日久，继服上药 3 个月，复查肝功能正常（共查 4 次正常），血胆红素均在 17 微摩尔/升以下，症状消失而出院。

北京中医医院肝炎组曾在 1975 年总结了 10 例血胆红素增高长期不降阴黄患者，病程为 1 年至 4 年半。

化验检查：10 例血、尿、便常规检查均属正常范围，红细胞脆性试验阴性，尿胆红质阴性，二便尿胆元轻度阳性，血总胆红素定量在 25.65～64.98 微摩尔/升之间，平均为 39.33 微摩尔/升，凡登白试验均呈间接反应，其他肝功能均属于正常范围。

舌象：10 例舌质均属淡红，苔薄白或灰白，3 例见有白腻苔。

脉象：沉缓或沉细。

见症：大部分病人临床症状较轻，8 例有不同程度的肝区痛，全身乏力，食欲不振和腹胀，5 便大便不调、日解 2～3 次，稀便。4 例有腰背酸痛和畏寒。

上述 10 例证属阴黄范围，寒湿困脾，而从阴黄论治。

治法：温振脾阳，利湿退黄。

方药：

　　　茵　陈　炮附片　干　姜　桂　枝　白　术　生　芪　党　参

　　　茯　苓　泽　兰　赤白芍

加减为：车前子、泽泻、香附、厚朴等。

治疗结果：疗程为 3～4 个月，治疗后临床症状均有减轻，10 例血总胆红素定量均降至 17 微摩尔/升以下，平均为 11.46 微摩尔/升，总的效果还是比较满意的。

对阴黄的辨证施治，除了温化寒湿以外，关老强调从气血辨证，黄疸的发生，是由于湿入血分瘀阻血脉，因此治黄必治血，血行黄易怯。故在治疗时，用泽兰、赤白芍等养血活血之品，以促进黄疸的消退，这是治疗阴黄的特点之一。其二是从痰论治，脾为生痰之源，寒湿困脾，湿浊生痰，痰湿交阻血脉，则黄疸难以消退，方中杏仁宣利肺气，通调水道，配合橘红醒脾开胃、行气化痰、白术健脾化痰，郁金活血化瘀。脾为生痰之源，治痰实为治脾，亦为治本之法。关老不仅在治疗阳黄时强调活血化痰，在治疗阴黄时，更重视应用活血化痰。

案 6　阳黄（丙型肝炎）

巩某某，男，43 岁，初诊日期：1992 年 1 月 28 日。

主诉：巩膜及全身皮肤深度黄染已月余。

现病史：患者于 1 个月前突然双目及全身发黄，且逐渐加重。经用各种西药及中药茵陈、五苓散等治疗，黄疸仍呈上升趋势，血胆红素由 64.98 微摩尔/升上升到 71.82 微摩尔/升，谷丙转氨酶 500 单位以上，TTT 正常，澳抗（－），丙肝抗体阳性。

现症：巩膜及皮肤深度黄染，色泽鲜明，全身皮肤瘙痒难忍，食欲不振，胃脘堵闷，腹部胀满，恶心欲呕，呃逆频频，时感头晕，精神倦怠，睡眠尚安，小溲黄赤如浓茶，大便溏软日解 3 次。

生活史：有嗜酒史。

舌象：苔黄垢而腻舌质正常。

脉象：沉滑而数。

辨证：湿热蕴于肝胆，阻遏中上焦，胃失和降，发为阳黄。

西医诊断：急性黄疸性丙型肝炎。

治法：清热利湿，解毒活血化痰，理气和中。

方药：

　　　茵　　陈 50 克　蒲公英 30 克　草河车 10 克　赤　　芍 10 克

杏　仁10克	橘　红10克	旋覆花10克	生赭石10克
砂　仁6克	枳　实10克	焦四仙30克	车前子20克
六一散10克	炒栀子10克	藿　香10克	

治疗经过：1月30日上午服完1剂后，自觉上下通气，呃逆矢气通畅，脘腹顿感舒适。31日服完2剂后，患者自述诸症均明显减轻。黄疸渐退，手臂及面部肤色已接近正常，晨起尿色仍深黄，而白天尿已基本正常。恶心欲呕已除，胃满腹胀不明显，食欲好转，精神体力有所恢复。惟身上瘙痒不减。舌苔前半部已减退，根部仍黄腻，脉沉滑稍数。

方药：上方枳实改枳壳，减旋覆花、生赭石、杏仁、橘红、加苦参、荆芥、防风、地肤子、白鲜皮。

2月13日患者单位派人来京书面通报病情：上方共服14剂，纳食增加，头晕、腹胀、身痒均除，黄疸已明显减退，精神体力转佳，二便正常。

B超检查：胆囊壁浸润较前好转，腹腔未探及液性暗区，脾厚5.4厘米，切面光点分布均匀。

化验检查：谷丙转氨酶正常，胆红素12.31微摩尔/升，麝香草酚浊度试验10.5单位，丙肝抗体弱阳性。

方药：

茵　陈30克	公　英20克	茅　根30克	草河车10克
赤　芍10克	丹　皮10克	枳　壳10克	砂　仁6克
厚　朴10克	焦四仙30克	车前子10克	滑　石10克
白　术10克	藿　香10克	杏　仁10克	橘　红10克

3月1日来人代述病情，患者一切正常，黄疸尽退，尚感纳食不香，体力稍差。

再拟健脾养胃，稍佐清热利湿之剂。

方药：

党　参10克	白　术10克	茯　苓10克	砂　仁6克
藿　香10克	焦三仙30克	炒莱菔子10克	茵　陈20克
公　英20克	丹　参20克	车前子10克	鸡内金10克
枳　壳10克	佛　手10克		

3月15日，上方共服14剂，复查肝功全部正常，自觉症状已无。上方间日1剂继服，另加乌鸡白凤丸中午服1丸，以巩固疗效。

案7　阳黄（残留黄疸）

史某某，男，29岁，初诊日期：1991年7月4日。

主诉：血胆红素增高已3年之久。

现病史：患者于 1988 年体检时发现血胆红素为 23.94 微摩尔/升。经 1 年多的治疗后仍为 32.49 微摩尔/升，因无自觉症状而自行停药，亦未再复查。1991 年 5 月，因消化不良到北京某医院检查胆红素 41.55 微摩尔/升，谷丙转氨酶 45 单位，于 7 月 4 日来北京中医医院求治。

现症：精神气色正常，巩膜无明显黄染，纳食不香，胃脘堵闷，肝区不痛，大便正常，小便黄。

舌象：舌苔薄白。

脉象：沉滑。

辨证：湿热蕴于肝胆，日久伤脾胃。

治法：清热利湿，活血化痰，佐以健脾和胃之剂。

方药：

茵　陈 30 克	公　英 15 克	茅　根 30 克	草河车 10 克
赤　芍 10 克	丹　皮 10 克	小　蓟 15 克	丹　参 15 克
车前子 10 克	六一散 10 克	枳　壳 10 克	藿　香 10 克
生苡米 15 克	茯　苓 15 克	杏　仁 10 克	橘　红 10 克

治疗经过：7 月 14 日，上方服 10 剂，纳食正常，胃脘堵闷好转，尿黄，舌苔薄白，脉沉滑。

方药上方去小蓟、藿香、枳壳，加白术 10 克、砂仁 6 克、焦三仙 30 克。

以上方为主加减化裁，9 月 4 日查血胆红素 46.51 微摩尔/升，10 月 4 日查血胆红素 35.91 微摩尔/升，麝浊 31.3 单位。1992 年 1 月 15 日查 11.97 微摩尔/升，肝功能全部正常。症见：乏力、便溏，无其他不适。舌苔薄白，脉滑缓。再拟健脾益气、补肾调肝之剂，以巩固疗效。

方药：

生　芪 30 克	党　参 10 克	白　术 10 克	苍　术 10 克
生苡米 20 克	茯　苓 15 克	丹　参 10 克	木　瓜 10 克
当　归 10 克	白　芍 10 克	川　断 10 克	牛　膝 10 克

止方化裁断续服用 3 个多月，经 3 次复查，肝功能及血胆红素均属正常。告临床痊愈。

案 8　赵某某，女，52 岁，初诊日期 1991 年 4 月 6 日。

主诉：半个月来乏力，身面发黄。

现病史：半个月来全身乏力，身肢面目皮肤发黄，周身刺痒，恶心厌油腻，纳呆腹胀，小溲黄赤，遂来就诊。检查所见：巩膜皮肤呈橘黄色，肝可触及，质软。黄疸指数 120 单位，总胆红素 205.2 微摩尔/升，凡登白直接阳性，谷丙转氨酶 360 单位（0～21 正常），麝浊 15 单位。

舌象：苔白腻，根黄。

脉象：弦滑。

辨证：湿热中阻（偏于中上二焦），瘀热发黄（阳黄）。

治则：清热利湿，芳化活血，化痰退黄。

方药：

茵　陈90克	酒　芩10克	尾　连 6克	公　英30克
藿　香10克	佩　兰10克	泽　兰15克	赤　芍15克
小　蓟15克	金银花30克	杏　仁10克	橘　红10克
香　附10克	车前子10克	六一散10克（包）	

以上方为主，服药 1 个半月，黄疸完全消退，复查总胆红素 5.13 微摩尔/升，谷丙转氨酶 16.4 单位，麝浊 2 单位，诸症消失，临床痊愈。

案 9 某某，男，90 岁，会诊病历。

患者素有中风之疾，于 1993 年 3 月 2 日出现黄疸，巩膜及皮肤橘黄，逐渐加重，伴有低烧，以致燥躁不宁，神智昏瞆，靠鼻饲以维持营养，小便黄，大便尚可。血清总胆红素 206 微摩尔/升，谷丙转氨酶 176 单位（＜30 单位），病情危重，于 3 月 14 日急请关老会诊。当时症见如上。

舌象：苔薄黄。

脉象：弦滑。

辨证：湿热夹痰瘀阻血分，发为阳黄，蒙闭心包，兼以久病体虚，有正不抗邪之势，仅防正气欲脱之危象。

治法：因已采用输液鼻饲以扶正，故以清热利湿，活血化痰为主，佐以解毒开窍。

方药：

茵　　陈60克	藿　香10克	佩　兰15克	丹　皮10克
杏　　仁10克	橘　红10克	郁　金10克	泽　兰15克
赤白芍各10克	青　蒿10克	地骨皮10克	黄　芩10克
白茅　根30克	车前子10克	草河车10克	

另用局方至宝丹一丸分 2 次，早晚服；西洋参 10 克兑服。

3 月 21 日二诊，7 剂药后神志已清，体温正常，血清胆红素降至 150.48 微摩尔/升，谷丙转氨酶降至 31 单位，血压平稳，有时心烦起急，舌苔薄白，脉弦滑，病势明显好转。于上方去地骨皮、黄芩、加秦艽 10 克，继服 7 剂。

3 月 27 日三诊，服药 14 剂后血清胆红素降至 76.5 微摩尔/升，谷丙转氨酶降至 10 单位，体温正常，二便正常，舌脉同上。于上方去青蒿、秦艽，加白术 10 克，砂仁 6 克，以健脾调中，因正气已复，去西洋参，易至宝丹改为牛黄清心丸，早晚各服1丸，取其清热解毒，开窍镇惊之效。至4月10日21剂药后，血清胆红素已降至正常，病情稳定，肝功正常，现正在巩固治疗中。

第九节 胸 痹

一、关老对此病的独特认识

胸痹是以胸部闷痛，甚则胸痛彻背，背痛彻心，手足清冷，短气，喘息不得卧为主证的一种疾病。我国古代医学文献中早有类似的记载，如《灵枢·厥论》中说"真心痛，手足清至节，心痛甚，旦发夕死，夕发旦死"。不仅对其症状描术细致，而且对重症胸痹的预后有深刻的了解。其发病原因《素问·举病篇》说："经脉流行不止，环周不休，寒气入经而稽迟，泣而不行，客于脉外则血少，客于脉中则气不通，故卒然而痛。"对其治疗《黄帝内经》以"血实者宜决之"为总则，《灵枢·五味》篇有"心病宜食薤"的记载，是宣痹通阳法的起源。

《金匮要略》正式提出胸痹之病名，指出病理是"阳微阴弦"、本虚标实，并做了专篇论述，提出了瓜蒌薤白白酒汤，瓜蒌薤白半夏汤，使宣痹通阳法更加具体和完备。后世医家有的把心痛分为气、血、热、寒、饮食、虚、虫、癥等九种。

胸痹包括西医学的冠状动脉硬化性心脏病、心绞痛和心肌梗死。

（一）病因病理

关老认为胸痹一证，其病因病理大致可分为以下4种。

1. 气虚血滞 心主血，为行血之脏，血的运行全靠心气的推动，心气虚则血行不畅而血滞，可出现心悸、自汗、气短、心前区作痛，唇青舌紫，治疗当以生脉散为主，佐以行血之品。若心气虚甚，动则心悸气短，脉律不整，三五不调，则需重用参附。

2. 血虚失养 血不养心，则气无所附，可见心区痛，面白无华，脉细弱。当用四物汤合黄芪为主治之。

3. 心阳闭阻 心阳闭阻，虚寒内生，气阻血滞，则见心悸气短，汗出肢冷，心区绞痛，唇甲淡白青紫，脉沉细。可参考桂枝生姜枳实汤合生脉散加仙茅、淫羊藿治疗。

4. 痰浊阻络 痰浊阻络、困脾、壅肺，则可见胸闷窒痛，或痛引肩背，肢体沉重、气短喘促，形成肥胖，痰多脘闷，苔浊腻，脉沉滑。可用化痰行血通络之法，药如旋覆花、生赭石、杏仁、橘红、川芎等。可配合瓜蒌薤白半夏汤治疗。旋覆花有清顽痰之功，生赭石有平肝镇逆之效，对伴有高血压者，更为适宜，行血络以川芎功用为最强，其他可选用丹参、红花、地龙、鸡血藤、王不留行、玄胡索等。

（二）辨证施治

1. 辨明虚实，分清主次 本证多属本虚标实，病因病理虽有以上四4点，而四者不能截然分开，有时可参杂并存，互为因果，不仅涉及气、血、痰、瘀的病理变化，还涉及阴、阳、寒、热的病理变化；不仅涉及心脏的病理变化，还涉及脾肺、肝肾等脏的病理变化。当明辨虚实，分清主次。心气虚、心血虚、心阳虚、脾肾阳虚、肝肾阴虚，虚者为本；气滞、血瘀、痰凝、寒盛、热结者为实，实者为标。以虚为主治其本，以实为主治其标，根据标本缓急，扶正补虚兼施，灵活变通。

2. 辨明在气分、在血分 关老认为冠心病切不可统按"胸痹"施治，因为冠心病主要在血分，而胸痹属于气分病，多由于痰阻气结而致胸满气短，心窝部以上疼痛，故常以瓜蒌薤白白酒汤为主方，以瓜蒌开胸中痰结，薤白辛温通阳，豁痰下气，皆属气分药，久用易耗气伤阴，正气虚者更不相宜。故他对冠心病的治疗，应用薤白必须注意益气养阴，凡正气虚者，常用生脉散合四物汤加减以养心阴，养血活血，并伍以黄芪，则气血旺盛，血脉流畅，易于收效。

3. 从"痰"论治 目前医家多从活血化瘀通阳的角度研究较多，而从"痰"论治者较少，从"痰"论治尚未受到重视。关老认为，气虚血滞、血虚失养、心阳闭阻，与痰浊阻络是相互关联的。由于体虚或过食肥甘、或七情内伤，气虚、气郁致使胸阳不能升发，心阳不振，气血流行不畅凝滞瘀结，脾阳不振，不能运湿，淡浊内生，肾阳不振，水泛为痰，痰浊与瘀血胶固，闭阻心脉，则血行更加受阻，以致胸阳不通，不通则痛，以至影响全身气血津液环流，阴阳不相顺接而出现昏厥。他认为"痰"乃泛指各脏腑代谢之废物未能及时排出而留于体内者，冠心病之脂肪代谢障碍，血脂增高者，亦属于中医所谓之痰。因此，对本病的治疗从痰论治入手。由于痰血互相胶固，痰阻血难行，血凝痰难化血积日久又可化生痰水，故"治痰必治血"、"血活则痰化"；"治血必治痰"、"痰化血易行"。而治痰之法，又要根据其生痰的根源具体处理。

二、验案精选（3 例）

案1 王某某，男，51 岁，初诊日期：1979 年 11 月 26 日。

主诉：心前区发作性疼痛 2 年余。

现病史：患者高血压病已 8 年余，平时血压波动于 140～170/90～110 毫米汞柱。1970 年以来偶感凡前区闷痛，1980 年 9 月心电图可疑冠状动脉供血不足。X 线检查：主动脉普遍增宽，眼底轻度动脉硬化。1992 年 6 月 27 日心电图：S－

T段——Ⅰ. V₅轻度下降，aVl. V₁、V₃、V₅的T波低平，符合慢性冠状供血不足。来诊时症见胸闷，心前区痛，午后头晕头痛，右手麻木，大便稍稀。血压152/110毫米汞柱。

舌象：舌无苔。

脉象：沉细。

西医诊断：高血压病、冠状动脉硬化性心脏病、心绞痛。

中医辨证：气阴两虚，心血不足，痰血疑结，阻塞经络。

治法：补气养血，化痰活络。

方药：

生　　芪15克　南北沙参各10克　五味子12克

天麦冬各10克　生　　地12克　白　芍15克

当　　归10克　川　　芎6克　远　志10克

瓜　　蒌12克　川　　贝10克　郁　金10克

何　首　乌12克　红人参4.5克（另煎）

治疗经过：上方间断服10剂，12月10日。自述胸闷及心前区疼痛减轻，有时头晕，舌脉同前，前方加丹参15克，继服。

12月17日，上方服7剂后，血压平稳（148/98毫米汞柱），心前区疼痛及闷痛未再发作，舌无苔，脉沉细，仍按前方继服14剂。

1992年12月25日，复查心电图，与1992年6月27日心电图比较：S－T段——Ⅰ. V₅恢复至等电位，T波由低平转为直立，以后改服丸剂巩固疗效，方药如下：

红人参12克　生　　芪30克　五　味　子30克　仙　茅30克

淫羊藿30克　焦白术30克　生熟地各30克　白　芍30克

当　　归30克　远　　志30克　川　　芎15克　香　附30克

红　花15克　川　　断30克　天麦冬各30克

上药共研细末，炼蜜为丸，每丸3克，日服2次，每次3丸。随访至1974年7月，自觉症状消失，血压130/90毫米汞柱，心电图复查正常。

案2　刘某，女，50岁，初诊日期：1991年3月6日。

主诉：心前区发作性疼痛5年。

现病史：从35岁发现高血压，1985年以来偶感心前区闷痛，每次半分钟可自行缓解。近5年来心前区闷痛逐渐加重，日作5~6次，每次2~3分钟，一直服用潘生丁、硝酸甘油等。2日前因发怒，致心前区疼痛，日作9~10次，每次4~5分钟，服硝酸甘油后方可缓解，遂来就诊。15年前即有高血压史。

现症：阵发性心前区疼痛，胸部憋闷，心悸气短，动则诸症加重。纳差、失眠，大便不畅，小便正常，头晕头痛，恶心，右肩臂麻木，舌尖麻。血压 182/128 毫米汞柱，血胆固醇 8.58 毫摩尔/升，甘油三酯 5.46 毫摩尔/升。心电图提示：左前半枝传导阻滞，电轴左偏 51°。

舌象：舌质暗紫苔白。

脉象：沉弦稍滑。

西医诊断：高血压、冠心病、脂肪肝、左前平束枝传导阻滞。

中医辨证：气虚血瘀，痰血凝结阻塞经络。

治法：补气行血，化痰通络。

方药：

北沙参 30 克	五味子 10 克	麦 冬 10 克	石 斛 10 克
生石决 30 克	杭菊花 10 克	旋覆花 10 克（包）	生赭石 10 克
生 地 10 克	橘 红 10 克	杭 芍 10 克	瓜 蒌 15 克
丹 参 15 克	川 芎 10 克		

医嘱：忌肥甘油腻，忌脑怒气郁。

治疗经过：3 月 27 日服上方 20 剂后，心前区疼痛次数与程度减轻，诸症悉减，恶心止，舌质紫暗苔薄白，脉弦细。上方去川芎，加枸杞子，继服 20 剂。

4 月 18 日：心前区疼痛已 2 周未作，头痛与右臂、舌尖麻木止，纳可、眠安、二便调，舌质暗微紫，苔薄白，脉弦细。上方加减，共服 63 剂，血压维持在 140/90 毫米汞柱，心电图大致正常，心前区疼未再发作，至翌年元月已恢复 8 小时工作，追访至 1993 年未复发。

案 3 李某某，男，55 岁，初诊日期：1992 年 4 月 1 日。

主诉：阵发性心前区疼痛已 8 个月余。

现病史：患者于 1991 年 8 月初，发觉胸闷伴有阵发性心前区疼痛，约数分钟自行缓解。至同年 9 月 12 日上午，于骑自行车途中心前区疼痛发作，当时仍能坚持骑车回家，疼痛逐渐加重，难以忍受，面色苍白，大汗淋漓，神志昏瞆，立即送往某院急诊。经检查心电图，诊为冠心病，心绞痛，收入住院治疗，病情稳定后于 12 月 5 日出院，在家休养。近 2～3 个月来，每日服用潘生丁、毛冬青及活血通脉的中药丸剂，但心前区疼痛仍未消除，大约每天发作 7～8 次，每次持续 5～6 分钟，有时疼痛较重，口含硝酸甘油后方能缓解，1992 年 4 月 1 日由家属护送前来门诊。现症：阵发性心前区疼痛，伴胸闷憋气，心悸，不敢活动，稍累则气短心悸，睡眠不宁，多梦，纳少不香，小便黄，大便正常。

检查：形体稍胖，痛苦面容，既往有高血压病史，血压 180/110 毫米汞柱，血胆固醇 7.12 毫摩尔/升。

舌象：舌质暗、无苔。

脉象：沉弦。

西医诊断：冠心病、心绞痛、高血压病。

中医诊断：心气不足，肝郁血滞，痰湿阻络，胸痹不宣。

治法：调补心气，疏肝理气，化痰通络，活血宽中。

方药：

北沙参15克　五味子10克　生甘草10克　麦　冬15克

旋覆花10克　瓜　蒌30克　生　地10克　生赭石15克

当　归10克　赤白芍各15克　川　芎10克　郁　金6克

藕　节15克　红　花12克

治疗经过：1992年4月8日，服上方7剂，心前区疼痛已见减轻，现在日犯3～4次，且易缓解，睡眠好转，食欲亦有增加，二便正常。上方加泽兰15克，继服14剂。

4月23日，近日每天心绞痛发作最多不超过3次，较易缓解，不必含用硝酸甘油。嘱其服前方。

5月23日，1个月来坚持服药，心前区痛一直未大发作，自述仅于午后三点钟左右空腹时，稍感隐隐作痛，能以忍受，不久即可消失。胸部憋闷已舒，有时腹胀，右侧偏头痛。每日清晨散步，精神愉快，饮食二便如常，脉沉缓，舌苔薄白，质淡。继服下方：

生　芪15克　麦　冬12克　五味子10克　瓜　蒌15克

川　芎6克　生赭石15克　旋覆花10克　白　芍15克

生　地12克　红　花10克　郁　金10克　薤　白10克

炒莱菔子15克　藕　节15克　北沙参15克

5月18日，病情稳定，头痛已除，心绞痛一直未大发作，午后稍有腹胀，食睡二便均正常，脉沉缓，苔薄白质淡。上方去旋覆花、赭石、薤白、藕节，加川朴10克，继服。

前后治疗4个半月，共服中药100余剂，患者自觉症状大部消除，心前区已不痛，偶于阴天时稍感胸闷，食睡二便正常，血压120/90毫米汞柱。以后改配丸药常服，以巩固疗效。方药如下：

生　芪30克　北沙参30克　五味子30克　麦　冬30克

当　归30克　生　地30克　白　芍30克　川　芎24克

瓜　蒌30克　厚　朴15克　红　花24克　藕　节30克

薤　白15克　丹　参30克　泽　兰30克　藿　香15克

六一散30克　炙甘草15克

上药共为细末，炼蜜为丸，每丸重10克，每次服2丸，一日2次。

[按语]　病案1原有高血压病已8年，近2年多来出现心绞痛，属气阴两虚，阴血不足，难以养心，兼有痰血瘀结，脉络不通，故不仅心前区痛，且见肢麻头晕等血虚阻络证候，故用生芪、当归、白芍、川芎、郁金、何首乌养血活血，血充脉盈，气血流通；南北沙参、人参、生地、天麦冬、五味子养阴生脉；远志、川贝、瓜蒌化痰通络，后又加同丹参、红花以助养血活血之功，仙茅、淫羊藿、焦白术以补脾肾、振兴脾阳，运化水湿，阻生痰之源，充分体现了治痰必治血的原则。病案2原有高血压史15年，冠心病史9年，加重5年，属气虚血瘀，痰血凝结，阻塞经络，为正虚邪实。方中生地、杭芍、丹参、川芎以养血活血通络；沙参、麦冬、五味子、石斛益气益阴生脉，以北参易人参，佐石斛，即平稳且不伤阴；旋覆花、赭石、瓜蒌、橘红、菊花、生石决、枸杞子等以理气化痰，调补肝肾、平镇虚逆。全部治疗中，未用任何香窜之品，以益气活血、化痰通络之法，而痛止病愈。此乃血活则痰化，气血流畅，通则不痛，实为扶正治本之妙。病案3病程8个多月，发作剧烈，时间持续也较长，严重时濒于虚脱，虽经积极治疗，疼痛仍较频繁，不敢活动，卧床不起。察其证候，系因心气不足，血滞痰阻，以致胸痹不宣。故用生脉散养心气，四物汤合红花、赤芍、藕节、郁金养血活血，解郁通络；旋覆花、赭石、瓜蒌、薤白化痰开痹，以后曾加生芪、川朴乃益气助运，活血化瘀，前后治疗4个多月，心痛大好，活动自如，临床显效。

以上3例，反映了关老对胸痹一病从"痰"论治以及"痰瘀"学说的应用。

第十节　中　风

一、古代文献论述

中风是以突然昏仆，不省人事，偏身麻木，半身不遂，舌强语塞为主要临床表现的一种疾病。突然昏倒是中风起病的一种主要症状，具有起病急，来势快，变化迅速，证候多，与"风邪"善行而速变的特征相似，又名"卒中"。从西医学来看，中风包括了各种脑血管疾病，如脑溢血、脑血栓形成、脑栓塞、脑血管痉挛，蛛网膜下腔出血以及其后遗症。

中医学对中风的认识，远在《黄帝内经》中就有了描述，如《素问·风论》说："风中五脏六腑之俞，亦为脏腑之风，各入其门户，所中则为偏风。"在金元以前，主要以"外因"学说为主，以"内虚邪中"立论。自金元以后。众医家对外风入侵的理论提出了不同的看法。从外因论发展到内因论，这是中风病因学上的一个大转折。其中刘河间力主"心火暴甚",李东垣认为"正气自虚",朱丹溪则以"湿痰生热"立论。元代医家王履明确指出中风是由人体自身病变而引起,以老年人为多见,而忧怒等情绪变化是其发病的主要原因,青壮年少见,形体肥胖的人也有患此病的。明代《景岳全书·非风论》指出:"凡此病者,多以素不能慎,或七情内伤,或酒色过度,先伤五脏之真阴"、"阴亏于前,而阳损于后;阴陷于下,而阳泛于上,以致阴阳相失,精气不交,所以忽而昏愦,卒然仆倒……"清代叶天士阐述了"精血耗衰,水不涵木,木少滋荣故肝阳偏亢"导致"内风旋动"的发病机制。清代中叶,王清任认为中风是由"气虚血瘀"引起。

在临床表现方面,《生气通天论》说:"阳气者,大怒则形气绝,而血菀于上,使人薄厥。"《调经论》说:"血之与气并走于上,则为大厥。"说明了由于气血冲逆于上,而引起发病急,具有意识障碍的重症中风病候。《金匮要略》把半身不遂作为中风的主要证候,并把中风分为中络、中经、中脏、中腑四个不同证型,后世医家多沿用此种分型方法。中络者以口眼歪斜、肌肤麻木为主,多为偏身麻木,病位浅、病情轻;中经者以半身不遂、口眼㖞斜,言语謇涩为主,无昏仆,较中络者为重;中脏者以半身不遂,口舌歪斜,言语謇涩而有轻度意识障碍(多为意识朦胧或昏昏欲睡)为主;中腑者以突然昏仆而半身不遂,甚至完全昏迷无知为主。中腑者又可分为闭证与脱证。牙关紧闭,口噤不开,两手紧握,二便闭结者为闭证(痰热者为阳闭,痰湿者为阴闭);目合口张,手撒遗尿者为脱证。一般来讲,在临床上,因中络中经者无神志障碍,统归于中经络;中腑中脏者都有神志障碍,难以截然分开,故统称为中脏腑。

二、关老对此病的独特认识

(一)辨证施治要点

关老对中风证的看法,突出下列 2 点。

1. 肝肾阴虚为本　中风一证虽然涉及心、肝、脾、肾之脏,而以肝肾阴虚为本。肝肾同源、互相滋养。肾属水,惊恐伤肾,房室不节肾精亏虚。肾水不足则心肾不交、心火独亢。肝属木,体阴用阳,过于紧张激动,或暴怒伤肝。脾虚失运,蕴湿生痰化热,湿热阻遏肝胆,致肝失疏泄,蕴而化热,灼伤肝阴。

以上均可造成肝肾阴虚,或久经泄下,或出血失血过多,皆可导致肝肾阴虚。由于肝肾阴虚,造成阴阳失调,水不涵木,而肝阳暴亢,阴陷于下,阳亢于上,阴阳相失,致生内风,突然昏仆。在临床上以暴怒伤肝而引发本病者为多见。其次如情绪紧张,思恐过度,性情急躁者也是导致本病的常见原因。

2. 痰瘀交阻为关键　中风发生的病理变化复杂,而离不开风、火、痰、气、血、虚。经络空虚，卫外不固，外风侵入而中经络。心火、肝火亢盛而火热生风，火热亦可灼津生痰；气虚血运滞涩而致血瘀，闭阻经脉，痰阻血脉而经络不畅，血瘀日久可化痰水。肝阳素旺，木克脾土，或素脾虚，或过劳伤脾，致脾失健运，湿聚生痰。肾阳不足，不能温阳化水，水气上泛亦可生痰；痰与瘀（血）互为因果，恶性往复，痰可生热，热可生风，而导致或加重中风之证。

以上可以看出，中风的病理变化以痰瘀交阻为关键。在肝肾阴虚的基础上，阴阳失调，辄因情志的变化，木失水涵，肝阳暴亢，气血逆乱，血之与气并走于上，瘀血挟痰横窜经络而中经中络；蒙蔽清窍则昏不识人，为中脏中腑。本病主要表现为本虚标实，上实下虚。

（二）辨证施治

清代医家尤在泾对中风治疗立有开关、固脱、泄大邪、转大气、逐瘫痪、除热气、通窍隧、灸俞穴等八个治疗法则。历代医家对病因的认识不同，而治法各异，或熄风、或通腑、或活血、或清热、或逐痰。

关老在辨证施治中，采用滋阴潜阳，平肝熄风、益气活血，化痰通络为主要施治法则，并根据病情的缓急、轻重以及病情的变化而灵活变通。至于具体辨证施治，以上多已涉及，此处不再赘述。现在只介绍关老常用的一个基本方剂。

平肝熄风活血化痰方：

生芪 当归 生地 白芍

川芎 旋覆花 生赭石 钩藤

全蝎 杏仁 橘红 香附

方解：当归、生地、白芍、川芎为四物汤，一可养血活血以通经络，二可滋补肝肾，以育阴血。香附为血中气药，一防补碍滋腻，二助血行，三可疏肝解邪。生芪益气补中，气充血盈，气帅血行。生赭石、钩藤，全蝎平肝潜阳、熄风通络。旋覆花、杏仁、橘红化痰理气，且可健脾运中。全方共奏滋阴潜阳，平肝熄风，益气活血，化痰通络之效。

加减化裁：

但见口眼㖞斜而无半身不遂者，去生赭石、旋覆花、杏仁、橘红，加防风、地龙、白芷、僵蚕等，仿牵正散之意，以散风祛邪。

心中烦热者，加黄芩，知母、生石膏等清热除烦。

失眠多梦者，加首乌藤、珍珠母、炒枣仁等以养血镇静安神。

头痛目眩明显者，可酌加生龙牡、生石决、天麻、菊花之属，以增加平肝熄风之力。

舌謇语涩者，可加菖蒲、远志、天竺黄以化痰开窍。

呕吐痰盛，苔白腻者，去生地、当归、白芍、加半夏、胆南星；痰热盛，苔黄腻者，加竹沥水，瓜蒌。以助化痰之功。

腰酸腿软明显者，酌加龟板、鳖甲、川断、牛膝以滋阴补肾；肾阳虚者，可酌加仙茅、淫羊藿以温肾壮阳。

肢麻痹阻明显者，可酌加炒山甲、蜈蚣、桃仁、红花、鸡血藤、地龙等活血化瘀，搜风通络之品。

脘腹胀满者，可加砂仁、厚朴、藕节以理气畅中；大便秘结者，可加瓜蒌、熟军以通腑润下。

伴有风热表证者，可加藿香、桑叶、菊花、薄荷等疏风清热，发热明显者可酌加羚羊粉以清热平肝。

项强拘急麻木者，可加葛根、桂枝、重用白芍加甘草以疏风解肌，缓急止痛。

神昏窍闭者：阴闭（痰湿壅盛）者，用苏合香丸，大活络丹之属；阳闭（痰热壅盛）者，用牛黄清心丸、安神牛黄丸、局方至宝丹。在上述用药基础上，以加强化痰开窍熄风之效。

脱证者，又当急于扶正固脱为要，以独参汤或参附汤为主。

三、验案精选（3 例）

案1 薛某某，女，57 岁，初诊日期：1990 年 4 月 2 日。

主诉：左侧肢体偏瘫，口眼歪斜 7 天。

现病史：1 周前因情绪激动，突然昏仆，出现左侧肢体偏废，汗出偏沮，口眼歪斜。曾在某院 CT 扫描，示脑血管大面积栓塞，经口服西药，静脉点滴等治疗未果。

现症：左半身不用，不能行走，汗出偏沮，口眼歪斜，口角流涎，时神志昏瞀不清，双目阵发性失明，有时出现偏盲，神清时言语蹇涩，精神极度疲乏，焦躁不宁，大便于 1～2 日一行，尿黄。

既往史：高血压病已 10 余年。

舌象：舌苔白厚，舌质红。

脉象：细涩。

西医诊断：脑血栓形成，左侧偏症。

中医诊断：中风、中脏腑。

中医辨证：肝风内动、痰瘀痹阻。

治法：平肝熄风，活血化痰，通络开窍。

处方：

川　芎 10 克　杭　芍 20 克　当　归 10 克　生赭石 10 克

香　附 10 克　丹　皮 10 克　藕　节 10 克　首乌藤 30 克

旋覆花 10 克　石　斛 15 克　瓜　蒌 10 克　郁李仁 10 克

酒　军　6 克　生石决 30 克　生　地 10 克

另：牛黄清心丸每服 1 丸，一日 2 次。

治疗经过：患者服 14 剂药后，神志清爽，语言渐流畅，大便润下。原方继服 14 剂，遍体臻臻汗出，患侧肢体可局限性活动，口角已不流涎，口眼歪斜好转，阵发性失明明显减少，情绪平稳，神疲乏力减轻，二便调畅。上方去郁李仁、瓜蒌，继服 7 剂，诸症几除。惟患侧肢体活动稍差。仿补阳还五汤之意，后方去酒军加生芪、桃仁、红花以收功。前后治疗 2 个月，活动自如，诸症悉除，一如常人，近期随访无恙。

[按语]　本例患者邪虽实而正大虚，峻下必致虚虚，妄补又犯实实，投鼠忌器。关老治疗独具匠心，先以四物汤和血护阴，以治肝肾阴虚之本，不惟不碍反助气血流畅；以旋覆花、瓜蒌、牛黄清心丸清心化痰安神；生赭石、生石决平肝降逆，引菀上之气血下行；丹皮、香附、藕节尤善理血，为血中之气药，既可活血通络，又可调理横逆之气机。关老擅用首乌藤，临床体会到除可安神宁心之外，通络止痛之力尤著。本病用药之妙，犹在酒军，其攻积导滞，直达病所，除通腑之外，更有祛邪通经络活血之功，攻下，行气活血之法能起推陈出新，调和营卫脏腑经络之用。关老掌握攻下饶有分寸，大积大聚衰其大半而止，既不因大便已下立去酒军。亦不因用之有效而妄用无度，俟腑病已清，营卫调和（遍身微汗）即去酒军，宗以补阳还五之意，扶正祛邪并行不悖。

案 2　汪某某，男，49 岁，初诊日期：1992 年 7 月 18 日。

主诉：左半身完全瘫痪 2 个月。

现病史：患者于 1992 年 5 月 10 日晨 5 时许，起床后突然两上肢继而两下肢活动受限，当天上午入某院检查血压 170/105 毫米汞柱，心电图正常，诊为：① 冠状动脉供血不足？②脑血管痉挛？经口服维生素制剂、路丁、低分子右旋糖酐静脉滴注，此间曾阵发出现口眼歪斜，左半身瘫痪，言语蹇涩，且发作日益频繁，每天发作 4～5 次。至 5 月 17 日，患者左半身完全瘫痪，言语蹇涩，痰涎壅盛，胸憋痞闷，后经某院确诊为脑栓塞，于 7 月 18 日请关老诊治。

现症：左半身瘫痪，口眼歪斜，语言蹇涩，舌向左偏，痰多色黄，口干思饮，头胀发木，纳食不甘，心烦急躁，失眠多梦，二便正常。血压 160/100 毫米汞柱。

既往史：高血压病 8 年，有饮酒嗜好。

舌象：舌苔薄黄，舌质稍红。

脉象：沉弦。

西医诊断：脑血栓形成，左侧偏瘫。

中医诊断：中风，中经络。

中医辨证：肝风内动，痰瘀交阻，横窜经络。

治法：平肝熄风，活血化痰通络。

方药：

旋覆花 10 克　生赭石 10 克　钩　藤 15 克　天　　麻 10 克

全　蝎 5 克　生石膏 30 克　蜈　蚣 3 条　瓜　　蒌 10 克

杏　仁 10 克　橘　红 10 克　丹　参 15 克　路　路　通 3 枚

香　附 10 克　藕　节 10 克　生　地 10 克　赤白芍各 10 克

川　芎 6 克　地　龙 10 克

另：牛黄清心丸，早晚各服 1 丸。

治疗经过：上方加减服用 1 个月左右，曾随证选用过红花、土鳖虫、伸筋草、豨莶草、蛇胆陈皮末。至 8 月 20 日，患者左下肢已基本恢复正常，吐痰减少，头木胀感觉消失，睡眠欠安，血压 140/90 毫米汞柱。仍感左上肢上举受限，小指及无名指麻胀，容易激动，哭笑无常，大便稍干，小便正常。脉沉细弦，舌苔薄黄。仍循前法，酌加补气之品，方药如下：

生　芪 15 克　钩　藤 15 克　天　麻 10 克　全　　蝎 5 克

蜈　蚣 3 条　瓜　蒌 30 克　当　归 10 克　生　　地 10 克

地　龙 10 克　路路通 4 枚　藕　节 10 克　土鳖虫 6 克

伸筋草 10 克　豨莶草 30 克

上方共服 2 个月左右，生芪用量从 15 克逐步增至 45 克，并配合人参再造丸、大活络丹，至 10 月 23 日复诊时，患者除左手伸屈尚不自如，血压有时波动外，无其他不适，舌苔正常，脉沉细弦。以后曾加入益肾养血之剂，如仙茅、淫羊藿、山萸肉、川断、阿胶、乌蛇肉，间断服用汤剂，至 9 月 5 日改服丸剂调理其后，丸药方如下：

生　芪 60 克　人　参 30 克　灵　芝 60 克　天　　麻 30 克

钩　藤 30 克　全　蝎 12 克　蜈　蚣 10 条　当　　归 30 克

川　芎 30 克　生熟地 60 克　红　花 30 克　泽　　兰 30 克

赤白芍 60 克　乌梢蛇 30 克　天竺黄 30 克　仙　　茅 30 克

淫羊藿 30 克　山萸肉 30 克　川　断 30 克　豨莶草 30 克

上药共为细末，炼蜜为丸，每丸重 3 克，每服 3 丸、日服 2 次。

追访至 1993 年 9 月，患者已能步行，爬山，双手能举 30 余斤重物，左侧上下肢温度与功能和右侧相同，仅感左半身有时发紧，肌力稍差。血压 120/80 毫米汞柱，饮食睡眠及二便正常，情绪稳定，记忆力正常，脑电图与脑电流图 2 次复查均属正常。

[**按语**] 本例患者平素身体尚好，但有高血压史与饮酒嗜好，左半身不遂已2个月，无神志改变，痰多舌塞，口眼歪斜，苔黄脉弦，证属肝风内动，痰瘀互结，横窜经络，故以平肝熄风，活血化痰通络为基本治则。方中天麻、钩藤、全蝎、蜈蚣平肝熄风止痉；杏仁、橘红、瓜蒌、天竺黄、蛇胆陈皮清热化痰；红花、藕节、赤芍、川芎、丹参、泽兰、当归、土鳖虫等养血活血；路路通、地龙、豨莶草、乌梢蛇、大活络丹等散风通络。初期肝热较重，胸憋痞闷，痰涎壅盛，则重用平肝清热之剂，故用旋覆花、生赭石平肝，生石膏，牛黄清心丸以清热安神。其后病情稳定，但见手指麻胀，脉弦且见沉细之象，正气渐亏，故加用生芪以补益正气，气足方能推动血行，以助活血通络，促进肢体功能恢复。后期加用熟地、山萸肉、川断、牛膝、阿胶、仙茅、淫羊藿等补肾益精，调理阴阳，亦为扶正固本之法，以善其后。

本例治疗，因风中经络，在平肝熄风的基础上，突出了活血化痰以通经络，初期以祛邪为急，后期以扶正固本为要，根据病情变化而加减用药，贵在知常而达变。

案3 刘某某，男，69岁，初诊日期：1994年2月15日。

主诉：左半身完全瘫痪1个月。

现病史：患者因情志不畅，于1月14日上午站立时突然感觉头晕腿软，站立不稳，幸好被人扶住，随即左半身瘫痪，当时被送往某院住院治疗。当天下午神昏不识人，经腰椎穿刺术，CT检查证实为脑梗死，曾用高压氧仓治疗，服用西药，静脉输液等，3天后神志已清，无口眼歪斜，语言尚清，惟左半身完全瘫痪，经治疗近1个月无明显进展而出院，请中医诊治。

现症：患者神志清楚，无口眼歪斜，语言尚清，舌稍尚左偏，左半身完全偏瘫。左上下肢发凉，肌肉显见萎缩，感觉迟钝，左足踝下垂，下肢不能上抬，足如踏棉；左上肢不能上举，手软无力，左手指没有感觉，握力消失，且手指与足踝部虚肿。不能行走，起卧困难。左侧牙龈肿痛，口干不欲饮，纳食一般，咳嗽痰多，色白。胃脘堵闷，隐约不适，腹胀便溏，尿黄。心烦急躁，夜难入睡，血压130/80毫米汞柱。

既往史：既往体健，无高血压史，有饮酒嗜好，性多急躁。

舌象：舌苔白，舌质稍暗。

脉象：沉弦滑。

西医诊断：脑梗死，左半身瘫痪。

中医诊断：卒中，中经络。

中医辨证：肝风内动，痰瘀阻络。

治法：平肝熄风，活血化痰、疏风通络。

方药：

生　芪60克	当　归10克	生　　地10克	白　芍10克
川　芎10克	生赭石10克	覆　　花10克	钩　藤10克
桃　仁10克	红　花10克	生龙牡各15克	炒山甲10克
全　蝎　6克	僵　蚕6克	杏　　仁10克	

治疗经过：服药10剂后，患者手指、足踝部虚肿几除，腿觉有力，足根已能上抬，肢体变温，手指已有感觉且能稍有伸开，上肢微能上举，此间每天早晚各服牛黄清心丸1丸，消栓再造1丸。患者仍诉痰多，便溏，腿发硬，舌苔白腻质淡红，脉弦滑。上方去生赭石、旋覆花、生龙牡、僵蚕，加佩兰、炒二术各10克、炒知柏各10克、生苡米10克、橘红10克，以芳化健脾，清热利湿。嘱其加强上下肢的锻炼活动。上方服用10付，大便正常，痰明显减少，患者已能站立，能扶拐在屋内往返步行，每天能走5～6个来回，左上肢已能举至胸前。仍举乏力，舌苔已转薄白，脉弦滑。继服上药10剂，患者已能扶拐在屋内行走，能自己上厕所，左上肢靠右手帮助抬到头上，手握力明显增加，左手指已能伸开，但活动仍不灵活。下午仍有少量痰，纳食正常，二便通调。舌脉同前。拟方如下：

生　芪90克	川　芎10克	当　　归10克	白　芍15克
生　地10克	丹　参15克	钩　　藤10克	炒山甲6克
全　蝎　6克	杏　仁10克	黄　　精10克	川　断10克

至4月7日，以上方为主，曾加减用过菊花、藿香、秦艽、鸡血藤、半夏曲等祛风通络、活血化痰之品，患者肌肉萎缩已恢复，已能扶拐自行上下楼，行动已能自理，左手已能自行拾至胸部，腿能持力，拾伸自如，惟左上肢活动仍不灵活。现仍在治疗中。

[按语]　本例患者因情绪激动而发病，幸于病发被人扶住而未摔倒，患者虽无口眼㖞斜，舌蹇语涩，然经西医住院治疗近1个月未效，左半身完全瘫痪，肌肉已现萎缩之象。关老以四物汤养血活血，养阴补肝肾；以生赭石、钩藤、生龙牡、僵蚕、菊花等平肝熄风，潜镇肝阳；全蝎、炒山甲、秦艽等熄风通络，桃仁、红花、丹参、鸡血藤、消栓再造丸以加强活血化瘀，通经活络之力；旋覆花、杏仁、橘红、半夏曲等化痰浊。方中生芪用到90克，以益气扶正，气帅血行，经络得畅，手足得养。牛黄清心丸清心泻火安神。患者曾有便溏乏力，舌苔白腻，舌质红等湿浊之象，故用藿香、佩兰、炒二术、炒知柏、生苡米等芳化健脾，利湿兼以清热之品。原苏联联赛普氏神经病学认为，脑栓塞后的运动功能若在2～3周内不恢复者，则恢复的功能很小，本例患者1个月后仍无见效，经服

药后 10 天，肢体开始活动，20 天已能站立。1 个月后能扶杖上下楼，生活已能自理，效果显见。

第十一节 癫 痫

癫痫又名"羊痫风"。它是一种发作性神志异常的疾患，其特征为发作性精神恍惚，甚则突然仆倒，昏不识人，口吐涎沫，两目上视，四肢抽搐，或口中如作猪羊叫声，移时苏醒。在西医学中，包括了原发性和继发性癫痫。一般分为癫痫大发作、持续状态、癫痫小发作、精神运动发作、局限性发作和婴儿痉挛。

一、古代文献论述

中医学中，历代医家论述颇多，归纳起来其病因可有先天、七情、外伤、痰邪、虚损之分。癫痫始于幼年者，多与先天因素密切相关，即所谓"病从胎气而得之"。《素问·奇病论》说："此得之在母腹中时，其母有所大惊，气上而不下，精气并居，故令子发为巅疾也。"就明确指出先天因素在本证发生中的作用。而《景岳全书·癫狂痴呆》篇指出小儿痫证"有从胎气而得者，有从生后受惊而得者，盖小儿神气尚弱，惊则肝胆奇气而神不守舍，舍空则正气不能主而痰邪足以乱之"。《素问·举痛论》也说"恐则气下"，"惊则气乱"。所以七情失调致病，主要责之于惊恐。跌仆撞击，或出生时难产，均能导致颅脑受伤。《本草纲目》指出："脑为元神之府。"《本草备要》认为："人之记性皆在脑中。"外伤之后，则神志逆乱，昏不识人，气血瘀阻，则络脉不和，肢体抽搐，遂发癫痫。更有主张本证系"痰"所致，如《丹溪心法·痫》篇指出："非无痰涎壅塞，迷闷孔窍。"《医学纲目·癫痫》也云："癫痫者，痰邪逆上也。"而近代医学刘惠民则认为"本病机制可概括为脏腑机能失调，阴阳升降失职，以致风、痰、火、气四者交杂，但以脏腑病变为主，与肝脾心肾关联密切。如肝肾阴虚，水不涵木，木旺化火，热极生风，肝风内动，出现肢体抽搐，角弓反张。若脾虚不能运化，津液水湿积聚成痰，痰迷心窍则出现神不守舍，意识丧失。"主张是脏腑功能虚损所致风、痰、火、气而发病。

二、关老对此病的独特认识

关老根据大量的临床实践认为本病阴血不足，肝经失于润柔，肝阳上亢，以致风动痰壅，发为痫证。其关键在于痰阻气机，壅闭经络，蒙闭清窍。因此在治法上强调。

1. 滋阴养血柔肝 关老主张痫证发作与虚有关。虚有因虚而病与因病而虚之分。因虚而病，多见患者体质禀赋不足，肝肾阴亏，脏腑气血功能失调，积痰为伏，偶遇情志不遂，惊恐，劳作过度等遂致气机逆乱而触动积痰而作，治病求本，补虚乃为其要；而因病而虚则多见初发时体质强壮，虚象多不太明显。随着疾病发作次数的增多及时间的迁延而体倦疲惫之征，治病的同时也顾其虚，所以治痫必治虚。滋阴养血，调脾柔肝乃其根本治法。

2. 平肝降气化痰 在强调补虚的同时，要考虑到"痰"在痫证发作中的重要使用。即所谓"怪病责之于痰"。本病发作时多见口吐痰涎、四肢抽搐之证乃因"痰火上迷心窍"而致。而治痰除针对狭义之痰而采用化痰、消痰、涤痰外，对广义之痰要详审痰在气分或是痰在血分。偏于气分者，应当行气化痰、益气化痰、芳香化痰；偏于在血分者，应当活血化痰、补血化痰、养阴化痰、开窍化痰。但在治痰时要顾及阴虚肝旺的病理情况，在掌握以上治痰原则的同时，注重平肝降气化痰。

3. 活血熄风通络 关老认为气血相互为用，关系密切。气属阳，痰与血同属阴，易于胶结凝固，气血流畅则津液并行，无痰以生，气滞则血瘀痰结，气虚则血涩少而痰凝，血瘀气滞则络脉受阻，所以在治痰调气的同时要注重活血通络，血脉络通则气顺痰消。活血通络法是关老"痰瘀学说"的组成部分，不仅可适合于其他疑难杂证，在治痫过程中也发挥极其重要作用，与化痰结合起来治疗疾病，对疾病的向愈和预后有益无弊。另外痫证发作时肝风内动，风痰上扰，风动痰壅，所以柔肝熄风、熄风通络，化痰熄风也为治痫常用方法。

三、辨证用药

据以上原则，关老常用下列方药治疗痫证。

　　旋覆花10克　生赭石10克　杏　仁10克　橘　红10克
　　当　归10克　白　芍10克　生　地10克　川　芎10克
　　生石决10克　杭菊花10克　钩　藤30克　木　瓜10克

方解：痫证关老辨证多为阴虚肝旺，气血壅滞，痰火上升，所以治疗上以养阴柔肝，平肝潜阳，活血化痰为主。方中当归、白芍、生地养血活血柔肝以治本，旋覆花、生赭石、橘红、杏仁平肝降气化痰，并有引邪下行之意；生石决、杭菊花、钩藤镇肝熄风，配合川芎、木瓜以活血通络，共奏养、平、镇、通之效。

随证加减：气血阴液亏耗较甚加党参、枸杞子、首乌以益气养阴；刀刃及脑部外伤诱发者可酌加藕节、香附、丹参等行气活血、通络舒筋；神志模糊可加菖蒲、郁金以开窍定志；痰涎壅塞可用法半夏、瓜蒌、礞石等以加重化痰之力；病程日久，肝肾阴虚。肝阳上扰等证而见可加石斛、麦冬、牛膝等养阴清热；另外在治疗过程中可随证加地龙、路路通等通络之品，要以突出辨证施治为目的。

四、验案精选（3 例）

案 1 周某某，女，31 岁，门诊号 5613，初诊日期：1959 年 7 月 12 日。

主诉：突发性晕倒，抽搐，口吐白沫已 1 年余，近期来 2～3 天发作 1 次。

现病史：患者自 1958 年 6 月胃大部切除术后，出现发作性心慌，肢凉自汗，四肢颤抖，继而突然晕倒，不省人事，口吐白沫，有时咬破唇舌，四肢抽搐，二便失禁，近半年来病情逐渐加重，每隔 2～3 天发病一次，发作时多在上午十时至十二时。一次曾在候诊时突然发作，经针刺急救约 30 分钟后苏醒，1 小时后恢复正常，经某医院神经科检查诊为癫痫大发作。来北京中医医院治疗时，自诉头晕，胁痛，腰酸，心悸气短，颜面浮肿，有时胃脘不适，乏力，月经半年未行，睡眠尚好，二便正常。

舌象：舌苔白。

脉象：两脉沉细。

西医诊断：癫痫大发作。

中医辨证：术后阴血双亏，肝郁不舒，肝风上扰，发为痫证。

治法：滋阴养血，平肝潜阳。

方药：

旋覆花 10 克	党　参 10 克	木　瓜 12 克	生赭石 10 克
生　地 15 克	香　附 12 克	何首乌 12 克	牛　膝 10 克
藕　节 12 克	炒枣仁 12 克	枸杞子 12 克	橘　红 10 克
生石决 12 克	杏　仁 10 克	菖　蒲 10 克	

治疗经过：按上方加减，服药 3 个月，诸症大减，仅发作 1 次，又断服数 10 剂，停药观察。1963 年 5 月 5 日随访，随中药治疗后，2 年多来未再发作，一般情况尚好。

案 2 刘某某，男，34 岁，门诊号 16262，初诊日期：1959 年 4 月 22 日。

主诉：突发性抽搐，神昏，经常发作已 5 年之久。

现病史：患者自 1954 年开始出现发作性抽搐，神昏，每次发作开始时左上肢发抖，左眼睑抽动，继而神志不清，两手抽动，两目上吊，两腿伸直，两足内翻，面色发紫，牙关紧闭，喉中痰鸣，口吐白沫，有时咬破唇舌，小便失禁。1956 年以后发作逐渐频繁，有时可见小发作，仅表现为左上肢抽动。平时睡眠不安，头痛头晕，患者为乐队指挥，因病工作难以胜任，食欲尚可，二便正常。

既往史：有绦虫病史。

舌象：舌苔薄白。

脉象：脉弦滑。

西医诊断：癫痫。

中医辨证：阴虚肝旺，气血壅滞，痰火上升发为痫证。

治法：养阴清热，平肝潜阳，化痰通络。

方药：

生石决 30 克	天麦冬各 10 克	橘 红 10 克	珍珠母 15 克
鲜石斛 15 克	瓜 蒌 15 克	鲜生地 30 克	赤白芍 24 克
礞 石 10 克	旋覆花 10 克	丝瓜络 12 克	当 归 12 克
生赭石 10 克	牛 膝 10 克	菊 花 12 克	清半夏 10 克
杏 仁 10 克	丹 皮 10 克	茯 神 30 克	通 草 3 克

治疗经过：药后自觉症状好转，发作减少，按上方加减共服 70 余剂。2 个多月后，发作完全停止，恢复正常工作。

案 3 曹某某，男，35 岁，初诊日期：1969 年 10 月 16 日。

主诉：右半身发作性抽搐已 1 年余。

现病史：患者于 1968 年 9 月，在一次听报告时，突然发现右半身发作性抽搐，此后每隔 1 个月或半个月，甚至 1 周发作 1 次，伴有头晕头痛，右半身麻木无力，右手颤抖，走路不平稳，视力减退，记忆力差，失眠，肝区隐痛，食纳欠佳，消瘦。曾注射葡萄糖酸钙，服用三溴合剂，1969 年 3 月在某医院诊治，检查体重 98 斤，两眼视力 0.1，脑电图示左枕波幅低于右枕 1/2，左侧脑电活动有受抑现象。颅骨摄片左侧顶部颅骨板密度减低，气脑造影见左侧脑室轻度扩张，脑脊液检查基本正常，神经科诊断为：局限性癫痫、脑萎缩。内科会诊称"合并萎缩性胃炎"，住院 8 个月，经西医治疗效果不显。于 1969 年 10 月 16 日来北京中医医院门诊。

舌象：舌苔白。

脉象：脉沉滑。

西医诊断：局限性癫痫。

中医辨证：肝肾阴虚，风痰阻络。

治法：补肾荣筋，柔肝熄风，化痰定搐。

方药：

何首乌 15 克	旋覆花 10 克	生赭石 10 克	全 蝎 3 克
焦白术 10 克	生 地 15 克	杭白芍 15 克	当 归 10 克
川 芎 6 克	钩 藤 15 克	木 瓜 12 克	滁菊花 12 克
珍珠母 30 克			

治疗经过：按上方加减，共治疗 2 个月。随症加减的药物有：鸡内金 15 克，

北沙参 15 克，祁蛇 12 克，桑寄生 15 克，柴胡 12 克，五灵脂 4 克，玄参 30 克，生牡蛎 30 克，桃仁 12 克，地龙 10 克，路路通 5 克。

至 1969 年 12 月中旬，临床症状明显好转，视力提高 0.6，体重增加到 110 斤。至 1970 年 3 月门诊复查，癫痫未发，恢复正常工作。

1972 年 4 月追访：癫痫一直未再发作，但时有失眠，健忘，右半身麻木等。

[按语]　癫痫一病，病因各异，病人的发作情况也不一，就需要在临证时根据证情的变化和特点，详分辨其诱因，病机，辨证施治。案 1 为癫痫大发作，由于胃切除术后阴血大伤而诱发，平素肝郁不舒，痰气互结，以致肝风上扰而发痫。案 2 也为癫痫大发作，有时出现小发作，患者工作常至深夜，劳累过度，阴血耗伤，以致阴虚阳亢。案 3 为脑萎缩，局限性癫痫，平素头晕眼花，步履不稳，发病时右半身短暂抽搐，而无意识障碍，且伴有右半身麻木，无力，右手颤抖，视力，记忆力减退，证属肝肾阴虚，血亏，血不荣筋。所以 3 例同中有异，但总属阴血不足，风动痰壅之候，所以在治疗时强调了滋阴养血柔肝，平肝降气化痰，活血熄风通络三个原则，并根据不同情况，适当加减，如案 1 加重益气养阴，行气活血；案 2 加强平肝潜阳，养阴化痰；案 3 重用熄风通络，均取得了很好的临床效果，值得借鉴。

第十二节　癔　病

一、古代文献论述

癔病是精神失常的一种疾患，以精神抑郁，悲伤欲哭，语无伦次，不能自制，或静而多言为特征。属于中医学"癫证"范畴，西医学称为神经官能症。

早在《灵枢·癫狂》篇中对本病的症状记述说："癫疾始生，先不乐，头重痛，视举，目赤，甚作极，已而烦心。"对其病因指出："得之忧饥"；"得之大怒"；"少气之所生也"；"得之有所大喜"。汉代张仲景《金匮要略》记有脏躁，并以甘麦大枣汤主治之。

金元时期对其病因有了较大的发展，河间刘完素《河南六书》记有："多喜为癫，多怒为狂，然喜为心志，故心热甚则多喜而为癫。"张子和首创"痰迷心窍"之说，主张用吐下法猛攻顽痰。《医学入门》中说"癫者异常也，平日能言，癫则沉默，平日不言，癫则呻吟，甚则僵卧直视，心常不乐"。此时医家多主张以解郁化痰宁心安神为主，至清代王清任，认为"癫狂一症，哭笑不休，詈骂歌喝，不避亲疏，许多恶习，乃血气凝滞，脑气与脏腑气不接，如同作梦一样"，提出了血瘀可致癫狂的主张，采用活血化瘀法则治疗本病。

二、关老对此病的独特认识

（一）病因病机

癫病的发生，外因六淫邪气的侵袭，内因七情内伤，或悲喜交加，或思虑过度，所欲不遂，损伤心脾肝肾，导致脏腑功能失调和阴阳失衡，进而气滞，痰结、实火、血瘀致使心神失养，脑髓失聪，而产生各种精神失常的症状。

关老认为，本病的发生，不外七情内伤，过喜伤心，暴怒伤肝，忧思伤脾，惊恐伤肾，悲伤伤肺，造成脏腑气血阴阳的失调。而气、血、痰是病理变化所在。气虚无力血运不畅，气郁亦致血瘀，津血不足而血运迟滞等都可造成瘀血，瘀血凝滞而生痰；肝郁化火，炼液可以生痰，湿热蕴结可以生痰，脾湿不运而为生痰之源，肾虚水气上泛而生痰；痰瘀互结，气机不畅，蒙蔽心窍，阻蔽神明，而心神昏乱，为本病的实质所在。

（二）辨证施治

痰气交阻、蒙蔽心窍

主症：精神抑郁，神情呆滞，或多疑善虑，哭笑无常，或呆若木鸡，傻笑自语，或妄想妄见妄闻。

兼症：喜怒无常，面色萎黄，夜寐多梦，纳呆便溏。

舌象：苔白、质淡。

脉象：脉弦滑或沉细无力。

症候分析：思虑太过，肝郁不舒，失于条达，木郁克脾土，脾失健运而生痰浊。痰浊阻滞血脉，痰瘀互结，气机不畅，阻蔽神明，故精神抑郁，神情呆滞、哭笑无常，或呆若木鸡。气血俱虚，神明失养，灵机混乱，而傻笑自语，妄想妄见妄闻。痰蒙心窍，故见喜怒无常。痰浊渐耗阳气，脾气日衰，后天气血生化之源不足，而见面色萎黄，夜寐多梦，纳呆便溏。舌脉皆为痰气交阻之象。

治法：行气活血化痰。

基本方药：

> 当　归10克　生　地10克　白　芍10克　川　芎10克
> 香　附10克　杏　仁10克　橘　红10克　远　志10克

方解：当归、生地、白芍，川芎为四物汤，养血活血，伍以香附行气活血。杏仁、橘红醒脾化痰。远志祛痰利窍，安神益智。

加减：

胸闷发憋，烦躁不安者，加生石决、旋覆花、生赭石、菊花等以平肝降逆化痰。苔黄腻，舌质红者，为痰气郁结化热，可选用牛黄清心丸、磁朱丸、或局方至宝丸，清化热痰，清心开窍。

呆若木鸡、妄听妄见妄想，为痰迷心窍深重，可用苏合香丸、温化痰浊，豁痰宣窍。

乏力纳呆气短者，可加党参、白术、茯苓、甘草益气健脾，扶正培本。

失眠者可加炒枣仁、首乌藤、五味子宁心安神。

腰酸腿软者，可加首乌、枸杞子、川断、牛膝以补肾。

脘腹胀满者，加砂仁、厚朴、藕节以健脾行气调中。便溏者，加山药、生苡米健脾利湿止泻。

三、验案精选（2 例）

案 1 王某某，女，34 岁，门诊号 366488，初诊日期：1963 年 8 月 27 日。

主诉：精神恍惚，时而哭闹 20 多天。

现病史：8 月 1 日，曾因与同事口角，而后出现胸闷发憋，手脚发凉，精神恍惚，不时嚎啕大哭，20 多天来曾发作过 10 余次，发病时间长短不一，最短 10 多分钟，有时长达 2 个小时之久，自感与该同事难以相处，每次相遇即诱发，病后睡眠多梦，记忆力减退，食欲尚可，大便干燥，2~3 天行一行，小便如常，月经正常。

舌象：舌苔薄白。

脉象：沉细。

西医诊断：癔病。

中医辨证：血虚肝旺，痰气交阻。

治法：养血平肝，解郁化痰。

方药：

生 地 15 克	生石决 24 克	何首乌 30 克	旋覆花 10 克
代赭石 10 克	杭白芍 30 克	川 芎 4.5 克	丹 参 10 克
菊 花 10 克	香 附 10 克	杏 仁 10 克	橘 红 10 克
藕 节 12 克	荷 梗 12 克	磁朱丸 10 克	

治疗经过：9 月 12 日，服上方后，发作次数减少，自 8 月 27 日到 9 月 12 日之间仅发作 2 次，近日来，时作恶心，呕吐，纳食不香，此乃脾虚胃弱，肝胃不和之候，上方去丹参、荷梗，加党参 10 克，焦白术 10 克，砂仁 3 克。

9 月 23 日，近 10 天来未再犯病，恶心，呕吐已除，纳食转佳，有时自感头发麻，情绪不佳，上方加玫瑰花 10 克。

继服上方 10 剂，精神好转，未再发作，改投丸药以巩固疗效。

[按语] 此案例更为近似脏躁，正如"妇人脏躁，喜悲伤欲哭，象如神灵所作，数欠伸……"关老治疗时根据辨证，养血平肝治其本，解郁化痰治其标。

方中何首乌、杭白芍、川芎、丹参，生地养血柔肝，生石决、旋覆花、代赭石、磁朱丸、菊花平肝潜阳、降逆化痰，香附、荷梗、杏仁、橘红、玫瑰花等疏肝解郁，理气化痰。除强调痰、气、血三者在此病中的发病作用外，也要注意它所引起的一系列肝气上逆、肝阳上亢的病理变化，平肝柔肝潜阳，标本兼治。

案2 罗某某，女，35岁，门诊号17780，初诊日期：1959年8月1日。

主诉：发作性全身抽搐已7天。

现病史：患者自上周开始出现发作性抽搐，四肢痉挛，牙关紧闭，呼吸困难，但神志尚清，不吐白沫，发作前烦躁，善怒，心悸，胸闷，语塞。每日约发作4或5次，经某医院诊为癎病。8月1日来北京中医医院门诊，当时由两人搀扶。右手持杖，步履艰难，时有耳鸣，耳聋，性情烦急，睡眠多梦，食纳尚佳，二便正常。

既往史：于17岁时有类似发作情况，始于偏头痛之后，恶心呕吐，随后发作抽搐，经服中药治疗获效。1956年以来，又偶因情绪紧张，生气或过劳而发作。

舌象：无苔。

脉象：沉弦。

西医诊断：癎病。

中医辨证：阴虚肝旺，血不养肝，痰气交阻。

治法：养血平肝，安神镇惊，行气化痰。

方药：

旋覆花10克　代赭石10克　生石决15克　鲜石斛15克
当　归15克　生　地10克　杭白芍15克　首乌藤15克
川　芎 3克　香　附10克　菊　花10克　木　瓜10克
杏　仁10克　橘　红10克　辰砂面1克（冲）

治疗经过：8月4日，服上方2剂后，抽搐发作减少，牙关舒展，胸中堵闷见轻，睡眠仍差，月经迟至，上方去辰砂面，继服。

8月27日，上方共服16剂，抽搐发作已止，食欲转佳，一般情况均恢复正常，已能正常上班，登台讲课，说话多时稍觉心乱气短。近日来，大便溏泻，日解2～3次。证见心脾两虚之象，上方酌加健脾之剂，方药如下：

党　参10克　焦白术10克　茯　苓10克　生　地10克
杭白芍12克　当　归10克　川　芎 3克　木　瓜10克
陈　皮10克　石　斛10克　枇杷叶10克　远　志10克
枣　仁10克　何首乌12克　枸杞子10克　牛　膝10克
香　附 6克

药后眠食均正常，精神转佳，按上方继服以巩固疗效，随访4年未再发作。

[按语]　本例发病时间不久，但是年青时有类似病史，以后屡因情志不遂、过劳而诱发。近日来又发作，且以痉挛，抽搐，语塞为主症。实属阴血虚亏，肝风内动，《素问》中说："诸风掉眩，皆属于肝。"肝为藏血之脏，肝主筋，血虚筋失濡润，则筋急抽搐。用生地、当归、白芍、石斛、首乌藤、木瓜养血柔肝，缓急舒筋，旋覆花、代赭石、杏仁、橘红降气化痰，香附，川芎行气活血，生石决，菊花平肝潜阳，辰砂镇心安神。后因气短，便溏，见有脾虚之象，曾加用党参、焦白术、茯苓健脾补气，以断生痰之源。由于气血调和，痰化津还，症状消失，随访4年均未再发作。本案正是突出强调了痰气血，症虽然有所变化有脾虚之象，但化痰、行气、活血三法贯穿治疗始终，但健脾也实有化痰之意，所以病情很快得以控制并最终得以康复。

总之，痰瘀、气血在疾病发病过程中起着很重要的作用，甚至是关系到能否痊愈的作用，治病要强调这一点，值得商榷。

第十三节　泄　泻

一、古代文献论述

泄泻是以大便次数增多，大便质稀，或完谷不化，或甚如水状的临床常见的疾病。泄指便下徐缓，泻指便势急暴，而实际上两者难以截然分开，实质则一，故统称泄泻。

中医学对本证早有丰富而系统的认识。《内经》称之为"泄"，列有飧泄、濡泄、洞泄、溏泄及注泄等名称。《难经》曰："泄凡有五，其不同，有胃泄、脾泄、大肠泄、大瘕泄、小肠泄。"其中小肠泄、大瘕泄属痢疾。《金匮要略》将泄泻与痢疾并论，统称下利，并设专篇进行论述，其中治疗泄泻的不少方剂，至今仍为临床所用。后世医家，对泄泻分型与证治不断深入发展。《景岳全书》以暴泄、久泄为纲。《医宗必读》概括治泄泻有九法，即淡渗、升提、清凉、疏利、甘缓、酸收、燥脾、温肾、固涩等九法。

二、关老对此病的独特认识

（一）病因病机

导致泄泻的发生，有以下几种常见的原因。

1. 感受外湿　常见这风、寒、暑、湿、热。其中与湿邪关系最为密切，湿邪兼风、寒，伤人多转化为寒湿；湿邪兼暑、热，伤人多转化为湿热。

2. 饮食不节　贪食生冷，饮食不洁，脾胃受损；饥饱无常，过食肥甘，亦伤脾胃。脾胃受损，运化传导失职而生泄泻。

3. 脾胃虚弱　久病体虚，劳倦太过或久泄不止，致脾胃虚弱，肝气郁结，气机不畅，木郁克土，致脾胃运化失常，每因情绪变化而发作；脾之运化，全赖肾阳温煦，大便的通导调节为肾所司。肾阳不足，一则不能温煦脾阳，而脾失传导出现泄泻，二则肾阳虚衰，阴寒内生，清气沉降，水湿下注而生泄泻。

关老认为，本证的发生，外因在于湿，无湿不作泄，内因在于脾胃虚弱。湿邪困脾，易伤脾阳，脾阳不振而运化无权；脾胃虚弱则水谷清浊不分，反变湿浊。湿浊与脾胃互相影响，因果反复，乃是泄泻缠绵不愈之所在，或有肝气乘脾，或脾虚及肾，进一步增加脾失健运的程度。

泄泻有急缓之分，病情有长短不同，一般来讲，病程超过2个月以上者称为慢性泄泻。急性易治，慢性难愈，在此主要是阐述关老对于慢性泄泻的临证经验体会。

（二）辨证施治要点

1. 治脾注意升清　脾主运化，是指脾有主管消化饮食和运输水谷精微的功能，亦关系到水液的代谢和输布。脾之运化功能正常，则饮食水谷精微的消化吸收与运输的功能才能旺盛；反之，若脾失健运则上述功能失职，水液代谢失常，水湿流注肠间，则会腹胀、泄泻。

脾主动化的功能，主要依赖于脾气的作用，而脾气的功能特点是以上升为主，只有脾气上升，脾的运化功能才能正常进行，脾气不升则可久泄不愈。关老强调在治疗上，一定要注意升清脾气。

2. 腑病以通为补，治胃注意降　六腑主要功能是传导化物，在食物的消化、吸收、排泄等一系列功能活动中，需要不断地受纳，虚实交替，宜通不宜滞。胃是六腑之一，它的主要作用是受纳，腐熟水谷。它的消化功能又称为胃气，胃气主降，胃气下降糟粕才得以下行；脾主升，胃主降，脾胃一脏一腑，一阴一阳，升降相谐，阴阳相合，才能维持人体的食物消化、吸收、排泄等正常功能。大肠亦为六腑之一，是传导糟粕的通道，亦应以通为用，通道阻涩，可加重脾胃的损害，仍可导致泄泻，以至里急后重。

关老强调治疗时，不能一见久泄即用健脾涩肠之品，要注意通腑导滞。临床症见大便稀溏，泄而不畅，频频欲便者，虽然久泄，仍应诊为大肠湿热未清。如泻有不消化物，脘痞纳呆，粪便秽臭，苔垢厚腻者，则为有宿食内停之象。在治疗上，一方面或以清利湿热，或以消食导滞，因势利导，以通为补；一方面注意和胃降浊，使脾胃得健，湿浊得除，泄泻乃止。

3. 扶土注意抑木　肝的疏泄功能可以调畅气机，协助脾胃之气的升降，肝之疏泄条达实为保持脾胃正常消化功能的重要条件。如暴怒伤肝，或肝郁不舒，肝失疏泄条达，气机不利，可以横逆犯脾，为木克脾土。而脾胃虚弱，易招致肝气来犯，为木乘土虚。致使受纳、运化功能失常，升降失职，而出现肝气犯胃与肝脾不和的腹痛、嗳气、腹胀、泄泻等症。在治疗时用痛泻要方化裁，调理肝脾，疏泄亢盛之肝木，以达抑木扶土而止泄泻。

4. 健脾不忘温肾　脾之运化水谷精微，须借助肾阳之温煦，脾为后天之本，肾为先天之本，命门之火又有赖于后天之精气的滋养，脾肾之间互相依存，互相促进；在病理上，亦互相影响，互为因果。肾虚不能温煦脾阳，脾阳久虚而损及肾阳，均可导致腹部冷痛，下利清谷，五更泄泻的发生。故在慢性泄泻治疗中，脾虚日久，在健脾的同时不忘温肾，以治本止泄。

（三）慢性泄泻辨证施治

1. 脾虚泄泻

主症：大便不成形，时溏时泻，每因劳累或饮食不慎则作，日排便数次，或挟有不消化食物。

兼症：面色萎黄，脘腹胀满，疲倦乏力，纳食不甘，时有肠鸣。

舌象：舌苔薄白，舌体胖或边有齿痕，舌质淡。

脉象：沉细弱。

证候分析：脾胃虚弱，中州运化失常，不能腐熟水谷精微而成湿浊，清气下陷，下降作泻，而大便溏薄，肠鸣时作。劳累伤脾或饮食所伤，更加重脾胃损伤，而便次增多，泻下加重，或挟不消化食物。脾失健运则脘腹胀满，气血化源不足，故面色萎黄，疲倦乏力。舌苔脉象均为脾胃虚弱之象。

治法：健脾益气。

方药：

党　参10克　生　芪15克　白　术10克　茯　苓10克
苍　术10克　山　药10克　升　麻 5克　甘　草 6克
砂　仁 6克　陈　皮10克

方解：党参、白术、茯苓、甘草为四君子汤补气健脾，生芪以增健脾益气之功。山药健脾利湿，苍术燥湿健脾。砂仁醒脾和中，陈皮行气和中，升麻轻清上升，是升举脾胃清气之要药。

加减化裁：

中气下陷脱肛者，可加重生芪、党参用量，加柴胡、桔梗以升举清阳。

湿浊蕴久化热者，去苍术，酌加黄芩、黄柏、白头翁、马齿苋等清利湿热之品。

里急后重者，加大黄、黄连、焦槟等以泻下导滞。

舌红口干伤阴者，加白芍、石榴皮、山楂等酸敛之品。

腹中冷痛，手足不温者，加吴茱萸、干姜等温振脾阳。

2. 肝气乘脾

主症：每因情绪变化而泄泻腹痛，泻后痛减，再痛再泻。

兼症：口苦泛酸，胸胁胀痛，嗳气纳呆，神倦乏力或面色萎黄。

舌象：苔薄白或薄黄，质淡红。

脉象：弦细。

证候分析：情志不遂肝失条达，木郁克土，脾失健运，升降失常，清浊混杂而下，故腹痛作泻。泻后肝气暂得疏泄，气滞稍缓，故泻后痛暂得缓，复郁而再痛，痛而再泻，痛泻交替。肝郁不舒，气机阻滞，故胸胁胀满，肝气犯胃而口苦泛酸，嗳气纳呆。久泻伤脾，气血不足，故神倦乏力，面色萎黄。舌苔、脉象为肝郁脾虚之象。

治法：抑肝扶脾。

方药：

　　　白　术 10 克　白　芍 15 克　陈　皮 10 克　防　风 10 克
　　　茯　苓 10 克　砂　仁 6 克　甘　草 6 克

方解：此为痛泻要方加味，白术、茯苓、陈皮健脾利湿，理气醒脾；白芍、甘草泻肝缓急止痛；防风散肝舒脾；砂仁醒脾和胃。

加减化裁：

心烦急躁者，可加醋柴胡、香附、合欢花解郁宁神。

肝阴不足者，可加五味子、石榴皮并加大白芍用量，以酸敛柔肝。

腹胀纳呆者，可加党参、焦三仙、厚朴健脾消胀。

腹中刺痛，舌有瘀斑者，加丹参、泽兰、赤芍以活血化瘀。

3. 脾肾阳虚

主症：鸡鸣作泻，大便溏泄或下利清谷。

兼症：腹中隐痛，形寒肢冷，男子阳痿，女子经少或白带清稀。

舌象：舌苔白滑、舌体胖、舌质淡。

脉象：沉细或沉迟。

证候分析：肾阳虚衰不能温煦脾阳，鸡鸣时分，阳气未复，阴寒过盛，故五更作泻，甚则完谷不化。脾肾阳虚，内不能温养脏腑而腹中隐痛，外不能温通经脉而形寒肢冷。阳痿、女子经少、白带清稀，舌脉之象，均为阳虚阴盛之象。

治法：温肾健脾。

方药：

　　　补骨脂 10 克　吴茱萸 10 克　肉　蔻 6 克　五味子 10 克

　　山　药 15 克　　莲子肉 10 克　　党　参 15 克　　炒白术 10 克

　　炒苍术 10 克　　茯　苓 10 克

方解：补骨脂、肉蔻、吴茱萸、五味子为四神丸，温肾暖脾，固肠止泻。党参、白术、苍术、茯苓健脾利湿止泻，莲子肉涩肠止泻、补脾益肾。

加减化裁：

脾阳不振明显者，加干姜合附子以增温补脾肾之力。

命火虚衰明显者，加淫羊藿、肉桂、巴戟天、益智仁以温肾阳。

久泻无度，大便失禁，可加诃子肉、乌梅、赤石脂，伏龙肝等以固涩止泻。

久利脱肛者，加葛根、升麻、柴胡以升阳止陷。

阳气不足，无力运血，而致血瘀者，可加泽兰、丹参、桂枝、鸡血藤等以活血化瘀。

白带清稀量多者，要加土茯苓、芡实、椿根皮、桑螵蛸等以固冲止带。

三、验案精选（4 例）

案 1　张某某，女，54 岁，初诊日期：1992 年 8 月 26 日。

主诉：大便溏泻 3 个月余。

现病史：自当年 5 月份，大便溏泄，每日 4～5 次，纳食渐减，倦怠乏力，无腹痛，无里急后重。曾多次在某医院就诊，口服黄连素、乳酶生及中药等，均无显效，于 8 月 26 日来北京中医医院请关老诊治。

现症：大便溏泻，每日 4～5 次，无腹痛，纳食不甘，四肢乏力，面色黄白少光泽，平素讲话多则觉气短，稍微活动则觉累，粪便检查为稀水便，无异常所见。

舌象：舌苔稍白、质淡。

脉象：沉略缓。

既往史：除体质较弱外，素无他疾。

西医诊断：消化不良。

中医诊断：泄泻。

中医辨证：脾虚不健，运化失常。

治法：健脾益气，升清止泻。

方药：

　　党　参 15 克　　白　术 10 克　　茯　苓 10 克　　生黄芪 15 克

　　甘　草 6 克　　山　药 10 克　　苡　米 10 克　　莲子肉 6 克

　　柴　胡 10 克　　陈　皮 10 克　　升　麻 5 克

治疗经过：9 月 3 日，上方服 7 剂，患者症状明显减轻，大便次数由 4～5 次减至 1~2 次，且较前成形，纳食有增，四肢乏力已不明显，但纳食尚欠甘味，讲话多时仍觉气短，面色同前，舌苔薄白，脉象沉滑。上方党参加至 30 克，生芪加至 30 克，加砂仁 5 克、桔梗 5 克，再服 7 剂。9 月 11 日，大便基本正常，日行 1 次，偶有日行 2 次，纳食佳，无气短、乏力，面色已稍显红润，继服 4 剂。9 月 26 日，患者已无任何不适感觉，纳佳，大便正常，体力增加，精神好。嘱其上方再进 5 剂，隔日服 1 剂，以固疗效。

[按语]　患者腹泻 3 个月余，平素体弱，久泄不止，临床症见与舌脉之象证属脾胃虚弱，运化失常。关老用党参、白术、茯苓、炒山药、苡米、莲子肉健脾益气，和胃止泻，生芪补中益气升阳，生芪、党参合用，加强益气健脾之功。7 剂药后症状明显减轻，仍觉气短，纳食欠甘，而加重生芪、党参的用量，并加砂仁和胃醒脾，桔梗载药上行。方中升麻、柴胡协助主药以升提下陷之阳气，陈皮理气和胃，甘草益气和中。诸药合用，补其虚，脾健胃强，调其气，清气升，浊气降，而泄泻止。

案 2　林某某，女，16 岁，初诊日期：1991 年 8 月 4 日。

主诉：大便溏泄半年余。

现病史：患者自幼年开始经常腹泻，半年前又罹患中毒性痢疾，以致腹泻至今未愈。

现症：每日大便 3~5 次，有黏液泡沫，且便不爽，时感下坠，脐腹作痛，左少腹痛甚，不欲饮食，口臭。便常规化验，色黄、质稀，白细胞偶见，红细胞 1~2。

舌象：舌苔白厚，质稍红。

脉象：沉弦滑。

西医诊断：肠源性腹泻。

中医诊断：泄泻。

中医辨证：脾胃不和，湿热未清。

治法：健脾和胃，导滞止泻。

方药：

酒　军 10 克　金银花 30 克　川　连　3 克　白头翁 15 克
秦　皮 10 克　茯　苓 10 克　木　香　6 克　马齿苋 20 克
陈　皮 10 克　赤　芍 15 克　白　芍 15 克　焦四仙 40 克
甘　草　3 克　六一散 10 克（另包）

治疗经过：服上药 14 剂，8 月 19 日复诊，自觉大便较前通畅，大便黏液已减少，已无下坠感，左少腹仍有疼痛，纳食增加，口臭明显好转。大便常规检查：白细胞偶见，红细胞 0~1。脉象沉滑，舌苔白。

上方继服 20 剂，9 月 7 日再诊，患者自觉病已愈，无明显不适，纳食正常，二便调，脉沉滑，舌苔薄白。嘱其服香砂养胃丸 1 周，以调善后。

[按语] 关老强调不能一见腹泻而即以固涩止泻，必须审证求因，辨证施治。本例患者大便有黏液，且便不爽，时感下坠，左少腹痛，为大肠湿热未清之证。不欲饮食，口臭，舌苔白厚为宿食内停之象。该患者体质尚可，故关老首选酒军以清热解毒，调气行血，荡涤肠胃，与木香同用增强去积导滞之效。川连苦寒燥湿，止泻而厚肠胃，关老通过多年临床经验，总结出酒军与川连配伍疗效颇妙，酒军通积为竖力，川连厚肠胃有横力，一横一竖，去积导滞相得益彰，又不致通泄太过。金银花清热解毒，白头翁清热解毒凉血，马齿苋清热解毒止血，秦皮清热解毒固涩，茯苓渗湿健脾，陈皮化气行滞和中，焦四仙消食导滞除积，赤白芍凉血活血祛瘀，滑石淡能渗湿、寒能胜热，甘草调和诸药，木香行气。采用"通因通用"，清利湿热，消积导滞，健脾和胃，而泄泻得止。

案 3 赵某某，女，50 岁，初诊日期：1991 年 4 月 21 日。

主诉：每因气郁而腹痛腹泻 7 个月。

现病史：7 个月前因与人吵架后胸闷，胁胀，纳呆，自己服用舒肝丸 10 丸，未予重视，后时有腹痛、腹泻，气郁则发。经单位医务室治疗，口服黄连素，痢特灵等药均不见效。

现症：腹痛作泄，泄后痛稍得缓，日行大便 3 次左右，伴有两胁胀满，嗳气频发，纳食欠甘，每因生气、紧张即发，性多急躁。

舌象：舌苔白，质正常。

脉象：沉弦。

既往史：体健。

西医诊断：腹泻。

中医诊断：泄泻。

中医辨证：肝郁脾虚，运化失常。

治法：疏肝健脾，调和气机。

方药：

　　　　白　术 10 克　白　芍 15 克　陈　皮 10 克　防　风 10 克
　　　　茯　苓 10 克　砂　仁 6 克　甘　草　6 克

治疗经过：上方服用 5 剂，4 月 27 日复诊，腹痛腹泻减轻，大便日 1～2 次，嗳气减轻，纳食一般，仍有两胁胀痛，脘闷。上方加炒枳壳 10 克、香附 10 克、生麦芽 15 克继服。

患者再进 10 剂症状全除，5 月 9 日再诊，嘱其继服 7 剂，隔日 1 剂，停药时早晚各服 1 丸健脾舒肝丸。1 年后，患者因感冒来电，追访腹泻病史，一直未再复发。

[**按语**]　该患者的症状比较典型，但是临床上见到的病人往往很复杂，而无论患者症状表现怎样复杂，只要抓住主要矛盾，抓住实质，施治得当，会有满意疗效。

关老治疗本例患者，用白术健运补脾。白芍养血柔肝，与甘草同用可缓解止痛，陈皮理气醒脾，防风散肝疏肝。茯苓、砂仁助以健脾利湿行气。枳壳入脾胃二经，可理气宽胸，用治脾虚之痞满、胀痛，但用量不超过 10 克，过于则伤气。麦芽入脾胃肝三经，可和中健胃，生发胃气亦可疏肝。

上药配伍应用，补中寓疏，泄肝补脾，调和气机，药少力专，则痛泻可止。

案 4　李某某，47 岁，女，初诊日期：1991 年 1 月 7 日。

主诉：晨起即泻 1 年余。

现病史：1 年前因饮食不节，患急性腹泻，经治后好转，但未能痊愈，以后经常便溏，每于晨起腹痛，肠鸣，急迫欲便，大便质稀，逐渐觉腰酸怕冷，乏力腿软，曾服中西药物治疗，未见显著效果。

现症：每日晨起腹痛即泻，肠鸣，纳食一般，面色萎黄，腰酸怕冷，乏力腿软，睡眠尚可，小便如常，月经正常，带下清稀。粪便化验检查：稀水样便，余无异常。

舌象：舌苔薄白，质略淡。

脉象：沉细。

既往史：体健。

西医诊断：腹泻。

中医诊断：泄泻（五更泻）。

辨证：脾肾阳虚，寒湿泄泻。

治法：温健脾肾，固涩止泻。

方药：

补骨脂 10 克　吴茱萸 10 克　肉　蔻　6 克　炮　姜　6 克

生　芪 20 克　炒山药 15 克　五味子 10 克　党　参 15 克

莲　肉 10 克　炒白术 10 克　炒苍术 10 克　陈　皮 10 克

大　枣　5 枚

治疗经过：上药服用 7 剂，1 月 14 日复诊，患者晨起腹痛、腹泻，大便急迫稍有好转，仍有腰酸怕冷，手足发凉的感觉，舌脉同前。上方加附片 10 克、肉桂 10 克，继服 10 剂。1 月 25 日再诊，症状大减，手足发凉，腰酸怕冷感觉明显好转，大便基本正常，惟纳食欠甘，上方去大枣，继服 14 剂。2 月 9 日复诊，患者诸症皆息，已无不适感觉，大便自调，继服 7 剂，以巩固疗效。

[按语]　　此案患者晨起腹痛作泻，伴腰酸怕冷，手足不温，纳食不甘等症，证属脾肾阳气不足，称为"鸡鸣泻"，又称"五更泻"，治以温健脾肾，涩肠止泻。方中补骨脂补命门之火，温养脾阳，助脾胃"腐熟水谷"，辅以吴茱萸温中散寒，肉蔻温肾暖脾、涩肠止泻，五味子酸敛固涩。辅以莲肉补脾止泻，益肾固涩；炮姜温中散寒；陈皮调中理气；生芪、党参、白术以益气健脾。二术土炒，合炒山药，而加强补气健脾、利湿止泻的作用。大枣补虚益胃，调和诸药。

服药7剂后，仍手足发凉，腰酸怕冷，方中虽有干姜，主要是温脾阳，故关老又于方中加附子、肉桂，以加强温肾阳，壮命门火之效力，附子归十经走而不守，入气分，肉桂归肝肾二经守而不走，入血分。故凡气血虚寒，手足不温，腰膝冷痛诸证，二药往往相须为用，今肾阳得温，命门火旺，而冷痛得除，泄泻得止。大枣甘平，虽有补虚益胃之用，而又有令人中满之弊，患者服药后，仍纳食不甘，故于服用17剂后去除大枣，此仍随证变裁，灵活应用。

第十四节　论"痢无补法"

一、古代文献论述

痢疾在一年四季均可发生，而以夏秋两委为多见，其主要表现为腹痛，里急后重及大便赤白浓血。

中医学对痢疾的认识，早在《内经》中就有记载，称之为"肠澼"。《金匮要略》称为"下痢"，并以白头翁汤治疗湿热痢，以桃花汤治疗虚寒痢。至《诸病源候论》已有痢疾的名称，设痢疾诸候凡四十论，将痢疾分为二十四型，对于病情发作较急的，称为"热痢"、"白痢"、"赤痢"、"血痢"、"冷痢"；发病缓慢或时发时止者，称为"久痢"、"休息痢"。以后又有"时疫痢"等具有传染性的描述。

本病发生的原因，主要是外受寒湿、湿热、疫毒之气，内伤饮食生冷不节之物，损伤脾胃，气血阻滞，络伤血败，以致脓血下痢。若感受寒湿之邪，或素体阳气不足，则致寒湿痢；感受湿热之邪，或素体阳气旺盛者，或湿从热化者，则致湿热痢；若感受疫毒之气者，则致疫毒痢。身体素虚，或失治误治，则转为休息痢、虚寒痢。

在治疗方法上，临床多有"痢无补法"之说，使用清热利湿，导滞通下方的方法治疗。目的在于祛除湿热，勿使稽留，在治疗上属于反治法，以达"通因通用"的目的。如果湿热积滞不清，徒用补中止泻何益？湿热既清，则肠胃调和，下利自止。所以临床医家在总结治疗痢疾成败经验的基础上，高度概括提出的

"痢无补法"之说是很有道理的。

二、关老对此病的独特认识

关老在治疗痢疾时，除了遵崇"痢无补法"外，认为所谓"无补法"，并非一律排除补法，而是应当正确地处理正与邪的辨证关系，合理而正确地使用下法与补法，有时需要先攻后补，有时需要攻补兼施。而补法，除了补气、补脾、补肾之外，尚应包括对于脾胃功能的调理。调理其功能，使其能够行使正常的消化功能也是补法。所以"痢无补法"，除了强调"通因通用"的作用之外，还要求正确的、及时地、辨证地使用攻法与补法，才能做到机动灵活辨证用药，乃是治痢的上策。

（一）关老对"痢无补法"的看法

1. 湿热积滞存，通因通用循　对于急性、慢性痢疾，采用"通因通用"法则为一般临床医生所习用。关老认为，如见有腹痛、里急后重，或大便不爽、大便带有黏液，均说明大肠湿热积滞不通，就可以使用通下导滞的方法，勿须顾虑药后大便次数反而增多，而是要详问其便后是否已有畅利感。待积滞已清，就可以根据情况调理其脾胃。

2. 正虚湿热阻，先攻而后补　对于慢性痢疾，虽然已见有正虚，仍要辨别清楚湿热积滞是否已经清除，否则"通因通用"之法，不能弃之不用。如果补之过早，闭门留寇，后患无穷。慢性痢疾，因其病程日久，耗伤正气，虚象易于暴露。但是若见有少腹坠胀，大便不爽，或大便带有黏液，或里急后重者，可以认为是湿热或寒湿积滞未清，腑气不畅的证据。或于方中加用通下之品，或先攻而后补，绝不能被虚象所迷惑，而犯"虚虚实实"之忌。

3. 攻补要辨证、异病治法同　有时虽然不是同一病种，如慢性溃疡性结肠炎，慢性肠炎等，但是病理实质相同，也就是同样出现湿热或寒温蕴于大肠的证型，也应当根据矛盾的共性，并照顾到特殊性，异病同治，采用"通因通用"的治疗法则。伤于气分者为白痢，伤于血分者赤痢，气血俱伤者为赤白痢。诊断虽然不同，但是有共同的病理基础，所以"通因通用"之法则均可使用，这是针对矛盾的普遍性（共性），绝不能单纯使用补法。但是每个病例又有其特殊性，所以同中有异，异中有同，有的可以先攻后补，有的可以攻补兼施。总之，湿热或寒湿积滞不清，非攻不去。虽有正虚，乃因病而虚，所以治病求本，"通因通用"之法不可忽视。

（二）关老治痢基本方药

本章重点不在于痢疾的辨证施治，而是阐述关老对"痢无补法"的观点，下面介绍关老的基本方药。

基本方药：

白头翁 10 克	军炭 10 克	秦　皮 10 克	黄芩 10 克
生地炭 10 克	白芍 15 克	当　归 10 克	香附 10 克
丹　皮 10 克	焦槟 10 克	阿胶珠 10 克	茅根 30 克
木　香 6 克			

方解：白头翁清热解毒凉血。秦皮清热涩肠止泻。军炭荡涤肠胃积滞且可止血。黄芩、茅根清热利湿。生地炭、丹皮、阿胶珠、白芍、当归为血分药，凉血活血、养血和血，兼以止血。木香、香附、焦槟为气分药，行气、醒脾、消食导滞。

加减化裁：

若热势较重，下痢赤多白少或下赤痢，发热、口干、苔黄者，去黄芩、白芍，加公英、马齿苋、赤芍以解毒和营。

若热毒深入营血，见高热神昏者，可加羚羊角、水牛角、紫雪散，以清营凉血，开窍醒神，镇肝熄风。

若四肢厥冷，汗出喘促，脉细弱，正不胜邪，阳气欲脱者，又当急服参附汤以回阳救逆。

若下痢白多赤少或纯为白痢，身重纳呆、苔白腻者，去生地炭、丹皮、阿胶珠，加藿香、炒二术、苡米以健脾利湿。

久痢脾肾阳虚者，去黄芩、丹皮、茅根、阿胶珠，加伏龙肝、吴茱萸、肉蔻、肉桂等以温补脾肾。

下痢日久，滑肠脱肛者，去木香、焦槟，加黄芪、升麻等以升阳止陷。

一般下痢可用大黄，脓血多时用军炭，伴有发烧时，可用川军专治血分热。

三、验案精选（7 例）

案 1　李某某，男，43 岁，初诊日期：1990 年 10 月 14 日。

主诉：腹痛下坠解脓样便已 2 天。

现病史：因外出吃饭，2 天来腹泻，每日 4~5 次，伴有腹痛及里急后重感，排便时腹痛加重，大便外观有黏液及脓样物。全身骨节酸痛，夜间微热，食欲不振。

现症：同上所述。

既往史：幼年曾患有肝炎史，已愈，否认其他疾病及药物过敏史。

检查：体温 36.8℃，急性病容，无脱水征，心肺未见异常，腹软有压痛，肝脾不大，肠鸣者亢进。

化验：大便肉眼所见为黏液脓样便，镜检白细胞 10~15/高倍视野，脓球 10~13/高倍视野，红细胞 3~5/高倍视野。

舌象：苔薄白，质正常。

脉象：弦滑稍数。

西医诊断：急性细菌性痢疾。

中医诊断：湿热痢。

中医辨证：脾胃虚弱，湿热下痢。

治法：清利湿热，解毒导滞。

方药：

    白头翁15克　马齿苋30克　秦　皮15克　枳　壳6克

    川　连10克　酒　芩10克　焦槟榔6克　黄　柏6克

    酒　军10克

治疗经过：10月17日，服药后次日大便已畅，腹痛及里急后重感减轻，但大便仍稀。2剂后大便次数减为2次，3剂后大便日解1次，已转成形，腹痛消失，食纳转佳，上方加白术、茯苓、白芍、炙甘草，再进3剂，大便化验2次均属正常，临床痊愈。

案2　王某某，男，40岁，初诊日期：1991年5月13日。

主诉：腹泻1个月，近10余天解黏液脓便。

现病史：1个月前因吃不洁食物而致腹泻，大便日解4~5次，伴有腹痛及下坠感，肉眼未见脓血便，大便常规检查未见异常。某医院按急性肠炎投以合霉素、黄连素、磺胺胍及颠茄类药，症状未见好转，持续10天后大便每日仍4~5次，腹部坠胀疼痛更加明显，大便外观有黏液，镜检有多数脓血球，乃诊为急性细菌性痢疾，继服土霉素，总量达22克，黄连素9.4克，因效果不显，又用链霉素、痢特灵，酞磺胺醋酰（PSA）等。于5月13日来请关老诊治。

现症：腹痛腹泻，肠鸣下坠，胃纳欠佳，口干思饮，大便日解3~4次，为黏液脓便，量少不畅，伴有里急后重，小便短赤。

既往史：素有慢性胃炎史8年。

化验：黏液便，脓球成堆。

舌象：苔薄白，舌质稍红。

脉象：弦滑细。

西医诊断：急性菌痢（迁延型）。

中医诊断：湿热痢。

中医辨证：湿热内蕴，郁结不化，泄痢迁延。

治法：清热利湿，消导化滞。

方药：

    白头翁30克　秦　皮30克　黄　芩10克　黄　柏10克

    川　连　6克　生甘草　3克　焦槟榔10克　枳　壳　6克

白　芍10克　　酒　军10克

治疗经过：5月16日，服药3剂后，大便次数反而增多，日解5～6次，为黏液脓便，但大便通畅，下坠感消失，腰酸软，大便化验脓球偶见成堆。上方加马齿苋30克，再进3剂。

5月20日，大便已成形，腰痛酸软无力，大便常规检查未见脓血便。按上方加健脾补肾之品，继服5剂，诸症皆除，改服参苓白术丸收功，随访半年未见复发。

[按语]　关老治疗急性痢疾，首重清热利湿，解毒导滞，以通为用，适当佐以调和气血之品，常以《伤寒论》白头翁汤为主加减化裁。白头翁苦寒，有清热凉血解毒之功，走大肠专清血分湿热，为治赤痢之要药，兼能达表，宣散毒热，故痢疾兼有发烧者用之相宜。秦皮苦涩寒，清热燥湿，微有收敛作用，走里善能消化肠中湿热。二者配伍，相得益彰。黄柏、黄连、黄芩苦寒清热，三黄并用，可三焦俱清，以求治病彻底。因痢疾多表现为痛急、热盛、毒深，所以非药重力专，不足以直折其邪势。不少痢疾患者迁延不愈，就是因为在急性期治疗不彻底，有时认证选药虽属正确，但因药力轻，疗程不足，以致留有余邪，后患无穷。更有治痢不知"以通为要"，过早投用固涩之品。若兼有暑湿外感，见有头痛发热者可加藿香、佩兰，以祛暑解表；腹部绞痛者加白芍、甘草，以缓急止痛；若见腹满嗳腐，舌苔厚腻，说明兼有食滞，可加炒枳壳、焦三仙、焦槟榔、炒莱菔子；若见里急后重，肛门灼滚痛，排便滞下不爽，频频登厕者，则加大黄，一般用酒军，体虚者用熟军，血便多者用军炭；若毒热较重，见有高热、神昏者，加银花、连翘、公英、生石膏等清热解毒之品；若大便腥臭难闻，可加马齿苋、败酱草等。

另外，关老在治痢时，重视调和气血，即所谓"气调则后重自除，血和则脓血自止"。若见大便黏液，白多赤少，或腹痛滞下，说明邪在气分，当调气机，可用木香、枳壳、青陈皮、川朴、藿梗等；若便中赤多白少，下脓血频频者，说明邪在血分，可加赤芍、丹皮、地榆、大黄、马齿苋、槐花炭等凉血活血之品。

案3　王某，女，24岁，初诊日期：1989年8月19日。

主诉：腹痛，便泻带黏液已4个月。

现病史：1988年曾有过脓血便史，治疗后好转，以后偶感腹部坠痛。89年4月上旬开始下腹坠痛，大便稀，日解2～10次，时带黏液，大便镜检有多数白细胞。在当地住院治疗，诊断为细菌性痢疾。曾用呋喃西林，黄连素、链毒素、香连丸、磺胺胍、痢疾散、合霉素等，先后6～7个疗程，排便次数如故。又行腰封，仍不见效。1989年8月19日请关老诊治。

现症：腹胀，少腹坠痛，大便日解3～4次，带有黏液，便前伴有腹痛。食纳欠佳，稍感恶心，少腹部怕凉，喜按喜暖，每于进冷食物后，腹痛腹泻加重，尿意稍频，色淡黄，月经正常，面色微黄，精神萎靡。

既往史：体健，无药物过敏史。

化验：大便镜检白细胞 10～15 个/高倍视野，偶见红细胞，未见阿米巴原虫，培养未见致病菌生长。

检查：乙状结肠镜检查；肠黏膜光滑苍白，轻度水肿，未见溃疡。胃肠下消化道钡餐造影未见异常。

舌象：苔黄白，舌质淡，边有齿痕。

脉象：沉滑。

西医诊断：慢性痢疾，肠功能紊乱。

中医诊断：痢疾。

中医辨证：脾胃虚弱，湿热结滞。

治法：清热利湿，消导和中。

方药：

　　白头翁 10 克　白　芍 15 克　青陈皮各 5 克　秦　皮 10 克

　　川　连 3 克　酒　军 6 克　丹　皮 10 克　焦槟榔 10 克

　　厚　朴 6 克　败酱草 30 克　生甘草　3 克

治疗经过：8 月 20 日，1 剂后纳食好转，恶心未作，腹仍胀痛，上方加沉香面 1 克，益元散 10 克以温中降气化湿。

8 月 2 日，上药继进 2 剂，大便半成形，日解 4 次，腹痛下坠感减轻，大便常规检查阴性。因虑其病久脾虚，乃去苦寒通下之酒军，凉血之丹皮，加活血理气之香附 10 克、赤芍 10 克、木瓜 10 克，再进 4 剂。

8 月 27 日，药后大便次数未减，镜检见有红白细胞，此乃湿热积滞未消之候，导滞之药不能早去。又加用酒军 10 克、酒芩 10 克，再服 3 剂，服后腹痛腹坠均大减，大便成形，日行 1～2 次，大便镜检仅见白细胞 1～2 个/高倍视野。继以香砂六君子丸收功。随诊多次，大便常规检查均属阴性，症状消失，临床痊愈。

案 4　李某某，男，29 岁，初诊日期：1961 年 5 月 3 日。

主诉：腹泻伴里急后重 3 年

现病史：3 年多以来，腹泻反复发作，重时日行 10 余次，伴有腹痛，里急后重，大便带黏液，诊为慢性痢疾。经多种中西药物治疗，迁延未愈。

现症：经常头晕，四肢酸软无力，口干目花，胃纳欠佳，不耐油腻及粗糙食物。大便日解 6～7 次，里急后重，便带黏液，量少不畅，小便正常。形体消瘦，脐腹作痛。

既往史：体健，无药物过敏史。

检查：大便镜检红细胞1～2个/高倍视野，白细胞5～7个/高倍视野。

舌象：舌苔白腻，质正常。

脉象：沉弦。

西医诊断：慢性痢疾。

中医诊断：休息痢。

中医辨证：脾胃虚弱，湿热蕴结。

治法：先以清热导滞，缓调脾胃。

方药：

酒　军10克	川连 6克	秦　皮10克	丹　皮10克
赤　芍15克	白芍15克	木　香 5克	酒　芩10克
败酱草30克	生姜 3克	白头翁10克	焦三仙30克
六一散10克（包）		银花炭15克	

治疗经过：5月7日，2剂药后大便曾下黑色黏液。至第3剂后，渐转为黄色软便，次数减为3次，腹痛已止，下坠感消失，食欲增加，精神好转。脉弦，大便检查白细胞偶见，红细胞消失，按上方去酒军、木香，加苍白术各10克、伏龙肝15克、青陈皮各10克，以健脾温中，行气燥湿。

5月12日，药后泄泻已止，精神食欲均恢复正常，诸症皆除，随诊半年未见复发。

案5 张某某，男，32岁，初诊日期，1991年5月23日。

主诉：下痢时有反复已10年。

现病史：1981年患急性菌痢，经治疗好转，但以后经常大便溏泄，日解2～3次，时好时坏。1981年做大便培养，有福氏痢疾杆菌生长。至1986年曾连续溏泄，多次化验大便，红白细胞均在（＋＋）～（＋＋＋）。此后经治疗症状虽有缓解，但平时大便时有黏液，镜检红细胞1～3个/高倍视野，白细胞3～7个/高倍视野。曾先后用过多种抗生素，如土霉素、黄连素、链霉素、磺胺嘧啶等，或口服，或肌内注射，或保留灌肠，均未奏效，下痢时发时止。

现症：大便不成形，日解1～2次，便后有黏液，无里急后重及明显腹痛，形体消瘦，面色萎黄，体重减轻。

化验：大便常规黏液较多，红细胞2～3个/高倍视野，白细胞1～2全/高倍视野。

检查：乙状结肠检查见黏液增多，肠黏膜未见充血和溃疡。

舌象：舌苔薄白，质正常。

脉象：沉弦。

西医诊断：慢性痢疾。

中医诊断：休息痢。

中医辨证：脾虚失运，湿热未清。

治法：清热化滞，缓抚脾胃。

方药：

酒　军10克　川　　连　6克　白头翁10克　秦　皮10克

地　榆10克　赤白芍各15克　银花炭10克　焦三仙30克

六一散10克（包）　　　　　生　姜　3克　伏龙肝15克

马齿苋15克

治疗经过：5月25日，2剂药后大便日解1次，仍有黏液。大便检查，白细胞2~3个/高倍视野，红细胞5~8个/高倍视野，并发现有肠滴虫。按上方加丹皮10克、败酱草15克，再进4剂。

91年6月2日，大便仍多，日解4次，有黏液。按前法稍事加减，曾用过乌梅炭、使君子、小蓟等。共服中药36剂，症状基本消失。自8月至12月，大便成形，外观正常，多次常规检查均为阴性，培养亦无致病菌生长，一般情况好转。11月初乙状结肠镜复查未见异常，治疗后体重增加20余斤。

[按语]　对于慢性痢疾，不论"因虚而病"或"因病而虚"，多为湿热不净，中阳不足，食滞不化，只要不是正气虚疲太过，正气欲脱，均应先行清解导滞通下。因为邪留肠胃，补之无益。一般仍以白头翁汤为主，加酒军，"以通为要"，特别是对于一些久痢尚带有黏滞不化、里急后重、肛门灼热、溲黄、口渴、苔黄等症者，更属必要。切不可拘于"久病必虚"而进补剂，待其热清滞化，再议健脾和中，调理肠胃，以善其后。方中大黄，苦寒泄下，入血分，有凉血解毒之功。使用大黄通下导滞，常配合川连为伍，大黄、黄连相伍，一为竖力，一为横力，一守而不走，一走而不守，导滞而不伤正，通下而不洞泄。

病案3由于湿热结滞未清，以致迁延4个月未愈，投以白头翁为主，3天收效。但是由于过早减去苦寒通下之大黄，凉血之丹皮，以致余热复燃，大便镜检有红、白细胞。复又加入酒军、酒芩，最后收效。病案4病程已3年，反复发作，虽然形体消瘦，正虚显现，但是腹痛、里急后重、大便带黏液，舌苔白腻说明湿热蕴结不化，故先清热导滞，缓调其脾胃。病案5病程更久，正虚之象更为明显。除大便不成形，便后有黏液外，并无其他明显症状，证属脾虚失运，湿热未清。当此之际，攻补二法，先后缓急实难决断。关老先攻而后补，最后获效。若慢性痢疾见有腹痛绵绵，食欲不振，大便清稀，多属中阳不振，关老多于方中加用伏龙肝，以温中和胃。

案6　李某某，男，30岁，初诊日期：1991年5月16日。

主诉：腹泻，大便脓血 2 年。

现病史：1989 年初开始腹泻，继则大便带脓血，每日 3~4 次，重时日 10 余次，纳食欠甘，乏力，经某医院诊为结肠炎，服用中西药物，始未治愈，于 1991 年 5 月 16 日请关老诊治。

现症：黏液血便，日解 3~4 次，肠鸣，脘腹作痛，里急后重，口渴思热饮，纳差，睡眠欠佳，小便正常。

既往史：素有饮酒嗜好，每天 2~3 次，否认其他疾病史。

化验：大便粪检白细胞多数，偶见成堆，脓球多数，红细胞 10~15 个/高倍视野。

检查：钡餐下消化道造影未见异常，乙状结肠镜检查，肠黏膜普遍充血水肿，并散在小米粒大小之出血点多个。

舌象：舌苔黄，质淡红。

脉象：沉细。

西医诊断：慢性非特异性溃疡性结肠炎。

中医诊断：湿热痢。

中医辨证：久病体虚，气血不足，脾失健运，肠胃湿热积滞不化，伤于血络。

治法：补气健脾，和血化滞，清利湿热。

方药：

生　芪 15 克	军　炭 10 克	白头翁 15 克	秦　皮 15 克
赤　芍 15 克	当　归 10 克	槐花炭 15 克	地　榆 10 克
马齿苋 15 克	五倍子 5 克	伏龙肝 15 克	焦三仙 30 克
三七面 1.2 克（分冲）	沉香面 1.2 克（分冲）		

治疗经过：服上方 3 剂脓血便减少。再进 3 剂后，大便已不带血，每日排便 3 次，仍有黏液。镜检，红细胞 0~1 个/高倍视野，白细胞 2~4 全/高倍视野。上方去生芪加党参 15 克、炒二术各 10 克、六一散 10 克、陈皮 10 克，以健脾行气化湿。继服 12 剂，至 6 月 3 日，大便已无黏液，但不成形。前方减军炭加乌梅炭 6 克。至 6 月 28 日大便日仍 3 次，不成形，再进清化湿热，温中健脾固肠之剂。

马齿苋 30 克	白头翁 15 克	秦　皮 15 克	六一散 10 克
焦三仙 30 克	伏龙肝 15 克	党　参 15 克	炒二术各 10 克
诃子肉 10 克	补骨脂 10 克	五倍子 6 克	乌梅炭 6 克
五味子 10 克	三七面、沉香面各 1.5 克（分冲）		

至 7 月 25 日，又服上方 20 余剂，自觉症状明显好转，大便日解 1~2 次，已成形，无脓血，胃纳转佳。大便镜检偶见白细胞 2~3 个/高倍视野。拟一处方

带回常服，以巩固疗效。

  党 参15克 炒二术各10克 生甘草10克 五味子10克

  槐花炭15克 诃子肉10克 补骨脂10克 伏龙肝15克

  乌梅炭10克 六一散10克（包）   焦三仙30克

  白头翁15克 秦 皮15克 五倍子 6克

  三七、沉香面各1.5克（分冲）

随访2年，病未复发。

[**按语**] 本例慢性非特异性溃疡性结肠炎，证系久病体虚，湿热积滞不化，故取补气健脾和血化滞，清理大肠湿热之法，以攻补兼施。方中生芪、当归补益气血，扶助正气，生芪又有托里生肌之效；白头翁、秦皮清利大肠湿热而解毒；地榆、槐花炭、三七粉凉血活血解毒，且能有促进溃疡面愈合的临床效用；五倍子有固涩收敛的作用，关老体会，不论内服外敷，对于顽固性溃疡均有良好作用，用量一般 3～6 克即可，如用量过大，容易引起恶心呕吐。由于湿热积滞不化，虽有明显正虚，也不能纯用补法，而是采取攻补兼施的法则，3 剂药后已见成效，经治 3 个月，基本正常。

  案7 王某某，女，20 岁，初诊日期：1991 年 7 月 4 日。

  主诉：经常腹痛下痢已 10 余年。

  现病史：自幼年开始患肠炎，经常腹泻，曾按脾虚治疗不效。于 1987 年因患中毒性痢疾，治疗后缓解，此后时有反复发作，时发时止，腹部疼痛，微觉腹坠，至今未愈。

  现症：每日大便 3～4 次，便稀有泡沫，时感下坠，脐腹作痛，纳食不甘，倦怠乏力，明显消瘦，不耐疲劳，面色萎黄，月经量少。

  既往史：除本病外，否认其他疾病史。

  化验：便常规稀黏液便，白细胞 3～5 个/高倍视野，红细胞 0～2 个/高倍视野。

  舌象：舌苔薄白，质稍淡。

  脉象：沉弦滑。

  西医诊断：慢性肠炎。

  中医诊断：休息痢。

  中医辨证：湿热未清，脾失健运。

  治法：清热利湿，导滞和中。

  方药：

  酒军10克 银花30克 川连 6克 白头翁15克

  秦皮10克 赤芍10克 白芍15克 焦三仙30克

当归 10 克　茯苓 15 克　木香 5 克　六一散 10 克（包）

生姜 3 克

治疗经过：按上方服药 14 剂，大便已成形，便常规检查已无红、白细胞，诸症几除，大便有时 2 日 1 解。前方去酒军加酒芩 10 克，继服 10 剂以巩固疗效。

[按语]　本例自幼年患腹泻，缠绵不愈，曾按脾虚治疗不效，时发时止。现又值犯病，腹痛下坠，大便不畅，便检少量红白细胞，此乃脾胃湿热不清之主要特征。纳呆，大便不实，日解 3 ~ 4 次，均为脾不健运之候。故在治疗上宜先清热利湿，导滞和胃，待湿热既清，再议补益脾胃。方中白头翁、秦皮、银花、川连、酒军、马齿苋清利胃肠湿热，导下通滞，通因通用；六一散、茯苓淡渗利湿；当归、赤芍、白芍和血散瘀；木香、生姜理气醒脾；焦三仙消食导滞。方中酒军配川连，其效较佳。泻痢日久，用大黄后，开始大便次数反而增加，待肠胃湿热及食滞已净，则大便次数自然逐渐减少至正常。先通其滞，后补其虚，以免"留寇"，而不是一见泄泻即以健脾涩肠为治。

第十五节　消　渴

一、古代文献论述

消渴是以多饮、多食、多尿、身体消瘦或尿浊，尿有甜味为特征的一种病证。西医学中的糖尿病即属此范畴。

对于本病，我国早在一千多年以前就有所认识。最早见于《内经》，如《灵枢·五变》篇中说："五脏皆柔弱者，善病消瘅。"《外台秘要》中谓消渴"每发小便至甜"、"焦枯消瘦"。《诸病源候论》中有其病多发"痈疽"。《河间六书》又指出消渴可"变为雀目或内障"。不仅详细记载了消渴的临床表现，而且对于其兼证也有较深刻的认识。

二、关老对此病的独特认识

（一）病因病机

消渴发病原因，在我国古代也早有论述，如《素问·奇病论》云："此人必数食甘美而多肥也，肥者令人内热，甘者令人中满，故其气上溢，转为消渴。"论述了嗜食肥甘与消渴的关系。《千金方》云："凡积久饮酒，未有不成消渴者。"认为嗜酒可致消渴。《河间六书》云："消渴者……耗乱精神，过违其度之所成也。"说明五志过极皆可化火，热盛伤阴，致令消渴。此外，劳倦过度，精亏肾燥也是与本病的发生有密切的关系。后世医家根据消渴证多饮、多食、多尿三多症状的偏重不同，而分为上消、中消、下消，用以指导临床治疗。

关老认为本病的病因病机主要有以下 2 点。

1. 肾虚脾热 消渴的病位在肺、脾（胃）、肾，其中与肾与脾尤为密切。肾主藏精、主水，为全身阴液之根本，脾主运化，是精液生成与输布的重要器官。素体阴虚，加之饮食、情志、劳倦等因素，耗伤肾阴，肾阴不足，虚火上扰，灼伤肺金，或伤及脾胃。素体脾虚，或过食肥甘厚味，饮酒无度，忧思劳倦等伤及脾胃，使脾胃运化功能受损。而人体摄入的饮食物，有赖于胃的游溢精气和脾的运化水谷精微，令脾胃受损，功能失调，不能散精，升清降浊，则谷气留于中州，内郁化热，胃热则消谷善饥；脾热则不能散精，水精不能上布于肺，走注于下，以致口渴引饮，身体消瘦，尿有甜味。肾阴不足，阴损及阳，肾气不固，精微不藏，则尿多而频，甚则尿如油膏。据此，肾阴亏虚，脾胃蕴热，导致津液代谢失调，是消渴的病机所在。

2. 阴虚热盛互为因果 阴虚则生内热，加之饮食肥甘，嗜酒成癖，情志劳倦等如火上添薪，则又灼津伤阴，阴虚与热盛互为因果，其始则异，其终则同。造成病情缠绵，日久则阴损及阳，导致阴阳两虚。

（二）辨证施治要点

1. 首辨虚实轻重 目前临床治疗消渴病，多根据"三多"症状的偏重不同，而分别从肺、脾、肾三脏着手。用药以滋阴清热为主。从传统观点来看，有"上消大渴引饮，中消消谷善饥，下消饮一溲二、消瘦"之说，而关老认为在临床实际中，有时很难区分三多症状的孰轻孰重，往往三者并重，而且还有一些病人"三多"症状并不十分明显，身体不但不消瘦，反而比较肥胖。因此按传统的上中下三焦来辨证就显得比较困难了。关老认为应按虚实轻重来辨证施治，"三多一少"明显者为虚证，虚者肾阴虚，脾胃虚；"三多一少"不显，身体反而肥胖者为实证，实者为痰盛邪实。

2. 滋肾（阴）调脾（胃）并行 消渴的发生，虽与五脏有关，但主要在于肺、胃、肾，而以肾为关键。肺为水之上源主治节，脾为水液代谢枢纽主运化，肾主水司开阖。肾阴不足可上炎肺、胃。人体水火得平，则无消可有，肾阴亏虚则雷龙之火上炎，五脏干燥，故当滋肾阴为主。脾为后天之本，气血生化之源，脾胃失健则不能游溢精气，升降失职，津液代谢失调，且无以济养先天。故在滋肾阴的基础上，调理脾胃。关老在治疗消渴时还常用白芍、甘草二药，白芍用量宜大，一般为 30 克，二药合用，补脾阴，和胃阳，酸甘化阴，又可补肾阴，经临床证实，确有降血糖之效。

（三）辨证施治

1. 虚证

主症：烦渴多饮，消谷善饥，尿频量多，身体消瘦，倦怠乏力，脉沉细或细数，舌苔薄白或无苔，舌质红。

兼症：尿浑浊如膏脂，有甜味，雀目、白内障、疮疖、痈疽。

证候分析：脾运失健，津液不能上承，胃火炽盛，故烦渴多饮，饮不解渴，消谷善饥。阳明热盛，耗伤津血，脾失健运，无以充养肌肉，故形体精瘦。肾气不足，无以约束小便，故尿频量多。肾失固摄，水谷稍微下注，故小便浑浊如膏脂，有甜味。肾阴亏虚，肝失涵养，肝肾精血不能上承于目，则可并发雀目、白内障。燥热内结，营阴补灼，络脉瘀阻，蕴毒成脓，发为疮疖、痈疽。舌红，脉细数均为阴虚内热之象。

辨证：阴虚内热，脾胃失调。

立法：滋阴清热，调理脾胃。

方药：

北沙参30克　麦　冬15克　玄　参10克　五味子10克

生石膏30克　炒知母10克　炒黄柏10克　生　地10克

杭白芍30克　生甘草10克　黄　精10克　丹　皮10克

花　粉10克

方解：沙参、五味子、麦冬、黄精益气生津，调理脾胃。生石膏、花粉二味甘寒之品，花粉重在生津清热，生石膏重在清阳明之热，二者合用，清内热效力尤著而不伤津；白芍、甘草补脾阴，和胃阳，酸甘化阴又可补肾；生地、丹皮、玄参滋养肾阴，清热凉血；知母擅清胃热；黄柏擅清下焦之热，盐炒后且可导热下行。

加减化裁：

口渴明显。潮红盗汗、失眠遗精者加石斛、乌梅、诃子肉等滋阴收涩。

尿多浑浊如膏脂者，加益智仁、桑螵蛸、五倍子等益肾缩泉。

气阴两虚，少力乏力者，加生芪、党参等益气之品。

消谷善饥明显者，酌加黄连、栀子、牛膝以清理泻火，引热下行。

大便燥结者，酌加瓜蒌、麻仁、大黄润肠通腑泻下。

白内障、雀盲者，加菊花、枸杞子、当归、晚蚕砂、山萸肉补肝肾精血以明目。

疮疡、痈疽者，加公英、地丁、金银花、连翘等清热解毒。

2. 实证

主症：身体肥胖，"三多"症状均较轻微，倦怠乏力，胸憋气短，胁腹胀满。

舌苔白腻，舌质偏暗，脉沉滑。

兼症：饮一溲二，小便浑浊如膏，肢体麻木，腰膝酸软，阳事不举，面色黧黑。

证候分析：脾胃受损后津液代谢失调，水谷不能化生精微、营养全身，而倦怠乏力。水湿不运，聚而生痰，痰阻血络，气机阻滞，使气血运行不畅，故胸憋气短、胁腹胀满、肢体麻木，甚则疼痛，体胖为痰湿之虚胖。肾气虚弱，固摄无权，而小便频数，下元虚惫，约束无权，而致饮一溲二。精液下泄，无以熏肤充身，故面色黧黑不荣。肾虚故腰膝酸软，命门火衰，而阳事不举。苔白腻，脉沉滑为痰湿之象。

辨证：痰湿内蕴；气滞血瘀。

立法：化痰利湿，益气活血，调理脾肾。

方药：

郁金10克　白矾 3克　泽泻10克　生石膏30克

花粉10克　白芍30克　当归10克　生甘草10克

天冬10克　丹参15克　生地10克

方解：郁金、白矾、泽泻理气利湿化痰。生石膏、花粉清胃热除烦。生津止渴。白芍、生甘草补脾胃，酸甘化阴。白芍、当归、生地、天冬补肝肾阴，伍以丹参养血活血，凉血清热。

加减化裁：

腰酸畏冷者，酌加菟丝子、仙茅、淫羊藿、鹿角霜等温补肾阳。

气虚明显者，加生芪、党参、白术等健脾益气。

肢麻疼痛者，加泽兰、鸡血藤、红花、山楂等活血化瘀通络。

饮一溲二者，加金樱子、覆盆子、桑螵蛸等补肾固精。

湿偏盛，苔白腻者，加藿香、佩兰、生苡米、白蔻等芳化健脾利湿。

湿热重，苔黄腻者，加黄连、黄芩、白茅根、黄柏等清热利湿。

血脂偏高者，伴有脂肪肝，加青黛、山楂、泽泻、草决明等化痰降脂。

虚阳浮越，烦渴加重，呼吸深快，恶心呕吐，脉细数无力，治宜育阴潜阳，在虚证方上酌加生赭石、生牡蛎、龟板等急服；阴欲竭、阳欲亡者四肢厥冷，昏迷不清，脉微欲绝，治宜益气敛阴，回阳救逆，以生脉散合参附汤化裁。虚阳浮越、阴阳欲绝者，当中西结合，积极救治。

三、验案精选（5例）

案1　李某某，男，70岁，初诊日期：1991年5月12日。

主诉：多饮、多食、多尿2年，加重月余。

现病史：患者 1989 年 4 月开始，自感较平日口渴，饮水增多，体重下降，疲乏无力，于 1989 年 5 月到医院检查，空腹血糖 17.21 毫摩尔/升，尿糖（＋＋＋＋），诊为糖尿病，在某院住院治疗。住院期间按糖尿病饮食控制，给予胰岛素治疗。4 个月后病情稳定，停用胰岛素，代之口服降血糖药，血糖波动于 8.32～10 毫摩尔/升，尿糖（＋～＋＋）。1 个月前因感冒发烧后，口渴明显，多食易饥，尿量增多，身体乏力。1991 年 5 月 12 日来北京中医医院请关老治疗。

现症：烦渴多饮，多食易饥，尿量增多，无明显消瘦，倦怠乏力。化验检查：血糖 16 毫摩尔/升，尿糖（＋＋＋＋），酮体（－）。

舌象：舌少苔，舌质偏红。

脉象：沉细稍数。

既往史：既往体健。

西医诊断：糖尿病。

中医诊断：消渴。

中医辨证：阴虚内热，脾胃失调。

立法：滋阴清热，调理脾胃。

方药：

　　　北沙参 30 克　麦　冬 10 克　玄　参 10 克　五味子 10 克

　　　生石膏 30 克　生　地 10 克　炒知母 10 克　炒黄柏 10 克

　　　黄　精 10 克　乌　梅 30 克　生甘草 10 克　杭白芍 30 克

　　　丹　皮 10 克　地骨皮 10 克

治疗经过：服上方 1 个月后，口渴症状减轻，体力增加。上方去炒知柏，加茯苓、白术各 10 克继服 1 个月后，复查血糖 7.5 毫摩尔/升，尿糖阴性，三多症状明显减轻，体力恢复，病情稳定，多次复查血糖维持在 5.94～7.22 毫摩尔/升之间。

案 2 何某某，男，69 岁，初诊日期：1990 年 1 月 7 日。

主诉：口渴多尿，右脚破溃半年。

现病史：有糖尿病史 8 年，一直口服降糖药，病情时有反复，血糖波动在 7.22～11.1 毫摩尔/升之间，尿糖（＋～＋＋），2 年前患脉管炎，近半年右脚破溃不愈，局部红肿，口渴多尿加重。

现症：口干欲饮，纳食一般，尿频尿多，下肢浮肿，腰酸腿软，乏力，大便不成形，右足背部红肿，溃疡。化验检查：血糖 14.6 毫摩尔/升，尿糖（＋＋＋）。

舌象：舌苔白，质正常。

脉象：脉沉滑。

既往史：体健。

西医诊断：糖尿病。

中医诊断：消渴。

中医辨证：毒热内蕴，经络阻滞，气阴两伤。

治法：清热解毒，活血通络，益气养阴。

方药：

败酱草15克　公　英10克　地　丁10克　赤　芍15克

生石膏30克　丹　皮10克　花　粉10克　白　芍30克

生甘草10克　桂　枝10克　红　花10克

生黄芪15克　生苡米10克

治疗经过：服上药20剂后，局部红肿，溃疡明显好转。因患者夜尿频，腰痛，去公英、地丁、赤芍，加牛膝10克、川断10克。继服1个月后，溃疡基本痊愈，腰痛，腿肿均减轻，口干尿频几除。去清热解毒的败酱草及桂枝、红花，加北沙参30克、麦冬10克、玄参10克益气养阴。服药半年，病情稳定，停服口服降糖药，血糖稳定在7.2毫摩尔/升，尿糖在（－～＋）之间。

案3　徐某某，女，58岁，初诊日期：1990年10月14日。

主诉：口干、乏力4个月余。

现病史：4个月前因感乏力、口干思饮，到某医院查血糖10.32毫摩尔/升，尿糖（＋＋＋），酮体阴性，控制饮食月余，无明显效果。加服降糖药治疗3个月，血糖降至8.32毫摩尔/升，尿糖（＋＋），胆固醇7.28毫摩尔/升，要求服中药，请关老治疗。

现症：身体肥胖，口干欲饮，肢体沉重，纳食正常，肝区胀痛，胃脘满闷，失眠多梦，二便自调。

舌象：苔白腻，质正常。

脉象：沉滑。

既往史：有慢性肝炎病史5年，HBsAg阴性，近半年肝功能正常。

西医诊断：糖尿病。

中医诊断：消渴。

中医辨证：肝郁脾虚，痰湿内蕴。

立法：疏肝健脾，化痰利湿。

方药：

北沙参30克　麦　冬10克　白　芍20克　炒知母10克

炒黄柏10克　佩　兰10克　生甘草10克　醋柴胡10克

郁　金10克　车前草10克　白　矾　3克　远　志10克

草决明 15 克

治疗经过：服上药 20 剂后，诸症均有减轻，自觉良好，停服西药，继续服用上药，2 个月后复查血糖 5.33 毫摩尔/升，尿糖（－），胆固醇 5.98 毫摩尔/升，肝功能正常。上方去远志，加生芪 15 克继服 1 个月后停药，病情稳定，临床痊愈。

[按语]　以上 3 例病案均为消渴，病案 1 为阴虚内热，脾胃失调，按虚证基本方治疗，病情稳定。病案 2 为糖尿病合并感染，既有气阴两伤，脾胃失调证，又有毒热内蕴，血脉不通，为一虚实并见之证。因右足部感染为一急症，急则治其标，故先以败酱草、公英、地丁清热解毒，赤芍、丹皮凉血活血，桂枝、红花活血通脉，经过 2 个月治疗，溃疡痊愈。逐渐减去败酱草、公英、桂枝、红花等清热解毒，活血通脉之品，加入北沙参、麦冬、玄参等益气养阴，调理脾胃，以治其本，守方治疗半年，病情稳定。病案 3 系身体肥胖者，血脂偏高，伴胸闷气短，两胁胀痛，苔白腻，为肝郁气滞，痰湿内蕴，故用醋柴胡，郁金疏肝理气活血。佩兰、车前草、白矾、远志利湿化痰。知母、黄柏清热湿热，沙参、麦冬伍以白芍、甘草滋阴补肾，调脾和胃，先天后天互济。草决明伍以郁金、白矾可降低血脂。经治 3 个月，而临床痊愈。

案 4　刘某某，男，54 岁，初诊日期：1983 年 8 月 24 日。

主诉：烦渴多饮、多尿、疲倦无力已 1 年余。

现病史：患者自 1982 年 3 月开始，自我感觉较平日口渴，饮水增多，排尿频数，尿量增多，体重下降，疲倦无力。于 1982 年 4 月 17 日住某院。经检查：空腹血糖 8.1 毫摩尔/升，尿糖（＋＋＋），诊为"糖尿病"。住院中，给予胰岛素治疗，控制饮食，并服用多种维生素、肝泰乐，注射胎盘组织液，维生素 B_{12} 等，病情稳定好转后停用胰岛素，改为口服降糖药，住院 1 年多，于 1983 年 8 月 6 日出院，出院时空腹血糖 13.32 毫摩尔/升，尿糖（＋＋）。于 1983 年 8 月 24 日来北京中医医院请关老就诊。

现症：口干思饮，尿量较多，容易疲劳，饮食尚需控制，腰腿酸软，大便如常。

舌象：舌红少苔。

脉象：弦滑细。

既往史：体健。

西医诊断：糖尿病。

中医诊断：消渴。

中医辨证：肾虚阴亏，肺胃蕴热，津液灼耗，发为消渴。

治法：补肾育阴，清胃生津。

方药：

生黄芪15克　北沙参15克　五味子10克　白　芍30克

生甘草10克　生　地15克　熟　地15克　当　归10克

淫羊藿15克　乌　梅10克　葛　根10克　玉　竹10克

花　粉10克　石　斛30克　麦　冬10克

治疗经过：以上方为主，偶有加减（口渴重时加生石膏30克至60克）连续服用130余剂，并停用西医口服降糖药。至1984年4月，空腹血糖稳定在5.55~6.66毫摩尔/升，尿糖阴性，临床症状好转，随访至1984年底，自觉一直良好，已无明显不适，空腹血糖6.1毫摩尔/升，尿糖（－），能坚持日常工作。

案5　汪某某，男，59岁，初诊日期：1992年11月25日。

主诉：多饮、多尿、乏力已6年余。

现病史：患者平素多食体胖，于1986年经检查发现糖尿病，确诊后控制饮食，由每餐5两减至2两，于1992年8月在阴囊处生一疖肿，发冷发热，疖肿破溃后日久不愈合，后住某院治疗1个月，疮口愈合出院。出院后上症未减，经服降糖药未效，于1992年11月25日请关老诊治。

现症：烦渴多饮，小便频数，倦怠乏力，心悸自汗，头晕腰酸，身体肥胖，大便不实。

化验检查：空腹血糖7.5毫摩尔/升，尿糖（＋＋）。肝功能：谷丙转氨酶正常，麝香草酚浊度试验12单位，蛋白电泳：A 41.5、α_1 6.2%、α_2 10.4%，β 14.5%、γ 27.8%。

舌象：苔薄白，质正常。

脉象：沉弦滑。

既往史：素有饮酒嗜好，4年前患有肝炎，至今未愈。

西医诊断：糖尿病，慢性肝炎。

中医诊断：消渴。

中医辨证：肝肾阴虚，心脾不足。

治法：补肝肾，益心脾，气血双补。

方药：

生　芪15克　北沙参15克　五味子10克　生　地10克

熟　地10克　女贞子15克　生甘草10克　白　芍30克

丹　参10克　川　断10克　乌　梅6克　葛　根10克

木　瓜10克　焦白术10克　补骨脂10克

另：中午服乌鸡白凤丸1丸。

治疗经过：以上方为主加减用药，因腰酸尿多，曾加用菟丝子15克、芡实

10 克、淫羊藿 10 克、鹿角霜 3 克研末（冲服），生黄芪增至 30 克。调治半年，至 1993 年 5 月，多饮多尿、腰无力、心悸自汗等诸症均见好转，空腹血糖维持在 5.55～6.1 毫摩尔/升之间，尿糖（－），麝香草酚浊度试验 6 单位。

[按语]　病案 4 患病已 1 年余，虽经积极治疗，未能控制，三多症状仍较明显，神疲乏力不能工作，渴而多饮，两脉弦滑，此乃肺胃有热；舌红少苔为阴虚内热之候，脉细也主阴精不足。气阴两伤，故见神疲乏力，治以补肾育阴，清胃生津。方以生芪补气，白芍养阴，气阴两顾，取甘草之甘合白芍、乌梅之酸，酸甘化阴，则补阴之力益足。乌梅生津敛阴，葛根解热生津、且能开发胃中之阳气，二者一升一降，一散一敛，可使津液输布而不散，邪热清而阳气发。再以淫羊藿补肾壮阳，使生芪得肾气之助而补气之力更著。气充阴足，布于上则口渴止，周于下则尿量减，补肾益气，生津敛阴而达阴平阳秘。加以石斛、沙参、玉竹、花粉、麦冬、二地、生石膏等清热阴之品而后取效。

病案 5 除糖尿病外，兼有肝功能损害，根据证候辨证为肝肾阴虚，心脾不足，治以补肝肾，益心脾，气阴双补。方中除生芪、白芍、甘草、乌梅、葛根、淫羊藿外，二地、川断、女贞子、北沙参、乌鸡白凤丸等滋补肝肾之品以补肝肾之阴。由于患者兼有心悸、自汗、腰酸、尿频、大便不实等心脾不足、心肾不交之候，故佐以五味子、菟丝子、焦白术、补骨脂、芡实等补益心脾温肾之品，温肾如补骨脂、淫羊藿、鹿角霜之属，寓有温阳化水，阳生阴长之意。治疗半年，症状几除，血糖、尿糖及肝功能检查均恢复正常。

第十六节　重度煤气中毒后遗症

一、古代文献论述

一氧化碳中毒，俗称"煤气中毒"，多因在冬季用煤取暖不慎而发生。在临床上由于中毒的程度不同，预后差别亦殊，轻者经及时救治可无明显后遗症；重者可突然出现昏不知人、口唇苍白或青紫、舌强语蹇、肢麻震颤、肢体瘫痪等症，预后凶险。

在中医学中，没有关于煤气中毒的专门论述，类似于"中风"、"厥证"的范畴。明代王肯堂在《证治准绳》中曰："中恶之证，因冒犯不正之气，忽然手足厥冷、肌肤粟起、头面青黑、精神不守，或错言妄语，或牙紧口噤，或头旋晕倒昏不知人……可用苏合香丸灌之。"该文叙述，与本病很相近似。重型煤气中毒有的虽经抢救脱险，仍出现神智不清，语言不利，二便失禁，行动迟缓等后遗症。而对这些后遗症的治疗，有的虽经高压氧仓治疗，仍未见效，西医尚缺乏特效药物与治疗方法，中医如何有效治疗，临床报道也甚少，对重度煤气中毒后遗症的治疗，至今仍是棘手的问题。

二、关老对此病的独特认识

（一）辨证施治要点

关老在临床实践中，对重度煤气中毒后遗症的治疗，积累了丰富的经验，有独到的见解，并取得了良好的效果。关老认为：

（1）本病的病因是感受邪毒之气，由口鼻而入，直中心包，蒙蔽清窍，而致神昏失语。

（2）病机为邪毒之气凝滞血脉，蕴热灼津生痰，痰血交结，脏腑失调，酿成顽疾，终致病缠绵不解。

（3）早期应以祛邪为主，扶正为辅；患者清醒后当以扶正为主，祛邪为辅。

（4）治疗大法当以芳化解毒祛邪，益肾清心健脑，活血化痰为要点。

（二）辨证施治

主症：神识不清、舌强语塞、肢麻震颤、行走不利、二便失禁，目光呆滞。

病证分析：邪毒之气蒙蔽心包，故神识不清，目光呆滞或语无伦次。痰血互结，阻滞经络，而见肢麻震颤，舌强语塞。痰血夹毒邪，致脏腑失调，肾司二阴，肾气虚衰而大小便失禁。

处方：

当归　生地　白芍　川芎　藿　香　钩藤　旋覆花　生赭石

天麻　菖蒲　远志

方解：当归、生地、白芍、川芎养血活血。藿香芳化解毒祛邪。天麻、钩藤、旋覆花、生赭石平肝通络化痰。菖蒲、远志交通心肾，兼以化痰开窍。

加减化裁：

痰盛者，可加地龙以化痰通络，并服十香返生丹，且可清心。

神识不清者，可服安宫牛黄丸以清心。

夜寐不安者，可加首乌藤、珍珠母等以养血、重镇安神。

益肾药可选生地、黄精、川断、枸杞子等补益肾气。

肢麻震颤明显者，可用僵蚕、全蝎、炒山甲等镇痉、通络，且可攻毒。

芳化解毒之品尚可选用薄荷、佩兰之品，活血又宜生芪之属以益气活血。

三、验案精选（3例）

案1　周某某，男，52岁，工人，邢台市人，初诊日期：1990年4月5日。

主诉：煤气中毒后语言不利，二便失禁3个月。

现病史：1990 年正月初一，患者煤气中毒后在当地医院进行抢救，苏醒后神志时有不清，语言不利，二便失禁，走路不稳伴有手颤，以致不能单独行走。曾在当地经中西医治疗 3 个月余无效，故来京请关老诊治。既往体健。

就诊时所见：患者由两人扶入诊室，神志不清，不能说话，由家属代诉病情，两手明显颤动。因患者不能配合检查，未能望舌苔。

舌象：弦滑。

西医诊断：煤气中毒后遗症。

中医辨证：毒邪未尽，痰瘀互阻，心神失养。

治法：芳化祛邪，活血化痰、养阴益肾、清心健脑。

方药：

> 薄　荷 10 克　生赭石 10 克　钩　藤 10 克　天　麻 10 克
> 旋覆花 10 克　野菊花 10 克　生　地 10 克　白　芍 20 克
> 当　归 10 克　石菖蒲 10 克　川　芎 10 克　藕　节 10 克
> 丹　皮 10 克

另：睡前服十香返生丹 1 丸。

服药 7 剂后，患者能自己行走一段路，停用十香返生丹。服用 14 剂药后能简单回答一些问题。神志清楚，在上方基础上略有加减，服药 35 剂后，自己能独立行走，正确回答问题，手颤明显减轻，二便已能控制，患者及家属不胜喜悦。关老在上方中加生芪 50 克，嘱带药回家继服 1~2 个月，以巩固疗效。

案 2　褚某某，男，67 岁，北京电子管厂退休工人，初诊日期：1990 年 3 月 21 日。

代诉：煤气中毒后神志不清 30 天。

现病史：患者素体健，1990 年 2 月 9 日因煤气中毒后经常神志不清，在某某医院经高压氧仓治疗 30 天无明显效果，故请关老诊治。

就诊时所见：患者由人搀扶就诊，目光呆滞，反应迟钝，语无伦次，所答非所问，手足抖动，走路不稳，纳少，口干思饮，大便不畅 4~5 天一次。

舌象：舌苔薄白。

脉象：弦滑。

西医诊断：煤气中毒后遗症。

中医辨证：毒邪未尽，痰瘀互结，以致心神失养。

立法：芳化祛邪，活血化痰，益肾养阴，清心健脑。

方药：

> 首乌藤 30 克　天　麻 10 克　钩　藤 10 克　旋覆花 10 克
> 生赭石 10 克　佩　兰 10 克　生　地 10 克　白　芍 15 克

当 归 10 克   川 芎 10 克   地 龙 10 克

另：每晚服牛黄清心丸 1 丸。

上药加减治疗，服药 52 剂，患者神志转清，走路已平稳，语言流利，能正常回答问题，已能自己前来就诊，不需家属陪同。但有时急躁，睡眠少，上方加珍珠母 30 克，以平肝安神，继服 14 剂，以巩固治疗。

案3　赵某某，男，56 岁，邢台市工人，初诊日期：1992 年 2 月 28 日。

代诉：煤气中毒后神志不清，二便失禁已 4 个月。

现病史：1991 年 11 月初，患者因煤气中毒后神志不清，不能行走，二便失禁，在当地治疗 4 个月无效。因行动困难不能来京就诊，而托人代诉病情，请关老拟方治疗。

方药：

      首乌藤 30 克   菖 蒲 10 克   藿 香 10 克   佩 兰 10 克

      珍珠母 30 克   钩 藤 10 克   生 地 10 克   当 归 10 克

      生赭石 10 克   白 芍 15 克   川 芎 10 克   香 附 10 克

      全 蝎 3 克   远 志 10 克   木 瓜 10 克

服上药 42 剂后，患者神志已清，行走、对答自如，二便能自理，纳可、眠安。1992 年 4 月，患者特地来京表示感谢，并要求继续服药。患者自觉一切正常，舌苔薄白、脉沉滑，关老在上方中加北沙参 30 克、黄精 10 克、僵蚕 3 克，继服 30 剂，以巩固疗效。

[按语]　　煤气中毒病因为邪毒之气，上述 3 例煤气中毒后遗症的治疗，关老采用芳化解毒以祛邪。方中藿香、佩兰芳香化浊解表，薄荷疏肝透表，且均有解毒祛邪之功。

邪毒凝滞血脉，蕴热灼津生痰，痰血交结瘀阻经络，脏腑失调，肾失其司，故见走路不稳，手足颤动，二便失禁。养血活血之品关老选用四物汤，而且可以滋阴；益肾药选用沙参、生地、黄精等；化痰药选用生赭石、旋覆花、天麻、远志、地龙；又以木瓜、钩藤、全蝎通络，全蝎伍以僵蚕可以镇痉攻毒。

邪毒之气由口鼻而入，直中心包，蒙蔽清窍，而神志不清，语无伦次，或语言不利，选用牛黄清心丸，十香返生丹以清心化痰，菖蒲伍以远志交通心肾，化痰开窍。首乌藤、珍珠母以养血镇心安神。

关老采用养血以养心安神，滋阴以补肝肾，养血益肾即可健脑。综观全药，平淡无奇，而诸药合用，共奏芳化解毒、活血化痰、养阴益肾、清心健脑之功，而煤气中毒后遗症之顽疾可得痊愈，其妙寓于其中。

第十七节 脊髓脱鞘病

脊髓脱鞘病，又叫多发性硬化病，是一种中枢神经系统脱髓鞘疾病。西医学对这种疾病的病因尚不清楚，此病可能是由于早年感染后引起的一种慢性自体免疫性疾病，或者是对存在于中枢神经系统内的病毒原一种持续免疫反映。中医学中没有对本病的记述，根据中医理论，它似可归属于"中风"的范畴，而虽类似中风，又不同于中风。

本病以意识障碍与运动障碍为主要特征，如语言不利、吞咽困难、复视，眼球活动灵，行动困难，上肢或下肢不利等。意识障碍与中风相似，而并不昏迷；运动障碍与中风相似，而并非偏瘫。属于怪病范围。

一、关老对此病的独特认识

（一）病因病机

关老认为，本病的发生，是由于心肾不足，气血双亏，外受风邪所致。其病理变化与"气"、"血"、"痰"、"风"息息相关。由于正气不足，外受风邪不得外解，化躁灼津生痰，痰阻气机，气滞血瘀，痰瘀交阻，气血不畅，无以充养四肢百骸，经络筋脉，而出现一系列运动性障碍。风夹痰阻痹清窍，或血（阴）虚肝阳上亢，而出现各种意识障碍。"血为百病之胎"、"怪病责之于痰"，在整体辨证的基础上，关老从"痰瘀"论治。

（二）治疗要点

1. 益气养血 关老多用四物汤如丹参、泽兰之属以养血活血，此为治风先治血，血行风自灭。以生芪补气而帅血行，气顺而痰消，血活而痰祛。

2. 熄风化痰 选用天麻、僵蚕、全蝎、杏仁、木瓜、秦艽、豨莶草之属熄风化痰通络。

3. 养心补肾 心主神明，肾主骨生髓，以上用四物汤之属而养心血；以仙茅、淫羊藿、女贞子、肉苁蓉之属温肾健脑。

4. 扶正祛邪兼施 从痰瘀论治。

二、验案精选（2例）

案1 王某某，男，29岁，初诊日期：1967年7月29日。

主诉：头晕头痛，说话不清，视物发花，下肢运动障碍已有20余天。

现病史：患者于1967年7月9日下午开始自觉眩晕，后头部疼痛，两下肢发软，走路有时向右偏斜，两眼视物不灵活，看东西有双影，1周后不能走路。

经医院神经科检查诊为"脑干脱髓鞘疾患"。曾服泼尼松，维生素类药物效果不显，于同年7月29日来院就诊。当时症见：头晕，头胀，耳鸣，脸面及右手发麻，震颤，目睛转动不灵活，左眼不能外展，外眼内收也弱，舌麻语蹇，进食不顺利，右腿不能站立，行动困难，二便尚可。病前无发热及予防注射史，素无烟酒嗜好。

检查：膝腿反射亢进，右大于左，右侧划跖试验阳性。

舌象：舌苔白。

脉象：沉细滑。

西医诊断：脑干脱髓鞘病。

中医辨证：阴虚阳亢，风痰阻络。

治法：祛风化痰通络，养血平肝。

方药：

生　芪15克	僵　蚕4.5克	全　蝎 3克	勾　藤 30克
玄　参12克	知　柏各10克	桔　梗7.5克	蜈　蚣 4条
滁菊花10克	生　地 15克	川　芎 5克	二　芍各12克
当　归12克	丹　参 15克	刺蒺藜 10克	

另：蛇胆陈皮1瓶，日2次，每次半瓶。

治疗经过：11月16日，服前方40剂，上述症状均见减轻，头已不晕，行走已不歪斜，尚感无力，有时头胀，左侧头痛，复视仍在，右手麻木，脉沉细，舌苔白。服前药症见改善，但气血未充，络脉仍不知，拟以充养气血，疏通络脉，上方去桔梗，改生芪为30克，加首乌藤30克，木瓜12克，继服。

12月18日，头已不晕，视物清楚已无复视现象，言语清晰，走路不感困难，但手及口唇仍发麻，舌苔薄白，脉沉滑。上方首乌藤改为15克，继服。

2月21日，麻木感已减轻，精神步履已如常，惟有时头部微胀，食睡二便均正常，舌净脉和，患者已恢复工作2个月余，未诉其他不适，拟以丸药调养，方药如下：

生　芪60克	首　乌30克	旋覆花30克	生赭石30克
僵　蚕15克	全　蝎10克	蜈　蚣10条	钩　藤30克
生　地60克	赤白芍各30克	当　归60克	川　芎30克
滁菊花30克	生石决30克	蒺　藜30克	菟丝子30克
女贞子30克	仙　茅30克	琥　珀 3克	淫羊藿30克

上药共研细末，蜜丸朱衣，每丸重10克，日服2次，早晚各1丸，以巩固疗效。

[按语]　本例患者既有锥体束损害（行动困难，腱反射亢进、病理反射），

又有周围性颅神经麻痹（眼球活动失灵、复视、语言不利、吞咽困难）。关老分析患者发病时突然自觉眩晕，头痛，此乃感受风邪所致，由于正气不足，阴血不充，风邪入里，一时不得外解，化燥灼津为痰，风痰阻于经络，乃致肢体麻木，运动障碍。肝主筋，阴血不足，筋失濡养，故见肢颤；语塞；肝阳上亢，风痰上扰，而致头胀、头晕、耳鸣；肝血不足，不能上养于目，故见目睛转动不利，两目视物模糊。所以治疗时以养血平肝，散风化痰通络为法。方中用四物汤加丹参养血活血，独取黄芪一味补气，气帅血行，气血两补，才能血脉充养。气充血足则运行通畅，再以蒺藜，菊花平肝散风，僵蚕、钩藤、全蝎、蜈蚣、蛇胆陈皮驱风镇惊化痰通络。因其风性轻扬，犯于头面部为重，故用桔梗载药上行，宣肺化痰，又用玄参、知柏养阴清肝经之火。在治疗时，开始以祛风化痰通络为主，养血平肝为辅。由于重视了祛风化痰和益气养血，气足则帅血行，血足则脉道充盈，瘀去新生，气顺则痰易化，血活则痰易消，扶正与祛邪兼施，突出了"痰瘀"论治。虽属"怪病"，而获近期疗效。

案2　刘某某，女，45岁，初诊日期：1992年6月20日。

主诉：无明显诱因突然出现言语不清，不能行走已9个月

现病史：患者于1991年3月6日无明显诱因，突然出现言语不清，四肢乏力。1~2小时后达到高峰，继而不能行走，不能言语，头痛，腹痛，呕吐，无抽搐及意识障碍，对整个发病过程均能回忆，经当地医院诊治1年无效，今年来京先后在2家医院住院诊治，经CT确诊为"脑干脱髓鞘病"，因西医治疗效果不明显，前来北京中医医院找关老医治。当时症见：语言不利，不能行走，右手瘫痪，双大腿根痛，纳可，二便调，月经正常。

舌象：舌苔薄黄。

脉象：沉细。

西医诊断：脑干脱髓鞘病。

中医辨证：肝肾不足，气血两亏，外受风邪。

治法：补益肾气，养血平肝，散风通络。

方药：

生　芪60克	钩　藤10克	天　麻10克	生石膏30克
全　蝎3克	僵　蚕5克	生　地10克	杭白芍20克
当　归10克	川　芎10克	香　附10克	豨莶草15克
木　瓜10克	生甘草6克	苍　术10克	

治疗经过：上药服用7剂后，语言较前清楚，在人搀扶下能迈步，双侧腿痛减轻，脉沉弦，苔黄。上方加橘红10克，蜈蚣5条。患者带药30剂回家。

7月28日，患者家属来京代诉：患者服药后上述症状均有减轻，上方去生

石膏、苍术，加淫羊藿 10 克、仙茅 10 克。全蝎、蜈蚣等研粉装一号胶囊，每次服 3 粒，每日服 2 次。上方加减 60 余剂，患者家属来京代诉病情取药，患者语言清利，双侧腿痛消失，能扶棍而自行走路，拟以下方巩固治疗，其善其后。

生　芪 100 克　巴戟天 10 克　肉苁蓉 10 克　当　归 10 克
天　麻 10 克　钩　藤 10 克　杭白芍 20 克　秦　艽 10 克
木　瓜 10 克　生甘草 10 克　豨莶草 30 克　红　花 10 克
仙　茅 30 克　淫羊藿 10 克　伸筋草 10 克　香　附 10 克

另：全蝎 50 克、蜈蚣 50 克研为细末，装 1 号胶囊，每次服 2 粒，每日服 2 次。

[按语]　　患者无明显诱因，突然语言不清，不能行走，此为风邪所致，风邪夹痰阻于经络，气血不畅，无以充养四肢百骸，故不能行走，右手瘫痪。两腿疼痛为肾气不足。方以四物养血活血，以生芪、香附补气、行气。以天麻、钩藤、全蝎、蜈蚣、僵蚕、木瓜、豨莶草、红花等同属此类。方以巴戟天、淫羊藿、仙茅、肉苁蓉温补肾气。取全蝎、蜈蚣研末装胶囊吞服，可以更好发挥其熄风通络之效。

全方在滋补肝肾、益气养血、散风通络的基础上，从"痰瘀"论治，7 剂药后见效，3 个月后能扶杖自行走行。

第十八节　临证"治肾"

一、古代文献论述

肾是人体生命的根源，为先天之本。肾藏元阴元阳，元阴即肾精、肾水，是物质基础；元阳即命门之火，是动力，命火推动肾精（肾水）转化为功能活动，即是肾气。肾气与人体生长、发育、生殖机能以及推动和维持周身各脏腑生理功能的关系至为密切。如《素问·上古天真论》说："女子七岁，肾气盛，齿更发长，二七而天癸至，任脉通，太冲脉盛，月事以时下，故有子……"，"丈夫八岁肾气实，发长齿更，二八肾气盛，天癸至，精气溢泻，阴阳和，故能有子，三八肾平均，筋骨劲强……，五八肾气衰，发堕齿槁……"此外，肾又主人体的水液代谢，肾主开阖以调节水量，所以说"肾主水"。肾主骨生髓通脑，其华在发，开窍于耳，通于前后二阴。

肾宜藏不宜泄，所以肾病多见虚证，如肾阴虚、肾阳虚、肾不纳气、肾气不固、肾虚水泛等。另外，与其他脏腑的并病，如肺肾阴虚、肝肾阴虚、心肾不交、脾肾阳虚等。

肾病涉及的范围非常广泛、水肿、腰痛、痿证、淋证、癃闭、虚劳等等皆与肾密不可分。其发病原因也很复杂，因人而异，但不外乎外感（六淫）、内伤（七情、饮食、劳倦）、外伤（跌仆、金刃）三类。

二、关老对"治肾"的独特认识

（一）病因病机

1. 内因为主，外因为辅　外感六淫是致病的条件，内伤七情、饮食无节、劳累纵欲致肾气虚弱是发病的根本所在。由于肾虚易致外邪乘虚而入，由于肾虚无力祛邪外出而致病情缠绵不愈。外感六淫致病是因病而虚、多为实证；内伤致病是因虚而病，多为虚证，为肾阳虚、肾阴虚、或阴阳俱虚。内因与外因两者之间，相互联系，相互影响，故临床上多见本虚标实的复杂情况。

2. 脾肾互济、密切关联　脾为后天之本，肾为先天之本，嗜食辛热肥甘，则蕴湿生热，下注膀胱而气化不利，致使肾之开阖失司。饮食无度损伤脾胃，气血化源不足，导致肾失滋养；房室不节、禀赋不足、久病肾亏、老年体衰等肾亏体弱，亦可使脾失肾阳温煦，导致脾胃运化失健、气血精微化源不足。先天与后天互相滋养，互相影响，肾病及脾，脾病及肾，病位虽然在肾，然与脾密切关联。故肾与脾是病机演变的主要环节，由肾及脾而出现阴阳、气血、寒热、虚实的一系列病理变化。

（二）辨证施治要点

1. 肾为先天之本，虚证内因寻　肾为先天之本，主藏精（元阴）及命门火（元阳），以虚证为多见，诸如肾阴虚、肾阳虚，以及由于肾虚引起的功能障碍，如肾不纳气、肾气不固、肾虚水泛、阴虚阳亢等，都是因为肾不摄藏过于遗泄所致。其他如肾之热，系阴虚生内热，肾之寒，系阳虚生外寒。由于肾阴肾阳来源于先天，补充于后天五脏六腑之精气，因此，先天禀赋不足，后天内伤七情、劳倦（房劳与过力）过度等为其主要致病因素。故在临床辨治中应当多从内因寻求，而加以矫治，也就是以扶正为主，补虚以治本。

关老治肾方面常用药物可参见慢性病毒性肝炎辨证施治篇中治肝方面、治肾方面的药物。

2. 肾与膀胱联，虚实寒热辨　肾与膀胱相表里，肾司开阖主水液代谢的平衡，膀胱主小便的蓄存与排泄，肾气充足则膀胱气化功能正常，共同完成水液的代谢。如果肾阳不足或肾气不固，则膀胱气化不利。膀胱虚寒而出现小便失禁或癃闭。若湿热蕴结膀胱，则出现尿频、尿急、尿痛、尿浑浊或尿血。在临证辨治时应当辨别正虚（肾虚）与邪实（湿热）的程度，要辨别清楚虚实寒热的属性，否则湿热未清纯补反而有害，正虚不固单纯泄利更能伤正。

关老常用清利湿热方面的常用药物，可参见慢性肝炎辨证施治篇中清热利湿解毒法中有关药物。

3. 补肾脾当健，后天济先天　肾为先天之本，脾为后天之本，脾的运化功能有赖于命门火的温煦蒸化，命门之火又有赖于后天之精气的滋养。因此，两者相互滋助，相互依存。故在肾虚当补之际，关老往往采用脾肾双补而又以补肾为主的法则，脾运得健，气血精液充盛，则可济养于先天，这样先天后天才能相互滋助而并茂，否则单纯补肾而易于呆滞，事倍而功半，或虚不受补徒劳无益，若脾肾兼顾则可事半功倍。

关老常用健脾方面的药物，可参见慢性病毒性肝炎辨证施治篇中治脾方面的药物。

4. 补肾与填精，整体气血充　肾为藏精之舍，精是构成人体和维持生命活动的物质基础，构成人体精叫做"生殖之精"；维持生命之精，叫做"水谷之精"。人体生命的维持，必须依赖后天水谷之精来滋养。五脏六腑的精气充盈，则归藏于肾，而五脏六腑的功能全赖气的推动和血的营养。所以，气血充沛是脏腑功能的体现，气血充沛，脏腑功能旺盛，才能藏精于肾。在人体整个生命过程中，肾精不断地被消耗，也不断地得到水谷之精的滋养与补充，水谷之精也是化生气血的来源。所以关老在补肾填精时，特别强调对于气血的调整，气血充沛则肾精得填，肾气得固。关老重视气血辨证，在导论篇中力倡十纲辨证施治已做了论述，在临床治肾中也得到了充分体现。

（三）辨证施治

1. 肾阴虚

主症：腰脊酸痛、耳鸣耳聋、头目眩晕、咽干盗汗、下肢无力、梦遗滑精、尿黄频数。

兼症：咳嗽气短、心烦失眠、急躁易怒、视物模糊、月经量少或愆期。

舌象：舌质红。

脉象：细数。

证候分析：肾阴不足则腰脊酸痛，下肢无力。阴虚生内热故咽干，阴虚阳亢逼迫津液外出而盗汗。阴虚肝旺则头目眩晕。虚火妄动则耳鸣耳聋、梦遗滑精、尿黄频数。肺阴不足则咳嗽气短。阴血亏虚不能养心则心悸健忘，虚火亢盛则心烦失眠。水不涵木而视物模糊、急躁易怒。肝血亏虚则月经量少或愆期。舌红、脉细数为阴虚内热之象。

方药：

北沙参　五味子　麦冬　当归　枸杞子　白芍　生地
川断　覆盆子　菊花　泽泻　牛膝

方解：此方宗生脉饮合一贯煎化裁。生地、川断、枸杞子、牛膝补肝肾阴；沙参、麦冬养肝胃阴；当归、白芍养血和血；菊花清肝热，泽泻泄相火；覆盆子固肾涩精缩尿。

加减化裁：

伴有咳嗽者加杏仁、川贝、瓜蒌等清热化痰。

失烦失眠者去牛膝，加炒枣仁、首乌藤、远志养血安神。

视物模糊者加石斛、谷精草、白蒺藜养阴清肝明目。

急躁易怒者酌加生赭石、旋覆花、香附、郁金、川楝子等平肝理气。

经行量少者加泽兰、益母草、丹参、阿胶养血通经。

膀胱蕴有湿热，尿少赤痛者加萹蓄、萆薢、瞿麦、六一散利水通淋。

肾与膀胱结石者酌加茵陈、海金沙、金钱草、内金、生瓦楞以清热利湿排石、生瓦楞有缓解平滑肌痉挛的作用，以利结石排出。

2. 肾气不固

主症：小便频数，甚至尿崩不止、夜尿频数、遗精早泄、腰膝酸软无力。

舌象：舌苔白。

脉象：沉细。

证候分析：肾司开阖，肾气亏虚而膀胱失固，当阖不阖，故尿频数不尽。夜间阴盛阳衰，阳气不固而夜尿多。肾气虚而腰膝酸软无力。舌白、脉沉细为肾气虚之候。

方药：

生 地 山 药 山 萸 肉 寄 生 川 断 芡 实 诃 子 肉
当 归 白 芍 生 芪 菟 丝 子 香 附

方解：生地、山药、山萸肉、寄生、菟丝子、川断补益肾气。当归、白芍、生芪气血双补，香附为血中气药，在养血中行气、而防补过呆滞。

加减化裁：

遗精早泄明显者加金樱子、石榴皮、五味子、乌梅以固精收涩。

尿频尿崩者加鹿角霜、胡桃、淫羊藿等以温肾壮阳，固肾缩尿。

腰酸腿软明显者加杜仲、牛膝、狗脊以补肾强腰。

纳呆气短者重用黄芪，加党参、白术、山药以健脾益气。

3. 肾阳虚

主症：腰酸腿软，畏寒肢冷、阳痿、尿少浮肿。

兼症：周身浮肿、心悸气喘、食少便溏、痰多稀薄；女子不孕。

舌象：舌苔白。

脉象：沉细弱。

证候分析：肾阳虚弱故腰酸腿软，畏寒肢冷、阳事不举，女子不孕。肾阳不足，气化不利，当开不开故尿少浮肿。肾阳虚不能温运脾阳，则食少便溏，脾肾阳虚，水液排泄障碍可出现全身浮肿。水气上泛凌心，心阳不振则心悸气短，水邪上逆犯肺为痰则痰多稀薄。舌白、脉沉细弱为肾阳虚之象。

方药：

熟 地 山 药 山萸肉 附 子 肉 桂 党 参 白 术
当 归 白 芍 肉苁蓉

方解：熟地、山药、山萸肉滋补肾阴。当归、白芍养血和血。附子、肉桂温肾壮阳。以上在滋阴的基础上补阳，寓有阴生阳长，阴中求阳之意。党参、白术健脾益气，而达后天先天互济。

加减化裁：

男子阳事不举、女子不孕者酌加仙茅、淫羊藿、阳起石、巴戟天、菟蔚子、鹿茸等以壮肾阳。

大便溏泻者加吴茱萸、补骨脂、肉蔻、诃子肉以温补脾肾，固肠止泻。

素体阳虚者可服全鹿丸、参茸卫生丸壮肾温阳。

下肢肿显者加茯苓、生姜，仿肾着汤之意，以温阳利水。

全身高度浮肿者，加麻黄、生姜、生石膏宣通肺气以化水湿；加白术、茯苓、山药运中利水；加冬瓜皮、防己、车前子从下焦而利水。

阴阳两虚、气滞血瘀、肢体麻痛、肌力减退者加桂枝、川芎、红花、丹参等温通活血。

三、验案精选（15 例）

案 1 张某某，女，22 岁，初诊日期：1982 年 12 月 1 日。

主诉：夜间遗尿已 15 年。

现病史：患者自 7 岁开始，经常夜间遗尿，遇冷加重，久治未愈。近 1 年来遗尿较为频繁，自夏天起，每隔 2～3 天或 5～6 天发病一次，入冬以来，每隔 1～2 天发作一次，均于熟睡中遗尿。平日腰膝酸软，小便清长，饮食、睡眠、大便、月经尚属正常。面色㿠白，体弱神倦。

舌象：舌光无苔。

脉象：沉细无力。

西医诊断：遗尿症。

中医辨证：先天不足，肾虚不固，气血两虚。

治法：温阳固肾，补气养血。

方药：

淡附片 10 克　鹿 角 霜 15 克　　生　芪 15 克　熟　地 12 克

白　芍 15 克　当　　归 10 克　　五味子 10 克　芡　实 15 克

乌　梅 10 克　生龙牡各 10 克　　首　乌 12 克　胡桃三枚（打）

石榴皮 10 克

治疗经过：12 月 12 日服上方后近 7 天来夜间未遗尿。上方去乌梅、生龙牡，加女贞子 12 克、诃子肉 10 克继服。12 月 26 日，前方共服 20 余剂，精神体力均见好转，遗尿一直未犯，为巩固疗效，以下方做成丸剂常服。

生　芪 30 克　熟　　地 25 克　　白　芍 30 克　当　归 18 克

五味子 10 克　淡 附 片 18 克　　鹿角霜 90 克　芡　实 25 克

乌　梅 18 克　生龙牡各 30 克　　分心木 25 克　首　乌 25 克

石榴皮 18 克

上药共为细末炼蜜为丸，每丸重 3 克，每次 3 丸，日服 2 次，黄酒送服。1986 年 10 月随访，自服药后遗尿未再复发。

[按语]　遗尿症常见于 3 岁以后的儿童。多因精神过度紧张，或幼年没有培养随意控制小便的能力，或由于尿道口附近有炎症刺激而诱发。若因情绪激动或劳累过度偶尔发生遗尿，以及 3 岁以前智力尚未健全，排尿习惯尚款形成而遗尿者，不能视为病态。

关老认为本病多因内虚而致，且与惊恐有关。因为"恐则气下"、"恐则伤肾"，所以，凡是由于惊吓或精神过分紧张而致小便失禁者，应当以镇惊安神，养血益肾为主要治疗法则。然而本例患者自幼年开始遗尿，病程已有 15 年之久，现症遇冷加重，小便清长，膝酸软，面色㿠白，苔净脉细。证系先天禀赋不足，肾虚不固，后天又失于调养，以致气血两亏。肾虚下元不固，当阖不阖，故而遗尿。治疗时寻其内因以补肾（阳）固肾（气）为主。且因后天失于调养，气血不足，气血不足又不能济养先天，所以又当重视气血的调补是其治疗的特点。方中附子、胡桃、鹿角霜温肾壮阳，使命门火足肾气充沛；其中鹿角霜温肾缩尿，关老有时单独将其研成粉末，睡前 3 克黄酒冲服，用以治疗小儿遗尿症亦可奏效；熟地、首乌滋肾阴，以期阴阳双补；当归、白芍、生黄芪气血双补，气血充足则能以助养肾阴肾阳；石榴皮、芡实、分心木、乌梅等敛阴固肾气，以制约膀胱，收涩小便。全方标本兼顾，补肾益精与气血双补，并继用丸药取其药力持久，以调补先天后天，而巩固疗效。

案 2　魏某某，女，20 岁，外院住院号 52198，会诊日期：1962 年 3 月 20 日。

主诉：心悸气短浮肿半月，尿少呕恶 3 天。

现病史：患者于 1962 年 3 月 3 日因风湿性心脏病，心力衰竭住某医院，继治疗半个月，心力衰竭未能控制，伴发肾功能衰竭，尿毒症，遂急请关老会诊。

当时症见：恶心上泛，温温欲吐，不进饮食，心悸气短，不能安卧，身倦乏力，声微短气，头痛，少腹两侧作痛，小便不利，大便干燥5天未解。

检查：形体消瘦，精神萎靡不振，嗜睡，语声低微，面色㿠白，全身浮肿，尤以下肿和腹部为重。心界扩大，心律不齐，心尖部可闻及隆隆样舒张期杂音，伴有舒张期震颤，两侧肾区有扣击痛。

化验：血红蛋白65克/升，红细胞2.53×10^{12}/L，白细胞11.1×10^{9}/L，血中氯化物86毫摩尔/升，血钾3.9毫摩尔/升，血钠136毫摩尔/升，非蛋白氮72.8毫摩尔/升，二氧化碳结合力16.08毫摩升/L。

舌象：舌苔薄白而滑。

脉象：沉细无力，三五不调。

西医诊断：风湿性心脏病、心力衰竭、尿毒症。

中医辨证：心肾两虚、阴虚血亏。

治法：调补心肾、滋阴养血。

方药：

西洋参 6克	菖 蒲10克	莲 心 3克	生 地15克
杭白芍30克	川贝母10克	远 志10克	二冬各10克
石 斛15克	当 归10克	川 芎10克	益智仁12克
银 花15克	花 粉12克	佩 兰10克	

治疗经过：服上药2剂后病情开始好转，泛恶已止，能进饮食，精神转佳，尿量增多，大便已行。检查：血非蛋白氮降至61.4毫摩尔/升，惟心悸气短不减，浮肿不消，按上方继进5剂，病情大为好转，食欲增进，二便通利，浮肿渐消，心律已整。经中西医会诊认为肾功能已见改善，心力衰竭得以控制，原有心脏疾患继续治疗。

[按语] 患者素体心脾两虚，由于心阳不振，脾气虚损，阳气不布，水湿内停，以致心悸气短，下肢浮肿。更因久病阳损及阴，蕴热内生，耗津灼液，损及肾阴，故见腰痛，尿少，大便燥结，以致心肾不交，阴阳不能维系之危候。又因肝肾同源，肾阴不足则肝失所养，肝阳上亢，肝胃不和，胃气上逆，则头痛泛恶，病情复杂。关老根据"治病必求本"的原则，拟先振奋心肾，挽救生命之本。方中西洋参、益智仁养心气固精益肾；当归、白芍、生地、川芎生心血；菖蒲、远志、川贝母、莲子心化痰宁心，交通心肾；石斛、天冬、麦冬养阴益肾以壮肾水，使之水火相济，心肾相交。佐以佩兰、石斛和胃降逆；银花、花粉合用清热解毒。纵观本例治疗，以滋阴清热为主，阴中求阳，而达阴平阳秘，关键在于以治肾入手，使之阴复肾足，水火相济，肝阴可涵，蕴热可清，胃气和顺，纳

食增进，水道通调，二便疏利，并非一味温阳利水，经中西医密切配合，危症始得缓解。

案3　柯某某，女，40岁，美国人，初诊日期：1993年6月1日。

主诉：夜尿频1年。

现病史：患者1年来夜尿频数，每夜7~8次，以致不能入睡，精神弱，腰酸乏力，少腹不适隐痛，小便不畅，纳食尚可，月经正常。在美国经过各种检查未查出原因，服用各种西药均未见效。患者久治不愈，求治于中医，于1993年6月1日请关老诊治，当时症见如上所述。既往体健。

舌象：苔薄白质正常。

脉象：沉细。

西医诊断：尿频待查。

中医辨证：心肾两虚。

治法：补益心肾。

方药：

北 沙 参30克	五味子10克	麦 冬10克	醋柴胡10克
生 地10克	白 芍15克	当 归10克	菟丝子10克
川 断15克	黄 精10克	泽 泻10克	炒知柏各10克
远 志10克	首乌藤30克	桑寄生30克	

治疗经过：6月8日服上药7剂后，患者精力好转，夜尿频减少，由7~8次减至4次，少腹觉舒，已能入睡，纳食正常，活动时偶腰痛，站久腿软。舌苔正常，脉沉细。于上方去首乌藤、加炙首乌15克，川芎10克、益母草10克，诃子肉10克，以加强养血补肾固涩之效。

6月15日三诊，14剂药后，患者自觉有显著好转，夜尿已减至每夜2次，有时腰痛，纳可，大便正常，舌脉同上。于上方去远志，加牛膝、木瓜、海螵蛸各10克，加强补肾固涩。

6月22日四诊，服药21剂后，患者腰病已止，夜尿仅1~2次，已恢复正常，小便通畅，月经正常。患者婚后10年未育，舌苔正常，脉象沉滑，拟方如下：

炙首乌15克	北沙参30克	五味子10克	黄 精10克
麦 冬15克	生 地10克	白 芍10克	当 归10克
川 芎10克	香 附10克	川 断10克	王不留行10克
菟蔚子10克	怀牛膝10克	藕 节10克	

上药继服14剂，以巩固疗效。

[**按语**]　患者夜尿频数已1年余，经各种检查未查明原因，服用多种西药

未见效果，夜尿达7~8次，以致不能入睡，精神弱，少腹不适，腰痛腿软，两脉沉细。腰为肾腑，肾通于二阴，患者腰痛腿软，夜尿频数皆为肾之精气虚衰的表现；肾与心密切相关，一是阴阳（水火）互济，二是精与神互根。由于久病肾阴不足，水火不能互济，肾阴不能上济以滋养心阳，而出现失眠，精神不振的心肾不交的证候；肝与肾相互滋养，肾阴（精）的再生，又需肝的疏泄而入藏于肾。关老抓住心肾两虚之本进行治疗，方中北沙参、五味子、麦冬、生地、白芍、当归、川芎、川断、寄生、菟丝子、黄精、牛膝等养血滋阴补肾；阴虚日久必生内热，方中泽泻、知柏以滋阴降火；柴胡疏肝且有升提作用；远志、首乌藤配合四物汤养血安神，交通心肾。服药7剂病去一半，后加以牛膝、木瓜、海螵蛸、诃子肉补肾固精，21剂药后夜尿频消失（每夜仅1~2次），腰痛止。患者抱着试试看的心理，来中国服中药治疗，1年之疾竟3周而愈，使这位美国女士信服了中医。因尿频已止，又虑其多年未生育，去除方中固涩之品，加香附、王不留行、茺蔚子、藕节等养血通络，补肾充子之品继服14剂，以巩固疗效。

案4 邹某某，男，65岁，门诊号1509，初诊日期：1969年6月10日。

主诉：排尿浑浊已9个月。

现病史：患者于1969年9月下旬发现尿浑浊如牛奶状，当时小便每天8~10次，无其他不适，曾在某医院检查：尿脂肪定性（＋），血丝虫检查四次皆为阴性，并做膀胱镜检查及肾盂造影等，均无异常发现。诊断为乳糜尿，病因待查，以后又经多方检查均同意上述诊断。经采用各种中西药物治疗未见明显效果，于1969年6月10日前来北京中医医院门诊治疗。当时症见：头昏、四肢无力，精神疲困，不能久坐，夜尿频数，初尿时尿流不畅，色白浑浊如牛奶状，无尿痛及血尿，食欲尚好，大便如常，形体肥胖，精神尚可。

舌象：舌苔薄白。

脉象：沉滑。

西医诊断：乳糜尿（原因待查）。

中医辨证：患者年高体弱，肾气亏虚，膀胱气化失司，败精流泄，复感湿热之邪以致白浊外溢。

治法：滋阴补肾，清热利湿。

方药：

生熟地各12克	茯　苓15克	山　药12克	当　归12克
杭白芍15克	牛　膝10克	川　断10克	杜　仲10克
炒知柏各10克	地　榆10克	酒　芩10克	丹　皮10克
泽　泻12克			

治疗经过：按上方加减共服用10余剂后，尿液清晰，尿常规检查未见异常。

[按语]　　中医学有关乳糜尿的论治多见于淋浊篇,《丹溪心法》中曾记载:"白浊……其状凝白如油,光彩不足,……凝如膏糊。"关于其病因和治则,《诸病源候论》提出:"白浊者,由劳伤肾,肾气虚冷故也。"张仲景则称:"白浊症有浊在溺者,其色白如泔浆,凡肥甘酒腥辛热炙煿之物,用之过当皆能致浊。"《医学心悟》总结为:"浊之因有二种,一由肾虚败精流注,一由湿热渗入膀胱,肾气虚,补肾之中必兼补水;湿热者,导湿之中必兼理脾。"

关老认为本例患者形体肥胖,而肥人多湿,内热自生,灼伤其阴,且因平素用脑过度,又兼年近七旬,以致肾气亏虚,故见头昏、腰酸、肢倦神疲,夜尿频数,再因湿热内蕴,下注膀胱,在补肾之中应兼以清热利湿,以知柏地黄丸加减。方中二地、当归、杭白芍、川断、杜仲滋阴补肾;酒芩、地榆、牡丹皮、知柏清热凉血;山药、茯苓、泽泻健脾利湿,牛膝载药下行。方中补中有利,利中有补,权衡标本虚实,使其补阴而不助湿,清利而不伤阴。

案5　杨某某,男,60岁,门诊号4374,初诊日期:1966年7月13日。

主诉:小便频数,尿道灼痛已3年。

现病史:患者于1963年秋,自感小便频数,排尿时尿道作痛,经某医院检查,诊为慢性前列腺炎,曾用中西药物治疗至今未愈。当时症见:小便频数不畅,午后尿道有涩痛灼热感,小便浑浊。

舌象:苔薄白。

脉象:沉滑。

西医诊断:慢性前列腺炎。

中医辨证:肾气不足,湿热下注。

治法:清利下焦湿热,佐以益肾。

方药:

　　　　知柏各10克　肉　桂　3克　车前草15克　鲜石斛15克

　　　　鲜佩兰12克　苦　参10克　酒　芩10克　六一散18克

　　　　藿　香10克　赤　芍10克　泽　泻10克　木　瓜10克

治疗经过:上方服4剂,尿道涩痛减轻,食欲好转,脉沉滑,舌苔薄白。上方加瞿麦12克,继服4剂,小便次数正常,偶感尿道痛,尿检查白细胞6~8/高倍视野,舌苔脉象同前。再以前方加石韦15克,继服10余剂症状消失,尿检查正常。

案6　许某某,男,30岁,初诊日期:1981年12月23日。

主诉:婚后3年无子。

现病史:患者结婚已3年,因阳痿其妻久未受孕,继西医检查为"慢性前列腺炎"而致。当时症见:阳痿、早泄、性欲降低,腰酸腿软,食欲及大便正常。

1981年12月21日检查精液：精液量6毫升，精子计数3800万/毫升，活动精子为20%。

舌象：舌苔无。

脉象：沉细。

西医诊断：慢性前列腺炎。

中医辨证：肾阳不足，气血两虚。

治法：温壮肾阳，益气养血。

方药：

生　芪30克　当　归30克　淫羊藿30克　仙　茅30克

芡　实30克　阳起石30克　石　燕30克　肉苁蓉30克

淡附片30克　五味子30克　菟丝子30克　女贞子30克

枸杞子30克　鹿　茸3克　紫河车30克

上药共研细末炼蜜为丸，每丸重3克，日服2次，每次2～3丸。

治疗经过：以上方制成丸药，患者服药一料，阳痿早泄腰酸腿软症状基本好转，性欲恢复。1982年4月24日复查，每毫升精子计数为5660万，活动精子占50%，当年其妻受孕，次年足月顺产一子。

[按语]　慢性前列腺炎每见腰酸腰痛，排尿涩痛不适，甚至影响性功能。中医认为多与肾及膀胱有关，但应审其寒热虚实而后施治。案5系60岁老人，肾气本虚，且以小便频数、尿道涩痛灼热为主。《类证治裁》中说："肾虚则小便数，膀胱热则水下涩，数而且涩，则淋沥引痛。"故其证属肾虚湿热下注膀胱。治当清膀胱湿热为主，佐以助肾之品。方中车前草、六一散、泽泻、苦参、瞿麦清下焦湿热；藿香、佩兰芳香化湿，赤芍凉血活血、知柏、酒芩、石斛泻火滋阴，木瓜缓急止痛兼能祛湿，少佐肉桂引火归元，实有益肾气，助膀胱气化之功。

病案6系壮年，同样诊为慢性前列腺炎，但是临床表现为阳痿、早泄、腰酸、腿软。精液常规检查精子活动率中占20%，未见任何湿热证候，所以辨证为：肾阳不足，气血两虚，精气不固，败精流注而致。故拟以益肾助阳、补气养血为法。方中附子、肉桂、二仙、鹿茸、阳起石、石燕、肉苁蓉、菟丝子、女贞子补肾壮阳，芡实、五味子固精气；生芪、生归、白芍、熟地、紫河车补益气血。服丸药一料，症状基本好转；精虫量及活动率均有上升，药后当年爱人受孕。

以上两例西医诊断虽同，但是中医辨证有异，虚实寒热不同，所以治法迥然而异。

案7　周某某，男，78岁，外院会诊病例，住院号34785，会诊日期：1961

年8月25日。

主诉：手术后无尿26小时。

现病史：患者于1961年8月24日，因恶寒发热，上腹部阵发性疼痛，恶心、呕吐而入某院，第2天出现黄疸，右上腹肋缘下可触及15厘米×12厘米大小之囊性肿物，随呼吸活动，轻度压痛，肝脾触诊不满意，诊断为急性胆囊炎，阻塞性黄疸，经保守治疗未见好转，血压逐渐下降，意识朦胧。由于患者年迈又合并动脉硬化且处于休克状态，遂于8月24日下午4时半在局麻下进行胆囊造瘘术。术后经输血、输液病情未见好转，血压偏低（95/50毫米汞柱）、神志半昏迷。术后24小时尿量不及5毫升，插管导尿后证实膀胱内无尿，曾作双侧肾囊奴弗卡因封闭，以及针灸治疗均无尿。于8月25日下午六时急请中医会诊，当时症见：患者神志不清，呼吸深而快，喃喃自语，口内有恶臭味，身有微热，四肢发凉，全身浮肿，时出冷汗，口干舌燥，1天来未进饮食，二便未解。

化验：血非蛋白氮80毫摩尔/升，血钠129毫摩尔/升，血氯化物85毫摩尔/升，血钾4.6毫摩尔/升，二氧化碳结合力11毫摩尔/升。

舌象：舌苔白垢腻，舌心黑黄。

脉象：沉滑缓而无力。

西医诊断：①急性梗阻性化脓性胆管炎，胆囊造瘘术后。②休克。酸中毒，急性肾功能衰竭。③动脉硬化症。

中医辨证：肝胆湿热，弥漫三焦，内窜心包，又因年迈体弱，术后气血两伤，以致尿闭。

治法：益气养阴，清热利湿，扶正祛邪，力挽险逆之势。

方药：

西洋参10克	杭白芍30克	当归10克	生地15克
金钗石斛12克	麦冬10克	花粉15克	茵陈15克
炒知柏各10克	酒芩10克	车前子10克	丹皮10克
益元散12克（包煎）		银花15克	茯苓15克
川贝12克		瓜蒌10克	紫肉桂1克（冲服）

治疗经过：25日晚8时服药后至26日早晨6时，自行排尿900毫升，色淡黄透明，尿比重1.010。至26日晚自服药起24小时后，尿量达3000毫升，尿比重1.005～1.010。神志已清醒，自诉有饥饿感，要求进食。血液检查：非蛋白氮47.8毫摩尔/升，二氧化结合力14.5毫摩尔/升，血钾4.7毫摩尔/升。继服上方1剂。

8月27日，全天尿量约3000毫升左右，身热已退，体温36.5℃，黄疸渐消，精神良好，食欲转佳，大便通畅，脉滑稍数，舌苔薄黄，舌质红。再拟清热利湿，益气养阴之法。方药如下：

北沙参18克　茵　陈15克　赤　芍15克　生　地12克

杭白芍15克　地骨皮10克　川　贝12克　当　归10克

麦　冬12克　银　花15克　石　斛12克　知　母10克

公　英15克　西洋参5克（另煎兑服）

8月30日，患者一般情况良好，血压稳定在120～130/70～80毫米汞柱之间，排尿正常，大便通畅。查血：二氧化碳结合力15.12毫摩尔/升，非蛋白氮44毫摩尔/升，后经西医继续治疗，痊愈出院。

[**按语**]　　本例属于中医"癃闭"的范围。发生于外科手术之后，虚实夹杂，病情危急。分析其证情，主要是因为患者年迈体衰，精气已亏，肾气不足，兼感湿热之邪，肝胆失于疏泄，三焦气化失职，膀胱气化不利，肾司开阖不能，当开而不开，以致清浊失司，水道不通。《内经》中说："三焦者，决渎之官，水道出焉；膀胱者，州都之官，津液藏焉，气化则能出矣。"膀胱为蓄溺之所，溺聚膀胱，依赖气化以运行，若三焦气化失常，则决渎失司，而致水道闭塞。由此可见，内因精血阴虚，命门火衰，肾气不能化水；外因湿热侵袭，复因手术金刃之伤。内因、外因相合，伤阴耗液以致无水可化。无阴则阳无以生，无阳则阴无以化，因而精枯液竭，气化无能而"尿闭"。湿热蕴郁，阻于血络，溢于肌肤，故见周身发黄，时有汗出；心气内虚，湿热之邪内窜心包，以致心窍蒙闭，故见神智昏沉。湿热蒸熏，气机闭塞，故尿闭无尿，则湿热更无法外泄，病势日趋危重。

关老基于上述看法，故在治疗上一方面滋阴补血，佐以引火归元；另一方面清热利湿，以祛外邪，若湿热得去，则心窍得开，神识转清，气化得以通调，水道才能通畅。若阴血得充，则阴回阳气得生；命火归元，则肾气方能化水。方中西洋参、沙参、生地、石斛、麦冬、花粉益气养阴生津；当归、白芍、丹皮养血活血，少佐肉桂以引火归元；茵陈、茯苓、知母、黄柏、枯芩、银花、车前子、益元散清热利湿，佐以瓜蒌、贝母清热化痰，开上泄下，上下通调，气化畅利则小便自出，药后转危为安。

本病案患者除上述分析外，对于手术后的特殊情况关老又做了进一步考虑。这是因为在临床实践中经常能够遇到类似的情况，逐步认识到术后体质具有一定的特殊性，根据中医的观点，手术治疗不论去病与否，总的来说对于机体均属金刃所伤，营卫津液随之耗伤，脏腑因之不和，变证易起，发生"术后并发症"。因而每当遇到手术后的患者并发某些疾病时，应当首先重视其术后体质的特殊性。由于手术治疗，刀刃切割，脉络断裂，倾刻间气耗血溢，阴津大伤，必然会使机体的阴阳失衡，脏腑、气血功能失调。仅以本病例来说，起因于胆囊造瘘后，并发手术后尿闭。缘于手术伤阴，阴竭则水津不布，无源以下输膀胱；气耗则气机怠惰不能化气行水，通调水道。所以，虽然采取输血、输液、肾囊封闭、针灸等积极措施，不可否认地为机体提供了一定的物质基础，但是由于肺、脾、肾、三焦气化功能未变，营血阴津不能自生，津液不能运行，仍然无尿。然而通过益气养阴，清热利湿，扶正祛邪，调整了机体的脏腑机能，气化功能恢复，阴血自生，津液四布，小便自畅。方中用紫肉桂以阳中求阴，寓意即在于此，值得重视。

案8 侯某某，男，27岁，初诊日期：1984年7月27日。

主诉：阳痿半年。

现病史：患者于1984年1月婚后即发觉阴茎不能勃起。当时症见：阳痿、神疲倦怠，健忘、眠差、腰酸，纳食不香，二便如常，既往无特殊病史。

舌象：舌质淡少苔。

脉象：沉细。

西医诊断：性神经衰弱。

中医辨证：命火不足，心脾两虚。

治法：补肾健脾。

方药：

党　参30克　白　术30克　山萸肉30克　仙　茅30克

阳起石30克　淫羊藿30克　熟　地30克　白　芍30克

当　归30克　五味子30克　菟丝子30克　诃子肉30克

旱莲草30克　女贞子30克　覆盆子30克　牛　膝30克

蛤蚧一对（去头足）

上药共研细末炼蜜为丸，每丸重10克，日服2次，每次1丸，白水送服。

治疗经过：上方配成丸剂共服1个月，性生活逐渐恢复正常，为巩固疗效又继服1料。于当年10月患者爱人受孕，逾年顺产一子。

[按语] 阳痿的发生除少数因局部原因外，多与神经精神因素有关，除神经系统有器质性损害外，多数属于功能性疾病，即所谓"性神经衰弱"。本病例患者正处在青壮年时期，婚后发现阳痿已有半年，平素无其他疾病，从脉症所见，辨证属于心脾两虚，命火不足。正如张景岳说："凡男子阳痿不起，多由命门火衰，精气虚冷，或因七情劳倦，损伤生阳之气，多致此证。"患者由于思虑过度，心脾两虚，后天不足，损及命火，所以治当心、脾、肾三者兼顾，仿归脾汤与五子衍宗丸之意。方中党参、白术健脾助运；当归、白芍补血调心脾；熟地、菟丝子、女贞子、旱莲草、覆盆子、牛膝、山萸肉益肾填精，以期本足体壮，再取二仙、阳起石、蛤蚧壮肾阳以为用。为了防止过于温补，徒耗真阴，佐

以五味子、诃子肉敛阴摄精。脾肾双补，标本兼顾，故取效较快。因系慢性疾病，故采用丸药缓治，以期药力持久，且能避免过用滋补之剂，欲速则不达。

案9 李某某，女，24岁，初诊日期：1969年6月10日。

主诉：周身浮肿，尿浑浊半年。

现病史：患者于1968年6月因感冒后出现浮肿，尿少，诊为急性肾炎，住某院治疗，当时查血压110/80毫米汞柱，尿蛋白（＋＋＋＋），尿白细胞0~2/高倍视野，血沉38毫米/小时，血胆固醇9.7~15.6毫摩尔/升，白蛋白/球蛋白比值为3.1/3.1。经用泼尼松及氯喹、抗生素等治疗，浮肿消退，尿常规检查正常，激素逐步减量，同年9月上旬出院。至12月又复发，全身高度浮肿，尿浑浊，尿蛋白（＋＋＋＋），并见颗粒管型，在某地住院治疗，效果不显。

1969年1月6日，关老根据患者通信所述病情寄去第一个处方，其后每隔1~2个月通信寄方一次，药后浮肿渐消，病势好转，于1969年6月初来京治疗，当时仍有轻度浮肿，时感腰酸，舌苔无，脉沉细。化验检查尿蛋白（＋＋~＋＋＋），白细胞5~10/高倍视野，红细胞及管型少数。服药后至同年11月底，浮肿消退，症状消失，尿检查正常，回原地工作，追访至1975年12月未再复发。

概括起来，关老治疗本病例，基本上分两个阶段，初期高度浮肿时，证属三焦气化不利，决渎失司，治以健脾补气，宣肺利水为主，方药如下：

麻　黄3克　生石膏30克　生　姜10克　生　芪30克
白　术10克　茯　苓15克　山　药10克　冬瓜皮15克
五加皮10克　车前子10克　防　己10克　当　归10克
白　芍15克　五味子15克

第二阶段，当水肿大部消退后，证属肾气不固，阴精外泄，治以健脾益肾，固涩精关为主，方药如下：

生　芪30克　党　　参15克　菟丝子15克　炒二术各10克
女贞子15克　仙　　茅12克　五味子15克　补骨脂12克
鹿角霜12克　仙灵脾12克　当　归10克　白　　芍15克
北沙参15克　生龙牡各15克　茯　苓10克

治疗过程中，当尿蛋白增多时，重用菟丝子30克、鹿角霜15克、金樱子15克、川断15克；尿中白细胞增多时加连翘15克、赤小豆30克；血尿明显时选加血余炭10克、槐花炭15克、生地炭12克、旱莲草15克、小蓟15克、白茅根30克。

[按语]　患者为慢性肾小球肾炎肾病型，经激素治疗暂时缓解而又复发的病例。关老开始时根据其高度浮肿，按之如泥，凹而不起，乃属气虚浮肿，由于气虚而致三焦气化不行，决渎失司，水道不通，所以始终重用黄芪补气，取其补

气升阳，利水消肿之功。由于浮肿的发生与肺、脾、肾三脏密切相关，"其标在肺，其制在脾，其本在肾"，所以第一阶段除补气外，采用健脾宣肺以利水，方中白术、茯苓、山药健脾利水；麻黄、生石膏、生姜是仿《金匮要略》越婢汤治疗风水之意，功能宣通肺气，以化水湿；冬瓜皮、五加皮、防己、车前子利水消肿；伍以当归、白芍、五味子养血敛阴，气血两治，使之宣而有敛，散而有聚，以期达到脏腑气血之平衡，不致因利水太过，伤及阴血。

第二阶段当水肿大都消退后，症见腰酸腿软，倦怠乏力，脉沉细，尿蛋白仍属阳性，根据中医观点辨证属于肾气不固，阴精外泄，治以健脾益肾，固涩精关。药用黄芪、党参、白术、茯苓、仙茅、淫羊藿、五味子、菟丝子、女贞子、鹿角霜、生龙牡等脾肾兼顾，温振肾阳，固摄精关之品，直至痊愈。经随访未再复发。

患者病之初属于风水范围，重点在于治脾。后期浮肿已消，证属肾气不固，阴精外泄，故用脾肾两治，阴阳兼顾，实属治本之法。

案 10　翟某某，女，16 岁，初诊日期：1968 年 4 月 19 日。

主诉：多尿、多饮已 14 年。

现病史：自两岁起即有多尿多饮，开始仅白天饮水多，以后夜间饮水也多，不饮水则心中烦乱，头晕、舌干，周身乏力。经某医院检查：尿常规无异常所见，尿浓缩试验：尿比重 1.008～1.010，诊为尿崩症。于 1968 年 4 月 19 日来北京中医医院门诊。

当时症见：白日饮水 13500～18000 毫升，多尿，每昼夜尿量约达 10000 毫升，大便正常。月经 15 岁初潮。经行正常。曾用过人参白虎汤佐以养阴止渴之法未效，后改用六味地黄丸合五子衍宗丸加减亦未收效。

舌象：舌苔薄白。

脉象：沉细。

西医诊断：尿崩症。

中医辨证：脾肾两虚、运化失司、胃阴亏耗。

治法：益气健脾，调补肾阳，养阴固肾。

方药：

生　芪 24 克	党　参 15 克	焦白术 10 克	乌　梅 10 克
生杷叶 12 克	花　粉 15 克	鲜石斛 15 克	五味子 15 克
诃子肉 15 克	仙　茅 15 克	淫羊藿 15 克	鹿角镑 15 克
熟　地 12 克	生甘草 5 克		

治疗经过：服上方 3 剂，复诊时称每日饮水量约减少 900 毫升，余症同前。上方去生芪、杷叶、花粉、石斛、甘草，加淡附片 6 克，官桂 3 克，当归 12 克、

川断 15 克、菟丝子 12 克。

上方服用中淡附片逐步增量至每剂 15 克，余药无大变动，至 5 月 8 日来诊时，自述饮水量逐步减少，每日饮水 11000 毫升，尿量与前相似，仍以温补肾阳为主，佐以调补气血为辅。处方如下：

> 淡附片 15 克　官　桂 6 克　仙　茅 15 克　鹿角镑 10 克
> 菟丝子 15 克　芡　实 12 克　诃子肉 12 克　乌梅炭 10 克
> 当　归 12 克　熟　地 10 克　党　参 15 克　五味子 12 克

5 月 27 日，上方服 5 剂后每日饮水量减至 9000 毫升，以后继服此方，口渴渐减，现每日饮水量 6750 毫升，时或口苦，脉沉细，舌苔薄白。自觉病已减半，上方加肉苁蓉 12 克，带方回当地继续服药。

1968 年 7 月 24 日来信称：药后饮水量继续减少，现每昼夜饮水 3000 毫升余，口渴已大减，有时舌麻、口臭、眼前发黑、心慌、大便稀，行经腹痛。寄方如下继服巩固：

> 生　芪 20 克　北沙参 15 克　淡附片 15 克　官　桂 6 克
> 仙　茅 15 克　淫羊藿 15 克　菟丝子 15 克　芡　实 12 克
> 诃子肉 15 克　当　归 12 克　熟　地 15 克　川楝子 10 克
> 白　芍 15 克　山　药 15 克　女贞子 15 克

案 11　杜某某，男，21 岁，初诊日期：1975 年 5 月 5 日。

主诉： 狂饮多尿已 5 个月。

现病史： 患者于 1973 年 6 月 10 日乘车外出受伤，昏迷约半小时，鼻出血，头枕部裂伤，缝合 5 针，当时诊为 "脑震荡"，住院数天后出院。以后经常头晕头痛失眠，1974 年 9 月初在某医院诊为脑震荡后遗症。1974 年 12 月 10 日开始多尿口干，饮水逐渐增多，半个月后一天中午突然狂饮不止，几天之内排尿增至每夜 26 次，尿总量 24000 毫升，日夜饮水量 25000 毫升，体重下降。曾服中药汤剂以清热消渴为主，未效。1975 年 1 月中旬经某医院检查血压 110/80 毫米汞柱，心肺正常，肝脾未及，尿常规检查正常，尿糖（－），尿比重 1.006 ～ 1.010，空腹血糖 5 毫摩尔/升，糖耐量试验：服糖 100 克后 30 分钟血糖 6.38 毫摩尔/升，1 小时 8.32 毫摩尔/升，2 小时 5.27 毫摩尔/升。脑垂体后叶素反应试验：注射半小时后烦渴缓解达 4 小时。曾作 X 线摄片检查，第一次未发现异常，3 个半月后第二次检查蝶鞍大小形态正常，床突间韧带表示有钙化，诊为外伤性尿崩症。曾口服双氢克尿噻治疗，服药期间尿量减少 1/2，停药则如故，注射长效尿崩停（剂量不详），第一次多尿狂饮缓解可维持 7 天，第二次用药可维持 5 天，从 1975 年 4 月初开始，每日口服双氢克尿噻 75 毫克，5 月 5 日来北京中医医院门诊。

现症：烦渴狂饮，每昼夜饮水达 22500 毫升，排尿 8 痰盂，尿比重 1.006，乏力纳差，头晕头痛，心悸盗汗，面色萎黄。

舌象：舌苔黄。

脉象：沉滑。

西医诊断：尿崩症。

中医辨证：肝胆湿热，气阴两伤。

治法：清热平肝，益气养阴。

方药：

  北沙参15克 南沙参15克 生石膏30克 五味子15克

  炒知母12克 生 地15克 白 芍15克 当 归12克

  石 斛30克 花 粉15克 钩 藤12克 生甘草10克

治疗经过：5月12日二诊，服上方7剂后，每日饮水 20000 毫升，尿量未测，嘱停服双氢克尿噻，舌脉同上，仍依前法，佐以益肾之内之品，上方钩藤改为 15 克，加淫羊藿 15 克、山药 15 克、珍珠母 30 克，另服鹿角霜，每日 3 次，每次 3 克。

5月26日三诊：近日每天饮水 9000 毫升，尿量 7000 毫升，心悸汗出减少，舌苔薄黄，脉沉滑，仍依前法，处方如下：

  生 芪24克 生 地12克 熟 地12克 乌 梅12克

  山 楂15克 淫羊藿15克 仙 茅15克 生龙骨15克

  生牡蛎15克 鹿角镑12克 钩 藤10克 山 药15克

  珍珠母30克 炒黄柏10克 炒知母10克 南沙参15克

  北沙参15克 白 芍15克 当 归12克 五味子15克

  石 斛30克 花 粉15克

鹿角霜每次 3 克，每日 2 次。

服上方至 9 月 8 日，精神好转，近 2 个月来体重增加 4 斤，现饮水每日 4500 毫升，排尿 6～7 次，尿量未测，尿比重 1.013。前方去珍珠母、花粉、北沙参、鹿角霜，加官桂 3 克，肉苁蓉 15 克，黄精 15 克。

另：金匮肾气丸每日中午 1 丸。

继续服药以巩固治疗。

[按语] 尿崩症是因为下丘脑—垂体机能减退，抗利尿激素分泌过少所引起的疾病。临床上以多尿、狂饮、狂渴为突出表现。属于中医"消渴"范围，由于狂渴多饮，一般误以为燥热伤阴所致，因此多以养阴清火增液入手，病案 10 也曾用过人参白虎汤，六味地黄汤，病案 11 也曾用过清热消渴之品，均未奏效。细观病案 10、病案 11 均见有周身无力，心悸自汗、头晕等阴阳两虚证候，因为

肾主水液，约束膀胱，若肾气不足，膀胱失司，则排尿无度，故当助气化，引火归源，使之水火既济，津液得升，肺受津润，烦渴自止，而不宜过用寒凉。《张氏医通》说："……治消之法，无分上中下，先治肾为急。"关老比较同意上述看法，因此二病例既从治肾入手，同时兼治气血，使气血充沛肾精得填，肾气得固，阴阳两顾，气血兼治。故以仙茅、淫羊藿、官桂、附片、党参、白术、黄芪、鹿角霜等补气壮阳；熟地、石斛、菟丝子、当归、白芍等养血护阴；更以乌梅、诃子、芡实、五味子之收涩之品，使阴固阳和，气血通调。肾气渐充，膀胱得约，故溺减渴止。

病案 11 病发于外伤之后，经常头晕头痛，出现阴虚肝旺之象，故先从清热平肝养阴益气入手，待肝热稍减，既渐次加入二仙，鹿角等补肾壮阳之品，自始至终均重用生芪、当归调补气血。

两病案用药稍有出入，但是助肾气，调阴阳，益气养血之法则始终如一。

案 12 胡某某，女，41岁，门诊号3710，初诊日期：1966年12月30日。

主诉：四肢麻木，站立不稳，走路困难已6个月余。

现病史：患者于1966年6月因经常失眠，服安眠药过量中毒。经抢救后脱险，但后遗下肢无力，不能行走，四肢麻木疼痛，以双足趾明显，不能独立站立。住院治疗3个月，诊为"多发性末稍神经炎"，曾采用电针等疗法，未见好转。于同年12月30日来北京中医医院门诊。

当时症见：四肢无力，手足发凉麻木，手指运动不灵活，解衣扣均感困难，双脚滑动不能控制，站立不稳，步履艰难，走路需拄杖或人搀扶，四肢肌肉逐渐萎缩。睡眠欠佳，饮食二便一般，月经半月一行，量多色暗有块。

检查：发育中等，面色萎黄，精神苦闷，四肢温度低，肌力减退，腱反射消失，小腿肌肉萎缩，两足下垂。

舌象：舌苔薄白，舌质暗。

脉象：沉弦。

西医诊断：多发性末梢神经炎。

中医辨证：心肾不足，气虚两滞，经络失和。

治法：补气养血，益肾强心，活血通络。

方药：

生 芪15克	当 归10克	桂 枝 5克	淫羊藿15克
仙 茅15克	杭白芍15克	首乌藤30克	秦 艽 6克
熟 地12克	川 芎 6克	菟丝子12克	川 断15克
牛 膝12克	路路通 3枚		

另：全鹿丸，每次1丸，日服2次。

治疗经过：1967年1月3日，服上方4剂后，四肢发凉好转，余症同前，脉弦，舌苔薄白，症已半载，服药时日虽短，已见好转，终感药力不足，酌予加量，方药如下：

生　芪30克　仙　茅15克　当　归12克　淫羊藿15克
桂　枝 6克　淡附片 5克　首　乌15克　熟　地12克
菟丝子15克　女贞子12克　寄　生15克　牛　膝10克
香　附10克　川　断15克　阿　胶10克

全鹿丸，每服1丸，日服2次。

其后以上方为主加减化裁，补气则酌加党参、太子参、白术、苍术、十全大补丸，参茸补丸等；四肢不温酌加官桂、干姜以温经散寒；补益肾气酌加女贞子、补骨脂、五味子；活血通络加用地龙、川芎、赤芍、红花等。前后治疗1年半左右，至1968年夏季，患者站立不稳，走路已不用挂棍，也无需人搀扶，并已能骑自行车上下班，仅后遗轻度足下垂。随访7年后，自诉体力精神均好，前症已愈，上班工作，且能参加体力活动，一般情况良好。

[按语]　多发性神经炎是全身多数周围神经对称性损害，感染和中毒是最常见的发病原因。患者原系精血不足之体，服安眠药过量中毒，以致行走无力，肌力减退，腱反射消失，属于中医"痿症"范围。患者兼见四肢发凉麻木等症，辨证为心肾不足，气虚血滞，经络失和，故以补气养血益肾强心，通经活络为大法。关老仿金匮治疗血痹之黄芪桂枝五物汤之意，用生芪、桂枝、杭白芍、加当归、熟地、阿胶、川芎以补气养血，温阳行痹，配合菟丝子、川断、全鹿丸、仙茅、淫羊藿、淡附片以益肾壮阳强心，佐以牛膝、路路通、首乌藤通经活络。从整体观念出发，以治肾入手，重视调补气血心肾，全面照顾，病情虽较重，由于坚持治疗，终获临床痊愈。

案13　赵某某，女，34岁，初诊日期：1967年3月14日。

主诉：畏冷面黑，毛发脱落，月经不调已半年。

现病史：患者自1966年秋后开始出现头晕，心悸气短，前胸及后背疼痛，心烦急，口鼻干燥，时有自汗，食欲不振，大便溏泻，每日数次，小便频数，面色及口唇黧黑，皮肤干燥，容易脱发，头发大部脱落，腋毛及阴毛完全脱落，性欲减退，月经后错，经量极少，全身乏力，精神疲倦，四肢清冷，体重显著下降，原来体重120多斤，病后下降到75斤。经某医院检查基础代谢率－20%，血糖3.5毫摩尔/升，诊为慢性肾上腺皮质机能减退（阿狄森病），自1966年10月至12月间断使用甘草流浸膏治疗，效果不明显，乃于1967年3月14日来到北京中医医院门诊。

舌象：舌苔薄白。

脉象：沉细。

西医诊断：慢性肾上腺皮质机能减退（阿狄森病）。

中医辨证：肾阴不足，命火衰微，阴阳俱损，气血两亏。

治法：滋肾壮阳，调补气血。

方药：

附　片12克　生　芪30克　人　参　6克　茯苓皮12克

当　归12克　白　术12克　神　曲10克　白　芍10克

淫羊藿10克　杷　叶10克　巴戟天12克　石　斛15克

香　附15克　沙　参10克　升　麻　3克　大青盐10克

冬瓜皮子各12克

治疗经过：按上方加减，服药100余剂，间或停服汤药，改用紫河车粉和参茸卫生丸。服药后精神体力显著好转，主要症状基本消失，面色由黧黑转为白润，毛发重生，月经正常，性欲恢复，大小便正常，体重也逐渐恢复至病前，复查基础代谢率为＋17%，血糖5.72毫摩尔/升，可以胜任原职工作。

1971年自觉良好，能正常工作，复查血糖5.82毫摩尔/升，血钾1.14毫摩尔/升，血钠138.3毫摩尔/升。

1975年随访时，患者精神体力均好，工作正常，无不适，复查血常规正常，血沉6毫米/小时，血钾1.2毫摩尔/升，血钠63.47毫摩尔/升，基础代谢率－8.5%。

[按语]　根据肾上腺皮质功能减退的临床病象，属于中医肾虚的范围，患者症见月经后错，经水量少，性欲减退，全身乏力，四肢清冷，均与肾虚命门火衰有关。由于肾阳不足，则脾阳不振，运化失职，故见食欲不振，大便溏稀，形寒畏冷（基础代谢低下）等属于阳气虚弱之证候。毛发脱落，皮肤甲错，心烦咽干，体重下降，干瘦黧黑等均属精血不足，即《内经》中所谓："肾者主蛰，封藏之本，精之处也，其华在发……"；"肾者主水，受五脏六腑之精而藏之"，"肾病者，颜与颧黑"。综合其临床症候辨证属于肾阴肾阳俱虚，亦即肾精不足，命门火衰，气血两亏。治疗时法宜阴阳双补，而不能只补其阴或徒壮其阳。故方中用附子、巴戟天、淫羊藿以壮肾阳，助命火；用沙参、石斛、大青盐补肾滋阴；当归、白芍养血；黄芪、人参、白术、茯苓、升麻、神曲补气健脾、升运脾阳，实有补后天以济先天之意。肾精的补充有赖于气血的供养，所以为了更好地补肾填精，必须首先调补气血，待全身的气血充沛，肾精自然得以涵养和补充。因其体虚正衰，故须长期服药，方可奏效，在汤药停服期间，则用紫河车粉与参茸卫生丸，也是为了调补人体的气血、阴阳、肾精等，以资巩固疗效。观察数年，已获临床痊愈。

案 14 王某某，男，41 岁，初诊日期 1992 年 1 月 21 日。

主诉：腰痛 6 年。

现病史：6 年来后腰部疼痛，每天劳累、天气变化或感冒后、性生活后疼痛加重，曾经多家医院检查，未能明确腰痛原因，服用各种中西药物，或可暂时缓解，而始未消除，故于 1992 年 1 月 21 日请关老诊治。

现症：腰部疼痛，曲伸侧弯活动受限，腿软乏力，视物模糊，入睡难，健忘，食纳一般，阴囊部潮湿，二便尚调。

既往史：病前有卧湿受寒史。

舌象：舌苔、舌质正常。

脉象：沉细稍数。

西医诊断：腰痛待查。

中医诊断：腰痛。

中医辨证：肾气不足，风湿下注。

治法：补肾强腰，佐以散风利湿。

方药：

秦 艽 10 克	防 己 10 克	杏 仁 10 克	橘 红 10 克
熟 地 10 克	山 药 10 克	川 断 15 克	桑寄生 15 克
杜 仲 10 克	牛 膝 10 克	生 芪 15 克	当 归 10 克
木 瓜 10 克	甘 草 5 克	枸杞子 10 克	

治疗经过：1 月 28 日服上药 7 剂复诊，腰痛显著减轻，其他症状亦见好转，脉滑缓，苔无。上方去杏仁加香附 10 克。

2 月 7 日三诊，腰部活动已灵活，疼痛大部消失，精神体力好转。方药

秦 艽 10 克	熟 地 10 克	川 断 10 克	寄 生 15 克
牛 膝 10 克	白 术 10 克	生苡米 10 克	生 芪 15 克
当 归 10 克	香 附 10 克	丹 参 15 克	木 瓜 10 克

2 月 14 日四诊，腰痛已除，诸症消失。嘱以健脾舒肝丸、滋补肝肾丸早晚各服 1 丸。

[按语] 本患者腰痛 6 年，原因未明，治疗未效。病前卧湿受寒，阴天腰痛加重，可知病为湿邪内侵，虽日久而仍未除。每因劳累及性生活而加重，兼有视力模糊，记忆力减退等肝肾两虚，髓海不足之象。故治当补肾强腰，散风利湿。方用熟地、山药、川断、寄生、牛膝、枸杞、杜仲补肝肾，益精强腰；秦艽、防己、木瓜散风利湿通络；杏仁、橘红开肺气、化痰结，上源不开，淡湿不化；生芪、当归益气活血，治风先活血。7 剂后症有大减，乃加白术、苡米健脾利湿，以后天济先天。病情稳定后遂以丸药巩固。

案 15 李某某，女，46 岁，初诊日期：1992 年 7 月 11 日。

主诉：腰痛半年。

现病史：腰痛不已半年，严重时不能起床，在当地医院经 X 线拍片确诊为"腰椎间盘突出症"。经治疗无效，来京请关老诊治。

现症：腰痛，活动受限，与天气变化关系不大，四肢发麻，睡眠欠佳，纳食不甘，时有头痛头晕，口干不欲饮，二便正常，月经量少。

既往史：病前有跌扑闪伤史。

舌象：苔薄白，质正常。

脉象：沉弦滑。

西医诊断：腰椎间盘突出症。

中医诊断：腰痛。

中医辨证：痰瘀阻滞，肾气不足。

治法：软坚化痰，活血通络，补益肾气。

方药：

秦　艽 10 克　　白　芍 60 克　　生甘草 10 克　　木　瓜 15 克
生　芪 20 克　　当　归 10 克　　炒山甲 6 克　　钩　藤 10 克
川　断 10 克　　生苡米 10 克　　寄　生 15 克　　牛　膝 10 克
淫羊藿 10 克　　川　芎 10 克

治疗经过：7 月 18 日服上药 7 剂后，腰痛已减大半，可以弃杖而行，只须由一人搀扶，诸症亦减。脉沉弦，苔薄白，上方白芍改为 30 克，生芪改为 30 克，加香附 10 克继服 14 剂。

8 月 2 日三诊，腰痛已愈，不需他人搀扶，自己行走，上下台阶如常人，头晕头痛已除，有时仍感手指微麻。嘱其带药离京，隔日服用 1 剂，以巩固疗效。

[**按语**]　患者由于闪跌后腰痛不能行走，西医诊为腰椎间盘突出症。关老采取补肾，从痰瘀论治。方中白芍、生甘草、木瓜、酸甘化阴，软坚散结化痰，为方中主药，并重用白芍、三药配合且可缓急止痛；生芪、当归、川芎、山甲益气养血，活血散瘀通络；秦艽、钩藤平肝熄风通络；川断、寄生、淫羊藿补肾强腰，生苡米健脾利湿；牛膝引药达病所。7 剂后病去大半，21 剂后恢复如常。

关老常以此方加减，治疗骨刺，取得显著效果，也体现了关老的"痰瘀"学术思想。

据上所述，关老从肾论治的特点，是重视了先天之本的重要地位。肾宜藏不宜泄，故虚证为多，而致虚的因素当从内因寻找；肾与膀胱相表里，共同完成水液代谢的功能，由于标本虚实寒热有异，故首当辨别清楚；肾为先天之本，脾为后天之本，两者密切相关，互相滋助，补肾应当健脾，以使先天后天相互既济；

肾藏先天之精，有赖后天五脏之精所补充，补肾之妙又应当着眼于整体气血的调补。在临证中贯彻以上四个要点进行辨证施治，取得了显著效果。

第十九节　血证辨治

一、古代文献论述

血证是指以出血为主症的病证，其范围相当广泛，可见于各种急、慢性血液系统疾病、肝病、消化系统疾病、泌尿系统疾病、心血管系统疾病、结核、肿瘤、各种感染、以及一些传染性疾病，在临床上，凡属各种急慢性疾病所引起的出血，均属本病的范畴。血证可分为广义与狭义二种，广义系指所有血的病证，诸如出血、血瘀、血虚；狭义系指血流不循常道，或上溢于口鼻诸窍，或下泄于前后二阴，或渗出于肌肤而形成的疾患。根据出血的部位和症状，可分为：衄血（鼻衄、齿衄、肌衄等）、咳血、吐血、便血、尿血、崩漏、紫斑等。

《灵枢·决气》篇曰："中焦受气取汁，变化而赤，是谓血"，"诸血者，皆属于心"。唐容川说："血生于心火而下藏于肝，气生于肾水而上主于肺，其间运上下者脾也。"血源于后天水谷之精微，入心化赤而为血，主于心、藏于肝、统于脾，故血证与心、肝、脾关系至为密切。

二、关老对此病的独特认识

（一）病因病机

1. 外感　外感六淫，多为风热燥邪，亦有湿热疫毒或阴入里化热，燔气灼血，热与血结，阻于脉道，以致血瘀，经络隔阻，逆经决络，溢出脉道，即所谓血热妄行。热入营血者，可见神昏谵语等神志方面的症状；寒邪客于经络，血泣凝结形成瘀血，不仅可致出血，且可蕴热而生痈肿；若外伤血管破裂，亦可造成直接出血。

2. 内伤

（1）饮食不节：过食辛辣肥甘厚味，嗜酒成性使胃肠蕴热，熏灼血络、迫血妄行；或饥饱无常，贪食生冷损伤脾胃，脾虚失摄，血不循经，均可致吐血、便血、尿血、衄血。

（2）五志化火：七情太过，火动于内，气逆于上，迫血妄行。如：忧思忧心，心火移热小肠，下注膀胱而尿血；暴怒伤肝，怒则气乱，横逆犯胃，损伤胃络而吐血；气郁化火，木火刑金，血随火升而咳血、衄血，气逆于上可致薄厥，正如《素门·生气通天论》中说："阳气者，大怒则形气绝而血菀于上，使人薄厥。"

（3）劳倦太过：神劳伤心，体劳伤脾，房劳伤肾，过度劳累可导致心、脾、肾之气与阴的损伤。而气伤主要是脾气损伤，脾为统血之脏，脾气虚弱一则不能摄血，二则不能统帅血行，血运滞缓而致瘀血、阻塞脉道、血溢脉外，或上逆、下渗或旁流。伤于阴者，则阴虚火旺，迫血妄行而出血。

（4）久病体虚或热病之后：一是阴血耗伤，津液不足，血行迟缓，瘀血阻络而致出血。阴虚则火旺，亦可热迫血行；二是正气亏损，气不摄血，血溢脉外；三是久病入络，血脉瘀阻，血不循经而致出血；四是血溢之后，恶血停留，血亡气伤，成为再致病的因素。

关老认为血证的主要病理变化是火、虚和瘀。火主要是火热熏灼，迫血妄行，其病位多在肺、胃、肝，次为心、膀胱等脏腑；虚主要是气虚、阳虚、阴虚。气虚而不摄血，其病位在脾脏居多，次为肾脏。阴虚者虚火内生，热迫血行，其病位在肝、肾居多，次为肺、胃；火热与气虚又可造成瘀血，因瘀而出血。瘀血既可以是出血的病因，又是出血的后果，瘀血不去，新血不生，从而加重病情的变化。

根据病因，出血的部位，血证尚可分为伤于阳络者多见吐血、咳血、衄血；伤于阴络者多为尿血、便血、阴道出血。

血证除了出血症状外，由于气血不通，经脉阻隔，可以出现麻木、疼痛；血瘀蕴久生热，血热灼阴，也可引起发热，重则煎熬阴血而为干血痨；溢于肌表发为斑、疹；凝于腠理则为痈疡；阻于神机则为狂妄；络于脏腑则为癥积。有色可见者为紫、兰、青、黑。有形可察者则为痈疽、为肿、为枯、为痿；阻于肠胃者为胀满；阻于胸者为噎膈；下注于小肠者为痔；流注关节者瘫痪，为痹为为痛。

（二）辨证施治要点

血证的治疗，历代名家有不同的见解，至《景岳全书·血证》对血证的内容作了比较系统的归纳，把出血的病机概括为"火"与"气"两个方面，察其有火无火，气虚气实。《先醒斋医学广笔记·吐血》提出了"宜行血不宜止血"、"宜补肝不宜伐肝"、"宜降气不宜降火"的治疗吐血三要则，唐容川《血证论》提出止血、消瘀、宁血、补血的治血四法。后世医家在不断完善和深化对血证的研究。关老医生对血证辨证施治提出了以下四个要则。

1. 见血不治血，止血非上策　关老认为辨证施治的要点，在于"善乎明辨"，贵在明辨邪正的关系，以立扶正祛邪之大法，从而调动人体的正气以祛邪外出。血证的辨证施治亦应如此，不能一见出血而单纯止血，首先要辨明邪正的虚实和症候的虚实。火热亢盛、气滞血瘀、寒凝或热结而致出血，为邪实，多为实证。阴虚火旺、气虚、阳虚而致出血，为正虚，多为虚证。在临床上，随着疾病的发展变化，实证可以向虚证转化，实证出血后伤及阴血，渐致虚火内生；出血过多、气随血伤，致气虚阳虚，气不摄血，亦可由实证向虚证转化。阴虚火旺迫血妄行、气虚不摄血，既是出血的结果，反而又是再出血的病因，如此循环反复，致使血证缠绵不愈、险象环生、医者不可不察。

2. 血证多诱因，因除血归经 血为百病之胎，凡影响气血正常运行的各种因素，都可以引起血证。血证的病理变化是火、虚和瘀，而瘀血既是出血的病因，又是出血的后果，是病理变化的关键。所以在治疗血证时，应当审证求因，不能单纯的止血，关老认为，单纯止血，只是"兵来将挡"、"水来土掩"之权宜之计，实属下策，在明辨邪正虚实的基础上，还必须针对引起气血不畅，瘀血阻络的直接或间接因素，彻底清除诱因，使瘀血消散，经络通畅，血能循经而行，才能血止病除。疏通气血并非单纯活血，更非单纯止血，而是泛指消除一切引起血运不畅的法则，化散瘀血，血行归经而达止血。如因热毒亢盛而致瘀血者，应用清热解毒法；湿热阻络而致瘀血者，应用清热利湿法；血热壅结而致瘀血者，应用凉血活血法；气郁化火而致瘀血者，应用解郁泻火法；脾虚血滞而致瘀血者，应用健脾益气法；气虚血滞而致瘀血者，应用益气升阳法；阴虚血涸而致瘀血者，应用滋阴清热法；血虚血滞而致瘀血者，应用补血活血法等等。

实践证明，血证用寒凉止血药，是消除因热而致血瘀的积极手段之一，然而，血"遇寒则凝"，如过用寒凉剂，则血凝结而致瘀血，事与愿违，反而加重出血。因此，关老认为，见血不能单纯止血，应该抓住血证的病理实质，审证求因，祛除影响气血运行的因素，活血行血以化瘀，疏通经络，血行归经而治其本，根据病情佐以凉血止血而治其标，才能血止病除。

3. 治血必治气，气和血亦祛 气与血一阴一阳，气主煦之，血主濡之，气为血之帅，血为气之母。血无气帅，就不能发挥濡养周身之功；气无血濡，则成为："浮气"、"燥气"，而成为贼害机体的"病气"。气血相互为用，相互依赖，气与血的关系密不可分，血病气必病，气病血必伤，所以，治血必治气。

血证的病理实质为瘀血阻络，血行不畅，溢络而出。这里既有血病又有气病，气与血两者中，气是占主导地位的，欲活血化瘀，势必益气行气。瘀血阻络致使出血，出血日久必伤及气，致气血两伤，气虚则血滞，又可形成血瘀而出血不止，故治宜益气摄血。益气包括补中和升陷：补中是针对中气不足，脾失统血，采取补中气健脾气，而使统摄有权，血循归经；升陷是针对元气下陷气不摄血，除用补中健脾外，尚需配合葛根、升麻等升阳气的药物，升提下陷之气，使气充以摄血。益气行气，可达"阳生阴长"，气摄血止。急性大出血导致气脱者，必须益气固脱以救急，气充本固以摄血，方可止血，若单纯补血治标，则远水不解近渴。

此外，"气有余便是火"，气郁可以化火，火为热之渐，热迫血妄行；血随气行，气道不顺则血逆而走。故在治疗时，当以疏气解郁，降逆调气为法，此乃谓"宜降气不宜降火"、"宜补肝不宜伐肝"、"降其肺气，顺其胃气，纳其肾气"。疏肝气郁火得除，降逆调气血归经。概括来说，治血必治气，实者当清气降气，虚者当补中升陷。气逆不顺，往往兼有余而化火，故降逆气又应兼泻火，气和则血亦祛。

4. 急则治其标，固本更重要　《医学入门》中说："人知百病生于气，而不知血为百病之胎也"。长期出血造成脏腑虚损，而百病滋生，急性大量出血会造成生命威胁，如何有效地治疗血证，当分清"标"与"本"，从而决定治疗的轻重缓急。从邪正来分，邪气为标，正气为本；从症状来分，原发症为本，继发症为标；从疾病发生来分，原发病为本，继发病为标；阳损于阴者，阳虚为本，阴虚为标；阴损于阳者，阴虚为本，阳虚为标；血虚及气者，血虚为本，气虚为标；气虚及血者，气虚为本，血虚为标。由于疾病的发展变化，矛盾的主次也会随着病情的变化而转化，治疗轻重缓急也应随之进行调整。一般而言，血证的治疗应遵"急则治标，缓则治本"的大法，关老认为，急则虽治标，固本更重要。

（1）祛除瘀血阻络为本：各种原因而致出血，出血为标，而引起各种出血的病理实质，即瘀血阻络致血不循经为本，特别是急性出血，治标虽为急，但维护患者的整体情况更为重要。急性大量出血，病势凶险，易致脱证；长期持续出血，耗伤元气，而至气血两伤。因此，除了针对引起出血的诱因进行止血治标外，还应针对瘀血阻络的病理实质之本，行气活血化瘀，并应针对出血而造成的元气损伤，气血两伤，进行扶正固本。

（2）治疗脾胃后天之本：这也是扶正固本的一个方面，脏腑的气血来源于先天，而滋生于后天，脾胃为气血生化之源，后天气血的滋生有赖于脾的健运，气充血足，气血调达而致和平。此外，脾主统血，脾气虚弱，气不摄血或血行迟缓，致血瘀络组而血溢脉外。故治血当治脾，亦为治血之本。

（三）辨证施治

1. 实证

火热熏灼

主症：口苦咽干、头痛目眩、口渴饮引，可见鼻衄、齿衄、咳血、吐血、便血、尿血、紫斑，血色多为鲜红。

兼症：或有身子热、鼻干、咳嗽、便秘、尿赤、心烦易怒、口臭。

舌象：舌质红，苔薄黄或白。

脉象：滑数。

证候分析：肺胃蕴热，肺失宣肃则咳嗽咳血；胃火上炎则头痛、口臭、齿衄；热灼胃络，肝火横逆犯胃，胃气不降，随血上逆则吐血，血随糟粕而下则便血；湿热下注，迫血妄行，血渗膀胱则尿血。热入营血，迫血妄行，血溢于肌腠还可见紫斑或斑块。舌红脉数为火热熏灼之象。

方药：

生　地　赤　芍　丹　皮　生石膏　知　母　玄　参　大　蓟
小　蓟　藕　节　当　归　白　芍　阿胶珠　白茅根

方解：生石膏、知母清气分之热；生地、丹皮、赤芍、大小蓟、白茅根清血分之热，且可凉血、止血、祛瘀；玄参滋阴降火；藕节行气止血，当归、白芍、阿胶珠补血止血。

加减化裁：

毒热盛者，酌加金银花、花粉、公英、草河车、广犀角（水牛角代）等以清热解毒。高烧者可服紫血散，神昏者选用安宫牛黄丸。

鼻衄者，酌加苦梗、杏仁、橘红、黄芩、荷叶炭、薄荷等宣肺泄热。

齿衄者，加黄连、连翘、升麻等清热解毒泻火。

吐血者，酌加生赭石、旋覆花、竹茹、把叶以和胃降逆。

便血者，加炒地榆、槐角、黄连以清利下焦湿热。

尿血者，去生石膏、知母，加滑石、木通、灯心、琥珀粉。湿蕴结石致尿血者，去生石膏、知母、玄参，酌加金钱草、海金沙、刀豆子、生瓦楞、牛膝、车前子等以清热利湿，化石通淋而止血。

心烦急躁者，加醋柴胡、香附、龙胆草疏肝解郁，清泻肝火。

出血急迫者，加三七粉、白及粉、侧柏炭或合用十灰散化裁。

热盛阴伤者，酌加沙参、五味子、麦冬、石斛、女贞子，旱莲草等以滋阴清热。

湿邪偏盛者，去生地、生石膏、玄参、加藿香、佩兰、杏仁、生苡米、白术等以芳化健脾利湿。

2. 虚证

（1）气虚不固

主症：纳呆神疲、面色萎黄、心悸气短、头晕乏力，可见鼻衄、齿衄、肌衄、吐血缠绵、皮肤紫斑、尿血，血色多为暗淡。

兼症：面色㿠白、夜寐不安、腰膝酸痛、夜尿频数。

舌象：舌苔白、舌质淡。

脉象：沉细。

证候分析：脾主统血，为后天气血生化之源，脾失统摄，血不循经，则致衄血、吐血、脾失健运，四肢肌肉失养则纳呆神疲。气血亏虚髓海失养而头晕；心失所养而心悸，夜寐不安；肾气失固，封藏失职，血随尿出而尿血。肾失开阖，当阖不阖而尿频。肾精亏虚，肾府失养故腰膝酸痛。舌淡、脉沉细为气血两虚之候。

方药：

  生　芪　党　参　白　术　阿胶珠　茯　苓　当　归
  生　地　白　芍　香　附　藕　节　生甘草

方解　上方为八珍汤去川芎，以避其辛温走窜，改为藕节以行气止血。方中重用生芪补气，而求治血必治气，阿胶珠补血止血。

加减化裁：

痞满腹胀者，加木香、砂仁、厚朴以宽中理气消胀。

夜寐不安者；选加首乌藤、柏子仁、远志、龙眼肉、炒枣仁等以安神定志。

大便溏薄者，去生地，加山药、生苡米、芡实以健脾涩肠止泻。

畏寒肢冷者，去生地，加炮姜、肉桂以温阳散寒。

中气下陷脱肛者，加葛根、升麻以升阳益气。

腰膝酸软明显者，加川断、寄生、菟丝子补益肾气。

腰凉怕冷者，加仙茅、淫羊藿温阳益肾。

有痞块癥积者，加杏仁、橘红、生牡蛎、鳖甲以软坚散结。

（2）阴虚火旺

主症：五心烦热、口渴咽干、可见齿衄、咳血、尿血、紫癜。

兼症：潮热盗汗、月经过多、咳嗽少痰、腰酸腿软、两胁疼痛、小便短赤。

舌象：舌质红。

脉象：细数。

证候分析：肾主骨，齿为骨之余，肝肾阴亏，相火升腾迫血妄行则齿衄。虚火伤及脉络，可见月经时多，血溢皮下而致肌衄，血渗膀胱而小便短赤、尿血；肺阴亏虚，肺失润降则干，咳少痰，灼伤肺络而咳血；虚火内蒸故见五心烦热、口渴咽干、颜面潮红。虚火迫津液外溢则见盗汗；肝肾阴虚，脏腑经络失养，而见腰腿酸软、两胁疼痛。舌红、脉数均为阴虚火旺之象。

方药：

  北沙参　五味子　麦　冬　生地炭　丹　皮　炒知柏
  女贞子　旱莲草　赤　芍　牛　膝　当　归　石　斛
  白　芍　阿胶珠

方解：沙参、五味子、麦冬益气养阴，生津敛汗，石斛养阴生津。生地、女贞子、旱莲草、牛膝滋补肝肾，补阴益精。上以大队补阴之品以壮水而制阳光；当归、白芍养血和血，炒知柏滋阴而降火，丹皮、赤芍凉血止血，寓有"欲止血须活血"之意。生地取炭伍以阿胶珠而止血。

加减化裁：

阴虚内热较重者，加青蒿、地骨皮、鳖甲、白薇以清虚热。

咳血者可加川贝、百合、生甘草。久咳不止者可加百部以清肺化痰。

尿血者，可加小蓟、灯心、茅根以凉血止血。

出血明显者，酌加侧柏炭、鹿角胶、血余炭、三七粉养血止血。

盗汗明显者，加浮小麦、生龙牡、五倍子以敛阴止汗。

两胁疼痛者加醋柴胡、香附、泽兰以疏肝理气、活血止痛。

血证在临床上涉及范围广泛，现仅就血液系统、消化系统、呼吸系统、肝病、泌尿系统以及妇科疾患共计 15 个病案进行辨证施治，以体现关老对血证辨治的学术观点以及治疗特点。

三、验案精选（15 例）

案 1 张某某，男，5 岁，外院会诊病例，会诊日期：1971 年 1 月 25 日。

主诉：大吐血、鼻出血已 2 天。

现病史：患儿于 1971 年 1 月初，发现颈部及前胸有红色小血点，以后在洗澡时，稍用力搓擦即出现成片瘀斑。1 月 24 日晨辨认时许突然两鼻大量出血不止。用棉球堵塞鼻道后，一时许，自觉恶心，随即吐出大量紫红色血样物。8 时送某医院急诊，随即收入住院。当天下午及晚上连续 3 次鼻出血及呕血，出血量约有 500 毫升以上，曾输血 200 毫升，并给予多种止血剂及泼尼松等。

1 月 25 日早晨 4 时，右鼻孔又开始流血，并烦闹不安，当即输血 100 毫升，以后患儿心率过速，呼吸微弱呈昏睡状态。当日下午请关老会诊。会诊时症见：患儿面色苍白，高热不退（体温 39℃），全身散在紫斑，神志不清，昏睡不醒，时或躁动，大便秘结，两日不解，小便短赤，两天未进饮食。

化验检查：血红蛋白 91 克/升，血小板 11×10^9/升。

舌象：舌苔黄燥、舌心黑。

脉象：滑数。

西医诊断：原发性血小板减少性紫癜。

中医辨证：温毒入营，迫血妄行。

治法：清热解毒，凉血活血。

方药：

川军炭 6 克	鲜茅根 60 克	生石膏 30 克	玄 参 10 克
生 地 10 克	丹 皮 12 克	阿胶珠 6 克	银 花 30 克
花 粉 15 克	藕 节 10 克	荷叶炭 3 克	白 及 6 克

麦　冬15克　生甘草15克　犀角粉（水牛角粉代）1.5克（冲）

治疗经过：1月26日晨，患儿已醒，下午至夜间一直较安静，傍晚神志完全清楚，体温降至38℃以下，可进流质饮食，当晚停止输液。精神及面色明显好转，未见新鲜出血点。

1月27日，精神继续好转，早晨打针时因哭闹左鼻孔又有少许流血。上方去生石膏、生甘草、犀角粉（水牛角粉代），加青蒿10克、三七粉1.5克、羚羊角粉1.5克（冲服）。

1月30日，服上方3剂后，病情继续好转，面色已显红润，可以坐起，食欲渐增，大便已通，全身未见新出血点，体温恢复正常，仍宗上方加减。方药如下。

北沙参12克　生　地12克　玄　参12克　丹　皮10克
鲜茅根30克　白　芍12克　麦　冬12克　地　榆12克
阿胶珠10克　藕　节12克　银　花15克　大　枣10枚
天花粉15克　白　及　6克

1月31日，化验检查：血红蛋白118克/升，白细胞15.2×10^9/升，中性粒细胞0.65，淋巴细胞0.31，血小板35×10^9/升。患儿精神体力均较好，未见出血，紫斑大部消退，睡眠饮食二便正常，当天出院。后在门诊治疗，服用人参归脾丸、维生素、核苷等。精神虽有好转，但血小板维持在$(20 \sim 30) \times 10^9$/升。以后到北京中医医院门诊，用大枣加阿胶煎服，并服牛皮胶，每日早晚各服半茶杯，同时饮鲜茅根、大小蓟水，1周后血小板上升为51×10^9/升，3周后升至68×10^9/升，继服1个月再查血小板200×10^9/升。患儿精神食欲均好，体重增加。1975年随访，身体健康，已上小学未再复发。

[按语]　本例患儿从表面来看，呈现一片气血极度衰微之象，而关老医生透过现象，细察患儿高热脉数、苔黄而燥、舌心发黑、便秘溲赤，其实质乃温毒入于营血，血流急速，壅遏凝结，瘀血阻络，迫血妄行而致发斑吐衄。因失血过多、热灼营血，阴液大伤，故舌心苔黑，乃津沽火炽之兆。关老采取"釜底抽薪"之法，以达热清血活而止血之效。用犀角地黄汤与清营汤合方化裁。一是清热解毒之品：犀角粉（水牛角粉代）、生石膏、银花、羚羊粉、生甘草、玄参等。二是凉血活血药：军炭、地榆、茅根、丹皮、生地、藕节、荷叶炭、白及、三七等。三是养阴和营之品：沙参、麦冬、白芍、阿胶、天花粉等。

方中川军既有急下存阴之功，且入血分凉血活血破瘀，其用炭者在于加强止血之功，而有缓下不伤正之妙。犀角（水牛角代）虽解心经之热而凉血解毒，且镇惊安神，然其药源少，二诊症缓后改用羚羊角代。生石膏甘寒，为清解气分实热之要药，而对热入营血之症，适当配伍亦收显效。热入营血，卫气必有余热滞留，本例患儿除有热入营血衄血发斑的症候，又有苔黄而燥、便秘溲赤等阳明胃热之症，故当气血同治。

药进 1 剂，患儿次日即清醒，体温下降，吐衄未作，转危为安。后经服牛皮胶配以大枣阿胶、大小蓟等，最后血小板恢复正常。在诊断上辨证与辨病相结合，在治疗上中西医有机结合，取得满意效果。

案2 王某某，女，30 岁，门诊号：0013，初诊日期：1974 年 12 月 5 日。

主诉：齿龈出血，皮肤紫斑半年。

现病史：患者 1 年前自觉周身酸楚，两膝关节疼痛，久站乏力。3 个月以后，发现两大腿外侧有出血点，逐渐增多由小变大连接成片。开始时发红，2～3 天后变青紫，继而转黄，1 周后渐行消退，随后又出现一批，反复发作不间断，开始仅见于腿部以后发展至上肢及胸背部。当年 9 月某医院诊断为血小板减少性紫癜，曾用血宁片、安络血、肝 B_{12}、维生素 K、肌内注射脾注射液，稍见好转，但停药后，病发如故。于 1974 年 12 月 5 日前来北京中医医院门诊，当时症见：头晕头痛，神疲乏力，周身酸痛，四肢仍有紫斑数块，每天刷牙齿龈均出血，食欲不振、月经提前，经量较多，色正常，二例如常。

化验检查：血小板 70×10^9/升，血红蛋白 118 克/升。

舌象：舌红无苔。

脉象：沉滑。

西医诊断：原发性血小板减少性紫癜。

中医辨证：气血两虚，血热未清。

治法：补气养血，清热凉血。

方药：

生 芪15克	当 归10克	白 芍15克	生 地10克
川 芎 6克	阿胶珠10克	佩 兰10克	小 蓟15克
泽 兰15克	槐花炭10克	忍冬藤30克	藕 节10克
白茅根30克			

治疗经过：12 月 11 日，服上方 6 剂，出血稍有减少，但仍感下肢无力，时而浮肿，腰痛，尿短赤，尿检查：蛋白（＋＋），红细胞 0～21 高倍视野，舌苔无，脉沉细。方药如下：

党 参12克	白 芍15克	当 归10克	赤小豆15克
公 英15克	小 蓟15克	白茅根30克	地榆炭10克
女贞子15克	旱莲草12克	川 断15克	侧柏炭10克
阿胶珠10克	炒知柏各10克		

11 月 24 日，服上方 10 剂后，浮肿消退，紫斑减少，尿检正常。近日因劳累

又有少许新的紫斑出现，腰痛，齿龈出血，月经已至，量多，舌苔无，脉沉滑。上方去党参、赤小豆，加生芪 15 克、藕节 12 克继服。

1975 年 1 月 7 日，又服上方 10 剂，自觉体力增加，紫斑未起，牙龈出血已少，食欲增加，舌无苔，脉沉细。检查血小板 $80 \times 10^9/$升。继服下方：

生地炭 30 克	大　枣 7 枚	生　芪 15 克	侧柏炭 10 克
地榆炭 10 克	白　芍 15 克	当　归 10 克	公　英 15 克
女贞子 15 克	小　蓟 15 克	茅　根 30 克	川　断 15 克
旱莲草 12 克	阿胶珠 10 克	炒知柏各 10 克	

另服牛皮胶每日半杯（约 150 毫升）兑少许白糖。

1 月 12 日，患者于 1 月 14 日始服用牛皮胶配合汤剂，1 周后血小板已上升至 $130 \times 10^9/$升，精神体力明显好转，四肢紫斑已基本消退，牙龈很少出血，食欲正常，继服上方配合牛皮胶。

2 月 17 日，复诊时查血小板已升至 $157 \times 10^9/$升，白细胞 $6.1 \times 10^9/$升，紫斑未发，月经正常，无其他不适，1 年后随访未见复发。

[按语]　患者体质素虚，发病半年有余，乏力、纳呆、牙龈出血，四肢紫癜，为气血两虚，脾不统血闪有血热。气血两虚为本，血热内蕴为标，本虚标实。若急于凉血止血治其标，则气虚血滞之病理实质无法改善，欲速反而不达，必须补气养血固其本，清热凉血治其标。方以生芪、当归、白芍、阿胶珠调补气血固其本。以川芎、泽兰活血化瘀，生地、白茅根、小蓟、忍冬藤、佩兰、槐花炭、藕节等清热凉血，利湿解毒治其标。以后曾用过女贞子、旱莲草、川断补益肝肾，知柏、地榆炭、侧柏炭凉血止血等。最后用牛皮胶养血进一步固其本，彻底扭转病机，血小板才得以恢复正常。

案3　周某某，女，38 岁，门诊号 324696，初诊日期：1963 年 2 月 26 日。

主诉：四肢反复出现紫斑已 10 个月。

现病史：患者于 1962 年 4 月，开始发现四肢、躯干、皮肤有斑片状及针尖样出血点，以四肢伸侧为最多，而后经常伴有鼻衄和牙龈出血，曾检查血小板 $60 \times 10^9/$升，诊为原发性血小板减少性紫癜。住院治疗半月，自觉症状好转，紫斑消退，血小板上升到 $90 \times 10^9/$升而出院。同年 8 月，自觉腹痛，食欲不振，检查肝下肋下二横指，化验肝功能各项均有异常，诊断为病毒性无黄疸型肝炎。以后症状逐渐加重，口服保肝西药及静脉注射葡萄糖症状减轻，肝功能好转。至 1963 年 1 月四肢又见出血点及衄血现象，又住某院用激素等药治疗，病情不见好转，于 2 月 26 日来北京中医医院门诊。当时症见：头晕乏力，心悸气短，失眠，食欲不振，腹胀大便干，3～4 日一行，月经量较多，色鲜红，有血块。

既往史：8～10 岁时经常牙龈出血，23 岁患过疟疾，26 岁患过肺结核。

体检：躯干及四肢皮肤有新鲜及陈旧性出血点，心肺无异常，肝在肋下 2 厘米，质软，脾未触及。化验检查：血小板 60×10^9/升，肝功能正常。

舌象：舌苔白腻。

脉象：滑细。

西医诊断：原发性血小板减少性紫癜，肝炎恢复期。

中医辨证：气血两亏，湿热隐于血分，脾胃虚弱。

治法：补气养血，健脾利湿，清热凉血。

方药：

生 芪 15 克	于白术 10 克	杭菊花 30 克	丹 参 15 克
紫 草 10 克	茵 陈 15 克	阿胶珠 10 克	酒 芩 10 克
香 附 10 克	地 榆 12 克	远 志 10 克	玫瑰花 10 克
紫 蔻 3 克	大 枣 10 枚		

治疗经过：3 月 12 日，服上方 10 剂后，食欲好转，紫斑渐退，未见新鲜出血，睡眠欠安，月经适来，色量如常，检查血小板上升至 160×10^9/升，上方加白及 10 克，再服 10 剂。

3 月 26 日，自觉症状基本消失，眠食正常。上方去酒芩、紫蔻、玫瑰花、紫草，加川断 15 克、山药 12 克，继服 14 剂，复查血小板 200×10^9/升，紫斑大部消退，衄血未作，病情稳定，嘱继续服药以巩固疗效。

[按语] 患者齿鼻衄血，四肢紫斑，属于血证范围。关老医生治疗时并非单纯止血，首先要辨明邪正的虚实，患者发病 10 个月之久，既往患过多种病，素体虚弱，今见头晕乏力，心悸气短，为气血两虚之候。脉滑苔腻系湿热内蕴之邪实之候，由于湿热之邪隐于血分，热甚灼津，以致大便秘结。患者气血两虚之体，又常出血、衄血、营阴更伤，肝失所养，肝气横犯脾胃，湿郁于内脾失健运，故见食少腹胀。

方以生芪、丹参、阿胶、大枣补气养血以治其本；白术、酒芩、紫蔻、香附、玫瑰花健脾化湿、疏肝和胃；菊花平肝，地榆、紫草凉血活血而止血，佐茵陈以渗利湿热，远志养心安神。全方有归脾汤气血双补，心脾同治之意，兼以凉肝清利血分之湿热，充分体现了治血先治气，气和血亦祛的道理。

案 4 张某某，男，23 岁，外院会诊病历，会诊日期：1965 年 5 月 3 日。

主诉：皮肤起红斑点 4 年余，近 20 天来症状加重且伴有腹痛便血。

现病史：患者于 1961 年开始发现皮肤散在性红色小斑点，以下肢及踝部周围尤多，大小不一，渐感身困乏力，情绪波动，腹痛泛酸，晨起干呕。4 月 16 日夜，腹部绞痛，足趾发直。次日腿痛不能弯曲，全身并见红斑，经医院诊断为过敏性紫癜，后因腹痛剧烈，翻滚不安，急诊收入住院治疗。

检查：体温 36.8℃，脉搏 80 次/分，血压 110/80 毫米汞柱。发育营养中等，神清合作，全身紫斑隆起于皮肤，小如针尖，大者达 1 厘米，色紫红，压之不退色。头颈部无异常，心肺未见异常，腹部轻度紧张，除左腹部外均有压痛及反跳痛，上腹部尤显，肝脾未及，左手背微肿，双腕关节轻度压痛，其他未见异常。

化验：红细胞 5.36×10^{12}/升，血红蛋白 138 克/升，白细胞 9.3×10^9/升，中性细胞 0.83，淋巴细胞 0.15，血小板 12×10^9/升，血块收缩试验及血沉正常，咽拭子培养有溶血性链球菌，束臂试验阳性，肝功能正常。

经用止血剂及激素治疗，1 周后紫斑虽消，精神好转，惟腹痛不减。4 月 27 日开始便血，甚者 24 小时大便 30 余次，大便为全血便，精神较差，不思饮食，曾输血 200 毫升，效不显著。4 月 30 日，腹痛剧烈，翻滚呻吟，彻夜不眠，疑为阑尾炎，因故未作手术，腹痛不能忍耐，肾囊封闭仅有暂时缓解。5 月 3 日请关老会诊，当时症见：精神极度衰弱，语怯声微，因腹痛而彻夜不眠，忧虑不安，全身紫斑散在或融合成片，腹壁胸部及四肢伸侧最多，恶心呕吐，吐出咖啡样物，甚则水药不能入口，腹痛下坠，大便色紫红而频数。每次数毫升至 200 毫升，小便短赤。

舌象：舌质淡、苔白腻。

脉象：细数躁动。

西医诊断：过敏性紫癜，腹痛待查。

中医辨证：湿热蕴于血分，瘀血阻络，热迫血行，以致肌衄、便血。

治法：清热化湿，凉血活血，益气养阴。

方药：

藿　香 10 克	佩　兰 10 克	川军炭 10 克	生　地 12 克
槐花炭 10 克	土炒白芍 30 克	酒　芩 10 克	川　连 6 克
白茅根 30 克	银　花 30 克	仙鹤草 15 克	地榆炭 10 克
丹　皮 15 克			

伏龙肝 120 克煎水去渣煎群药。

另：西洋参 6 克水煎代茶饮。

治疗经过：5 月 6 日，上方服 2 剂后，腹痛减轻，便血次数减少，每日 10 次左右，皮肤无新出紫斑，精神好转，夜间能睡 3 小时舌苔薄，脉沉细。上方加生芪 15 克、山药 15 克、砂仁 5 克，以加强补气健脾。5 月 11 日，继服 4 剂后，病情明显好转，大便每日 1～2 次，未见黑便，仅偶有腹痛，紫斑渐退，大便潜血阴性。化验检查：红细胞 5.02×10^{12}/升，白细胞 7.2×10^9/升，血小板 140×10^9/升。纳可眠安，无自觉不适，再按上方服数剂以巩固疗效，痊愈出院，未见复发。

[按语]　本患者身困乏力，恶心呕吐，苔白腻，证属脾虚湿阻，蕴久化热，入于营血，迫血急奔，湿热与瘀血凝结，阻于脉道，血溢脉外而出血，浸渍肌肤为肌衄，阻于肠道、腑气不通，则腹痛呕吐。"阳络伤则血外溢，阴络伤则血内溢"。本例阴络阳络俱伤，故衄血、吐血、便血齐作。方中藿香、佩兰、银花、酒芩、川连清热化湿，生地、军炭、茅根、丹皮凉血活血化瘀，土炒白芍、槐花炭、地榆炭、仙鹤草凉血解毒，和血止血。另用伏龙肝和胃止呕止血，西洋参益气生津扶正。本方以治本为要，使之湿热得清，则气血安宁。方中虽无止痛药，但是腹痛减轻，大便虽然带血，但仍用黄连、川军等苦寒之品，取其通因通用，以祛除原肠腑有积的湿热，湿热得除而大便次数反减少。全方标本兼顾，但病势急，故以治标为先，2剂药后症状大减，遂加生芪、山药、砂仁等益气健脾和胃之剂，以加强扶正，直至最后临床基本痊愈。

案5　徐某某，男，33岁，住院号：497866，初诊日期：1965年6月18日。

主诉：皮肤紫斑、齿鼻出血，便血3个月。

现病史：3个月前皮肤出现紫斑，牙龈出血，鼻涕带血，大便紫黑色，伴咽痛，头晕痛，四肢乏力、尿黄。曾住某某医院，骨髓穿刺诊断为再生障碍性贫血，曾用激素、叶酸、输血等效果不显。入院就诊时症见：低热，全身无力，头晕心跳，食纳不佳，四肢颤抖，腰腿酸痛，夜寐不实，极易感冒。

检查：面色黄白，精神萎靡，体温37.8℃，胸背、四肢散在多数黄豆大小紫色斑点，部分融合成片。

化验：血红蛋白30克/升，血小板20×10^9/升，大便潜血（＋＋＋）。

舌象：舌质淡，有紫色斑点，苔薄白。

脉象：沉细无力。

西医诊断：再生障碍性贫血。

中医辨证：气血两亏，脾肾不足。

治法：益气养血，健脾补肾，阴阳双补。

方药：

　　　炙黄芪25克　当　归10克　鹿角胶10克　生　地15克

　　　枸杞子15克　女贞子15克　补骨脂10克　地骨皮15克

　　　青　蒿10克　陈　皮 6克　炒谷芽 6克　龟　板 6克

治疗经过：7月3日，服上药14剂，出现高烧、口鼻干、衄血少许，干咳，口干思饮。治以养阴清热凉血，方药如下：

　　　银柴胡 6克　炙鳖甲15克　茯　苓10克　地骨皮15克

　　　鲜石斛15克　青　蒿10克　知　母10克　玄　参15克

　　　沙　参10克　龟　板30克　生　地10克　甘　草 6克

上方服用 2 个月余，鼻衄已减，血红蛋白稳步上升，乃停止输血，至 9 月 24 日血红蛋白达 100 克/升以上。继续服用本方，遇脾虚腹胀便溏时，少佐健脾之剂，出现苔黄口干尿灼热时，用知柏地黄汤加味，治疗 287 天。1966 年 3 月 31 日出院时血红蛋白 150 克/升，红细胞 5×10^{12}/升，白细胞 6.5×10^9/升，惟血小板波动于（$37 \sim 66$）$\times 10^9$/升。刷牙偶有出血，无力，偶心悸，苔白，脉沉细，治以益气养阴，活血凉血为法，方药如下：

生　芪 30 克　　北沙参 30 克　　玄　参 10 克　　地　榆 15 克

生　地 15 克　　杭白芍 15 克　　鳖　甲 10 克　　阿胶珠 10 克

鸡血藤 15 克　　菟丝子 15 克　　女贞子 15 克　　何首乌 15 克

大　枣 7 枚

另服：全鹿丸 1 丸，鹿胎膏 1 勺。

按上方加减，出血时选加酒芩炭、尾连炭、荷叶炭、小蓟、丹皮、茅根等。虚热苔黄时加炒栀子、黄柏。心悸眠差时加五味子、远志。

从 1966 年 3 月 31 日出院起，至 1968 年 4 月 18 日在门诊治疗，血红蛋白一直在 140 克/升以上，血小板维持在（$88 \sim 134$）$\times 10^9$/升之间。此后患者停止治疗，恢复正常工作。1972 年 5 月 18 日复查血红蛋白 148 克/升，白细胞 5.4×10^9/升。

[按语]　本例血证患者病程已 3 个月，关老医生抓住患者全身无力，头晕心悸，四肢颤抖，夜寐不安，舌质淡，食纳不佳，腰腿酸痛之气血两虚，脾肾不足的本质，以补气养血，阴阳双补为主，旨在补其虚，充其脉，使之阴阳调和，气血而出现高热，口鼻干、口干思饮，遂改用养阴清热凉血为法，最后以益气养阴，凉血活血而收功，仅在出血明显时少佐凉血止血之品。经过治疗，出血消失，贫血得以改善，经随访数年病情稳定，恢复正常工作。

案 6　刘某某，男，6 岁半，门诊号：2113，初诊日期：1975 年 11 月 8 日。

主诉：经常鼻出血已 6 年。

现病史：患儿不满 1 周岁时即发现时有鼻出血难止，间或两腿皮肤出现紫斑。1975 年 9 月，因乳牙脱落，出血不止达数小时，到某医院检查，诊为血友病，当时输母血 100 毫升，出血停止。以后口鼻时有少量出血，体质日渐衰弱；面黄嗜卧，腿痛不愿活动，西医检查诊断同上，同时发现严重贫血。10 月 5 日查血红蛋白 39 克/升，红细胞 1.3×10^9/升，出血时间 5 分钟，凝血时间 27 分钟，血块收缩时间正常，血小板计数正常。服红卫一号糖浆、血宁片，以及其他西药，效果不明显。于 11 月 8 日来北京中医医院门诊，当时症见：面黄体弱，头发干枯不荣，口鼻衄血，下肢微肿，行走受限，小腿皮肤可见少数出血点，食欲不佳，二便一般，肝在肋缘下 1 厘米，质尚软，脾未触及。

父母体健，亲属中未发现有类似出血病史。

舌象：舌苔薄白，质淡。

脉象：沉细数。

西医诊断：血友病。

中医辨证：气血两虚，血分蕴热。

治法：补气养血，凉血活血，佐以止血。

方药：

生　芪15克	当　归10克	白　芍10克	生地炭15克
川　芎6克	阿胶珠10克	荷叶炭10克	血余炭10克
槐花炭10克	炒地榆10克	藕　节10克	胆草炭6克
大　枣10枚			

治疗经过：上方服10剂，精神好转，下肢浮肿渐消，行走已较有力，未见出血，11月18日查血红蛋白85克/升，白细胞6.3×10^9/升，血小板275×10^9/升，出血时间1分34秒，凝血时间13分，血块收缩时间正常，肝功能检查正常。上方去槐花炭、胆草炭、血余炭、藕节，加川军炭6克、白茅根30克、石斛12克、三七粉0.6克分冲。

11月28日，3天前曾鼻出血1次，2～3天才止，精神好转，较前爱玩，舌苔白，脉沉滑。方药如下：

麦　冬10克	血余炭10克	补骨脂10克	川　断15克
生地炭10克	荷叶炭6克	川军炭6克	生　芪10克
杭白芍15克	当　归10克	川　芎6克	石　斛10克
阿胶珠10克	炒地榆10克	白茅根30克	大　枣10枚
三七粉0.6克（分吞）			

12月5日复查血红蛋白100克/升，白细胞7.4×10^9/升，血小板244×10^9/升，出血时间1分30秒，凝血时间2分30秒。患儿鼻衄已止，面色红润，精神佳，饮食二便正常，能跑跳玩耍。嘱继服上药，以巩固疗效。1976年10月追访，病未复发。

[按语]　关老医生观察到患儿体弱面黄，嗜卧，毛发干枯不荣，脉细舌淡，认为证属气血两虚。因其出血不止，口秒重，脉数，说明血分蕴热。方以四物、生芪、阿胶珠、大枣益气养血，气充血盈则气血流畅，瘀血化散而瘀祛生新，为治本。另用生地炭、荷叶炭、血余炭、炒地榆、藕节、胆草、槐花炭凉血止血以治其标。虽然急则治其标，而固本更重要，治本才能从酝酿上改变气血"形与质"的变化。患儿服药10剂，血热渐清，遂去苦寒之剂，加用养阴活血之品，最后仍以益气养血，活血育阳为治，决非单纯止血可奏效。1年后随访，病

情稳定，未再复发。

案7 沈某某，女，50岁，初诊日期：1993年6月18日。

主诉：无原因鼻衄8年。

现病史：患者8年来经常鼻衄，曾多次到耳鼻喉专科医院检查未明确原因，血象正常，各种生化指标未见异常。经过局部烧灼、止血剂填塞、服用多种中西药物，或者减轻而无显效，近1周来鼻衄加重，色鲜红，量多，于6月18日来院就诊。

现症：两鼻衄血，心烦起急，口干思饮，便干溲黄，纳食尚可，睡眠欠安，月经量少。

舌象：舌苔薄黄、质红。

脉象：沉滑。

西医诊断：鼻衄待诊。

中医辨证：阴虚血热，迫血妄行。

治法：养阴清热，凉血止血。

方药：

北沙参30克　麦　冬10克　五味子10克　生　芪20克

当　归10克　香　附10克　生地炭10克　白　芍15克

炒地榆10克　大小蓟30克　阿胶珠15克　白茅根30克

牛　膝15克　薄　荷10克　瓜　蒌30克

治疗经过：上药服用1剂后，鼻衄明显减轻，3剂后鼻衄止，诸症消失，患者意想不到8年顽疾3剂药而除，2个月后追访，未再复发。

[按语] 本例患者鼻衄8年，久病阴血俱伤，血伤必及其气。口干思饮、溲黄、舌质红为阴虚血热之象。肺开窍于鼻，鼻衄为肺热之征象，肺与大肠相表里，肺热阴伤而见大便干。方以生脉饮益气养阴，生芪、当归、生地、白芍、香附、阿胶珠益气养血，以治其本。大小蓟、白茅根凉血活血，此为欲止血必活血之意。生地取炭、佐炒地榆凉血止血治其标。方中有三味药寓意巧妙，一是牛膝，可补肝肾、活血通经，且可引血下行，最宜用于阴虚火旺之吐血、衄血；二是薄荷，入肺肝二经，清凉宣散解热散风，上清头目，下疏肝气，为肺肝二经之要药，患者心烦急躁用之最宜；三是瓜蒌，入肺、胃、大肠三经，既能清上焦之积热，又可化痰油胶黏，而且能润燥滑肠，患者阴虚血热易致血瘀，血瘀日久又可化生痰水，痰瘀互结而病情加重，故用瓜蒌可谓一箭三雕。

案8 梁某某，女40岁，初诊日期：1992年4月24日。

主诉：阴道大量出血1周不止。

现病史：患者于4月12日行经，5天后于4月17日突然阴道大量出血不止，乃赴某医院检查，未得确诊，遂行刮宫手术，术后大出血不止已7天，天4月24日请关老医生诊治。当时症见：全身无力，心悸气短，步履困难，不思饮食，语言无力，面色苍白，睡眠不安。

舌象：舌质淡、无苔。

脉象：沉细数无力。

西医诊断：刮宫术后功能性子宫出血。

中医辨证：脾虚气陷，气虚血滞以致崩漏。

治法：补中益气，摄血周经。

方药：

生　芪20克	川　芎10克	阿胶珠10克	炒升麻 5克
当　归10克	香　附10克	炒地榆10克	杜仲炭10克
杭　芍15克	生　地10克	石　斛10克	侧柏炭10克
远　志10克			

治疗经过：服上药2剂，出血已止，只有淋漓少许，已能自行下楼，尚感心悸气短，食纳好转，二便正常。舌质淡、无苔，脉沉细。患者出血已止，虽气血两伤，已有脾虚之象，再以补气养血，健脾和中以善其后。

生　芪30克	炙甘草 6克	川　芎10克	地　榆10克
党　参10克	生　地10克	香　附10克	阿　胶10克
白　术10克	杭白芍10克	砂　仁 5克	益母草10克
茯　苓10克	当　归10克	川　断15克	

服上药2剂，经血已止，诸症悉减，再进5剂以固疗效。半年后随访未见复发。

[按语]　血"大下日崩，淋漓不止日漏"。关老认为本例患者素脾虚不能统血，又行刮宫伤及气血，以致气虚不能摄血而成崩证。方以补中益气治其本，气充血足则血摄经固。因出血量大不止，以阿胶、炒地榆、杜仲炭、侧柏炭凉血止血，以治其标，标本兼顾。2剂而血止，再以补气养血，健脾和中而善其后。

案9　闻某某，女，21岁，未婚，初诊日期：1963年5月7日。

主诉：月经持续不断已20余天。

现病史：患者闭经半年，于4月14日经适来，伴有腹胀，腰酸痛，开始月经量少，夹有黑色血块，曾服红花等活血中药3剂，月经量增多，色转红，复诊时改投以参茸丸，月经量突然增多，持续不断，曾在医务室注射黄体酮14针，出血未止，又到某医院治疗，仍用黄体酮与乙烯雌酚、苯甲酸求偶二醇等内分泌药物治疗，仍不见效，遂来北京中医医院门诊治疗。当时症见：阴道出血不止，气短、心悸、心烦急躁，胃纳欠佳，腰酸腹胀，疲倦乏力，大便正常。

既往史：月经周期尚准，有痛经史，近半年来经闭不行。过去有肝大腹胀史，但未确诊。

舌象：苔薄黄、尖红。

脉象：弦细滑稍数。

西医诊断：功能性子宫出血。

中医辨证：脾胃不足，阴虚血热，以致崩证。

治法：养阴清热、凉血活血，佐以益肾和中。

方药：

生　地15克　丹　皮10克　地　榆12克　血余炭12克

川断炭12克　小蓟炭15克　阿胶珠10克　仙鹤草10克

赤　芍10克　生赭石10克

治疗经过：5月11日，服药3剂后阴道出血逐渐减少，昨日开始明显减少，腹胀仍在，惟觉气短，上方去生赭石、赤芍、小蓟，加厚朴10克、枳壳3克、生甘草3克，再进5剂。5月20日出血已止，进以调补开胃消导之剂。

5月31日，月经适来，色黑，血量不多，自觉疲倦，脉象弦滑，舌苔薄白。方药如下：

生　地12克　丹　皮10克　地　榆10克　血余炭10克

川　断12克　二芍各10克　阿胶珠10克　仙鹤草　6克

6月5日，服上方3剂后，月经已过，本次带经4天，自觉良好。

[按语]　患者素体阴虚血亏，虚热内生，更加灼耗阴血，以致经闭半年不行。虽然月经适来，但量少色黑，因服用活血药，复又参茸温补，本为阴虚之体，加之温热之弊，两热相加，热迫血行而阴道出血不止。症见头晕、心烦急、舌红，脉弦细滑等为阴虚肝旺肝阳上越之征。心悸气短，胃纳欠佳，腰酸腹胀，疲乏无力乃脾肾不足之象。方以生地、丹皮、赤芍、地榆养阴凉血活血；川断、阿胶珠补肝肾养阴血止崩漏，赭石平肝和胃；小蓟炭、血余炭、仙鹤草凉血止血。继以加强调脾滋肾开胃消导之剂而收功。

案10　李某某，女，40岁，初诊日期：1993年4月15日。

主诉：经行流血不止已5天。

现病史：患者平素月经腹痛，行经日久，经行量多已多年。本次月经来后量多，频繁去厕所每日10余次，经血沿腿下流，已用15卷卫生纸，经血传伴有黑色血块，少腹坠痛，过去多次妇科检查未见异常。曾服3剂中药未见效果，遂来就诊。当时症见：面色萎黄，心烦起急，心悸气短，纳食不甘，腰酸腿软，全身乏力，口干思饮，小溲短赤，头晕眠差，少腹坠痛。

舌象：舌苔微黄，质稍红。

脉象：沉细。

西医诊断：功能性子宫出血。

中医辨证：脾肾不足，肝旺血热之崩证。

治法：健脾补肾，凉血疏肝。

方药：

生　芪30克	当　归10克	山　药10克	香　附10克
生　地10克	二芍各15克	川　断15克	寄　生30克
牛　膝10克	丹　皮15克	大小蓟30克	白茅根30克
阿胶珠15克	藕节炭10克	泽　兰15克	益母草15克

治疗经过：上药服3剂，崩症立止，腹痛腰痛腿软，心烦起急，口干思饮等症悉减，惟乏力气短，纳食欠甘，舌苔转白，继以健脾调中，益气养血之剂以善其后。方药如下：

生　芪30克	当　归10克	香　附10克	党　参10克
白　术10克	茯　苓10克	藿　香10克	川　断15克
二芍各15克	藕　节10克	泽　兰15克	生　地10克
阿胶珠15克			

上药3剂后，诸症消失，5月15日月经复至，带经4天，经量正常，无明显不适。

[按语]　患者纳呆乏力，腰痛腿软证属脾肾两虚，而现崩证，乃冲任不固之象。方中生芪、山药、川断、寄生、牛膝等健脾补肾固冲而治其本；心烦起急，口干思饮，头晕心悸，苔黄质红为肝旺血热之象，方中当归、生地、白芍、香附等养血柔肝，疏肝行气。赤芍、丹皮、白茅根、大小蓟凉血活血。患者经行腹痛、黑色血块，为有瘀血，伍以泽兰、益母草活血祛瘀，瘀祛生新，腹痛而止，血块消失。因患者血崩不止，方以阿胶珠、藕节炭滋阴补血，阿胶善治阴虚内热之出血，藕节长于凉血止血，二药合用在上述凉血活血之品的基础上，以治血崩之标。服药3剂，血崩立止，继以党参、白术、藿香、茯苓等健脾调中，益气养血之吕固本扶正，以除其患。

案11　齐某某，女，33岁，初诊日期：1964年5月5日。

主诉：咳嗽、咳血、胸痛4年。

现病史：患者于1955年体检，胸透发现右上肺有可疑阴影，因无症状未重视。1960年4月因咳嗽胸痛，经某医院胸透诊为右上肺浸润型肺结核，服用异烟肼，同年9月大咯血1次，出血量约300毫升，X线胸片示右上肺形成空洞，遂住院治疗1年，病灶吸收好转，空洞闭合出院。1963年1月再次出现咳嗽，痰中带血，X线胸片示右上肺病变复发进展，空洞复现，痰结核菌（＋），住某疗养院治疗14个月。住院期间除口服异烟肼外，肌内注射链霉素，并行异烟肼气管内滴注，异烟肼合并链霉素雾化蒸气吸入5个多月，痰菌持续阳性，空洞仍未闭合，断层摄片示右上肺叶厚壁 空洞病灶4厘米×6厘米，决定作右上肺切除，后因家属有顾虑，自动出院。出院后曾服异烟肼数月，后因肝功能异常而停药。从1964年5月5日开始在北京中医医院门诊治疗。

现症：咳嗽痰多，偶有痰中带血，口干咽燥，午后五心烦热，右胸闷痛，夜寐不安，盗汗，食欲不振，大便时干，月经量少，经期后错，形体消瘦，面色黄白，两颧微赤。

舌象：舌质红、苔薄黄。

脉象：沉细稍数。

西医诊断：空洞性肺结核。

中医辨证：气阴两伤，阴虚火旺，伤及肺络，以致咳血。

治法：养阴清热，润肺化痰、止咳。

方药：

旋覆花10克　生赭石10克　北沙参15克　二冬各10克

生甘草 6克　百　部10克　玄　参30克　百　合15克

杏　仁10克　生石决30克　炒知柏10克　桔　梗10克

川　贝12克　生　地12克　银　花15克

天花粉15克　三七粉、白及粉各1.2克（分冲）

治疗经过：以上方为主，随症加减治疗半年余。因痰中带血，曾加减用炒地榆、小蓟、藕节等凉血活血药；因气闷胸痛，曾加减用瓜蒌、苏梗、荷梗、郁金等行气宽中药；因乏力气短，曾去旋覆花、赭石、知柏，加生芪、党参、白芍、丹参、当归、首乌、远志等。服药120余剂，病情逐渐好转，咳嗽减轻，咳血未发，精神食欲转佳，晚间盗汗已止，惟仍诉心悸气短，身倦乏力，舌苔已退，舌质稍红、脉沉细无力，此乃邪势已去，正气渐复，遂改用补气养血，佐以清热润肺之品，继续调治。方药如下：

生黄芪15克　当　归10克　生　地12克　杭白芍30克

杏　仁10克　橘　红10克　首　乌15克　远　志10克

香　附10克　地　榆12克　小　蓟15克　银　花15克

天花粉12克　藕　节12克

上方加减：胃纳欠佳时曾用藿香、白术。右胁痛曾加木瓜、生石决、丹参等。共服药2个多月，自觉症状几除，体重增加，精神体力如常，胸部X线透视原有结核病灶稳定。于1年后恢复原工作，至1975年止10年来健康状况良好，原结核病未复发。

[按语]　患者9年前发现肺部阴影，由于延误治疗，5年后形成空洞，大

量咯血，经治疗后好转，2 年之后又复发，虽经抗痨治疗 1 年余未效，因家属不同意手术治疗而行中医治疗。关老认为：患者素因体虚，肺气不足，感邪而致病，经治疗后好转。但其所以复发，且用原治疗无效，系因肺气大伤，正不抗邪，以致空洞久久不能闭合。肺气不足，病邪作祟经久必耗其阴血，而现一片阴虚内热之候。

关老在治疗时，重点在于养阴清热，以沙参、二冬、玄参、花粉、知柏、生地、银花为主，配合百合、川贝、旋覆花、杏仁、桔梗、百部、甘草等润肺化痰，以清肺。生石决、赭石平肝潜阳，三七、白及活血补肺止血。热清阴复，肺气肃降平和，朝百脉，兴布化，气血得畅，咯血得止。患者虽以咯血为主症，但未拘于止血之剂，等热势渐清，气血两虚之象显现、遂以补气养血为法，稍佐清热润肺之品而获效。

案 12　党某某，男，48 岁，外院会诊病例，会诊日期：1960 年 9 月 8 日。

主诉：呕血、黑便已 3 天。

现病史：患者于 1960 年 9 月 5 日开始腹痛，解柏油样大便，每日 3～4 次，身有微热，头昏口干，恶心欲吐，当日住某院，入院次日便血未止，脉搏 120 次/分，血压 86/66 毫米汞柱，血红蛋白下降至 45～3 克/升，2 天中先后输血共 2800 毫升，病情稍见稳定。于 9 月 7 日起又相继呕吐咖啡样血性液体约 400 毫升，乃于 9 月 8 日晨，急行剖腹探查术。术中未找到可疑的出血部位，术后仍出血不止，同时并发肺炎，遂请关老会诊。当时症见：高热（39℃）、面色黝黑，神识昏蒙，头汗如油，唇干舌燥，呼吸急促，呃逆频作，时欲冷饮，今日已解柏油大便 2 次，量较多。

舌象：舌苔黄燥而垢。

脉象：沉细无力。

西医诊断：急性消化道出血。

中医辨证：血热炽盛，迫血妄行，营阴大伤，正气欲脱。

治法：滋阴清热，凉血活血，佐以止血、扶正固脱。

方药：

西洋参 10 克	犀　角 (水牛角代) 3 克	生　地 60 克	鲜茅根 60 克
炒知柏各 10 克	玄　参 10 克	白　芍 30 克	鲜石斛 30 克
天花粉 15 克	麦　冬 15 克	阿胶珠 10 克	地骨皮 10 克
川贝母 10 克	仙鹤草 10 克	侧柏炭 10 克	炒地榆 10 克
银花炭 15 克	三七粉 2.4 克（分冲）		

局方至宝丹 1 丸分服

另用伏龙肝 60 克先煎，去渣煎群药。

治疗经过：9月9日，服上方1剂后未再呕血，便血亦减少，但身热仍重，发烧未退，脉数无力，舌脉同前，用人参白虎汤加减：

西洋参10克　生石膏30克　玄　参10克　知　母10克

鲜茅根30克　仙鹤草10克　杏　仁10克　瓜　蒌12克

川贝母10克　杭白芍30克　生　地10克　银　花30克

荷叶炭10克　地骨皮10克　天花粉15克　石　斛30克

麦　冬15克　藕　节10克　牛　膝10克　青　蒿10克

灯　心1.5克

安宫牛黄丸1丸分吞。

9月11日服上药2剂后，身热已退，今日体温未超过37℃，未再便血，精神好转，血压120/90毫米汞柱，血红蛋白85克/升，红细胞2.7×10^{12}/升。仍有咳嗽、痰多，舌苔薄白，脉沉数已较有力，再拟清热凉血止血，润肺化痰为法。方药如下：

生石膏12克　玄　参10克　炒知柏各10克　杏　仁10克

生　地30克　白　芍30克　当　归10克　花　粉15克

川　贝10克　银　花15克　瓜　蒌12克　仙鹤草10克

侧柏炭10克　荷叶炭10克　海浮石10克　黛蛤散10克

阿胶珠10克　白茅根15克　地榆炭　6克

9月16日，服上方3剂后，病情稳定，精神食欲转佳，咳喘已平，惟觉头晕心慌，舌苔白，脉沉细。方药如下：

西洋参10克　生　地10克　白　芍30克　当　归12克

阿胶珠10克　椿皮炭10克　芥穗炭10克　乌梅炭10克

焦白术10克　酒黄芩10克　荷叶炭10克　伏龙肝15克

陈　皮　6克

三七粉、白及粉各1克混匀分2次吞服。

病情继续好转，精神体力逐步恢复，改用八珍汤加味、调理气血，以善其后。观察3个月余，诸症已平，痊愈出院。

[按语]　本例上消化道出血，未明确出血部位，由于出血较多，处于休克状态，虽经大量输血，止血剂，仍出血不止，同时并发肺炎，气阴受损太甚，以致邪热炽盛而正气欲脱，呈现神智昏沉，头额汗出如油，呼吸短促，脉数无力，此乃阴血大脱，阳气将亡之候。其主要病机在于邪热入血，迫血妄行，阴血大伤以致正气频于消亡。治以扶正固脱为要务，急撤血分之大热，扶助正气，才能有效地控制出血。故重用生地、鲜茅根、犀角（水牛角代）、玄参、知柏、麦冬、鲜石斛、川贝、花粉、地骨皮滋阴血清血热，凉血宁血，通调气血，仿犀角地黄

汤与清营汤之意，所不同者，在于滋阴益气，故用西洋参、杭白芍、阿胶珠扶正固脱，佐以仙鹤草、侧柏炭、炒地榆、银花炭、三七粉凉血活血止血，热象退后选用芥穗炭、椿根皮、乌梅炭等固涩升提止血药。另用至宝丹清心开窍，以安心神。

本患者有黑色柏油便，中医当属远血，故方中用伏龙肝先煎去渣，再煎群药。以温中和胃，涩肠固下，有止呕、止泻、止血的作用，用此一味辛温之昷，以制寒凉太过。本例以扶正固本为主，佐以凉血活血止血而治标，中西医密切结合挽救了患者的生命。

案 13　陈某某，女，62 岁，外院会诊病例，会诊日期：1962 年 3 月 13 日。

主诉：双下肢皮肤反复出现紫斑 1 年余，鼻出血 1 个月余。

现病史：患者 1 年来食欲不振，消瘦，两侧小腿部经常出现瘀血斑点伴轻度浮肿，四肢酸楚，心慌，疲倦乏力，两侧胁胀，经医院检查肝脾肿大。近 1 个月以来经常流鼻血，量较多，有时持续 2 ～ 3 小时，其他症状逐渐加重，入某院住院进一步检查治疗。

既往史：素高血压史 20 余年

检查：体温正常，发育营养良好，腹部背部及双下肢散在针尖样出血性紫斑，肝于胁下 7 厘米，脾在脐下 3 厘米，质硬，无触痛。

化验：白细胞 30×10^9/升、中性细胞 0.6，单核细胞 0.1，血红蛋白 110 克/升，红细胞 3.18×10^{12}/升，血小板 48×10^9/升，麝香草酚浊度试验 11.4 单位，谷丙转氨酶 18 单位，出血时间 1.5 分钟，网织红细胞 0.012，凝血酶元时间 37 秒（正常对照 18 秒），尿蛋白（＋＋）、偶见颗粒管型。胸透：右侧胸腔有少量胸水，并经胸膜腔穿刺术证实。

入院后曾用抗生素、抗结核、维生素等治疗，胸水吸收，其他症状同前，3 月 13 日请关老会诊。

当时症见：食欲不振；消瘦，疲倦乏力，心慌，头晕，腹胀，睡眠不安，皮肤有紫色斑点，鼻衄血，下肢浮肿，时有自汗盗汗。

舌象：舌苔薄白，质暗红。

脉象：滑数沉取无力。

西医诊断：斑替综合征、结核性胸膜炎。

中医辨证：气虚血滞，湿痰阻络，伤及阴血。

治法：益气养血，滋阴凉血，活血化痰。

方药：

　　　生　芪 12 克　当　归 10 克　杏　仁 10 克　橘　红　10 克

　　　茵　陈 30 克　败酱草 30 克　生　地 10 克　白　芍　30 克

丹　皮 10 克　木　瓜 10 克　侧柏炭 15 克　炒知柏各 10 克

地骨皮 10 克　生牡蛎 12 克　银　花 20 克　浮小麦　12 克

香　附 8 克　车前子 10 克　羚羊粉 1.2 克（分冲）

治疗经过：3 月 26 日，上方服 12 剂，皮下出血斑点消失，精神好转，偶有少量鼻出血，稍按压即可止。上方去侧柏炭、地骨皮、浮小麦，加小蓟 15 克、血余炭 10 克、川连 5 克、泽兰 10 克、灯心 1.5 克。复查凝血酶元时间 16.5 秒（正常对照 16 秒），按上方略有加减，共治疗 3 个月，症状消失，皮下出血，鼻出血均止，病情稳定。1962 年 11 月 1 日复查肝功能正常，随诊 1 年余，未见复发。

[按语]　本例患者病程日久，以鼻衄、肌衄为主症，临床表现为气虚、脾虚之象，气虚不能摄血，脾虚不能统血，脾不运湿，凝结生痰，蕴积生热，以致痰湿阻络，热伤血络，而生诸症。方以生芪、当归、白芍益气养血为主，香附行气以助活血，生牡蛎、地骨皮、生地、知母养阴清热，杏仁、橘红、木瓜化痰醒脾，丹皮、羚羊粉、侧柏炭清热凉血止血，茵陈、败酱草、黄柏、银花、车前子清利血分湿热，浮小麦益气敛汗。重点在于调理气血，以治其本，清利湿热以治其标。

案 14　蔡某某，男，52 岁，初诊日期：1976 年 3 月 13 日。

主诉：发作性腰痛及血尿 1 年余。

现病史：患者因尿频尿急，腰痛而检查确诊为输尿管结石已 1 年余，每隔 1~2 个月发作一次，右侧腰腹部绞痛，伴有尿频、尿急及血尿。

检查：X 线片示右侧输尿管的下湍见有 1 厘米×2 厘米大小的枣形结石阴影。尿检：红细胞多数。

舌象：无苔。

脉象：沉弦。

西医诊断：右侧输尿管结石。

中医辨证：湿热蕴蓄下焦，凝结成石。

治法：清热利湿，益气通淋。

方药：

生　芪 15 克　萹　蓄 30 克　瞿　麦 15 克　海金沙 15 克

车前子 10 克　二芍各 15 克　生瓦楞 30 克　刀豆子 30 克

金钱草 30 克　泽　泻 12 克　牛　膝 15 克　木　通 10 克

治疗经过：上方连服 17 剂，尿血已止，并排出结石一块，大小与原结石略同。又经 X 线摄片复查，右输尿管下端未见结石阴影。

案 15　俞某某，女，54 岁，外院会诊病例，会诊日期：1977 年 5 月 27 日。

主诉：右侧腰痛，血尿已 3 天。

现病史：患者于 3 天前突然发生右侧腰部绞痛，继而尿色鲜红，去某院急诊，注射止痛针后缓解。化验尿常规：红细胞满视野。X 线片诊断为右侧肾结石，遂住院观察，疼痛发作时须注射杜冷丁才能缓解，而后自觉胃中不适，不能饮食，饭后胸部满闷，大便不畅。服用排石汤后，出现恶心、呕吐，腹泻。会诊时症见同上，腰痛仍未缓解，小便量少，镜下血尿仍在。

既往史：素有冠心病史，胸闷、心悸，心电图检查：T 波倒置。

舌象：舌苔薄黄。

脉象：沉滑。

西医诊断：右侧肾结石；冠心病心绞痛。

中医辨证：下焦湿热，肝胃不知。

治法：清利湿热，平肝和胃。

方药：

旋覆花 10 克　生赭石 10 克　藿　香 10 克　杏　仁 10 克
橘　红 10 克　焦白术 10 克　酒　芩 10 克　川　连 3 克
白　芍 45 克　当　归 10 克　玄胡索 10 克　木　瓜 12 克
六一散 12 克　茵　陈 12 克　车前子、草各 15 克
蔻　仁 5 克　丹　皮 12 克

治疗经过：5 月 30 日，上方服 3 剂后胃脘不适与恶心呕吐已解，腰痛缓解，镜下血尿已止。已能进食，大便畅，小便量少，胸闷见好，午后微有低热，舌苔白，脉沉滑。上方去车前子、草、丹皮，加赤小豆 15 克、海金沙 10 克。继服 5 剂后，排出棱形米粒大小结石三块，腰痛已止，精神体力恢复，胸闷已减，食纳一般，二便自调，脉沉，舌苔正常。拟以健脾和胃，养血利湿之剂，以善其后。方药如下：

党　参 12 克　旋覆花 10 克　生赭石 10 克　藿　香 10 克
杏　仁 10 克　橘　红 10 克　焦白术 10 克　白　芍 15 克
当　归 10 克　香　附 10 克　金钱草 30 克　远　志 10 克
车前子、草各 15 克　　　　　木　瓜 12 克　牛　膝 12 克
蔻　仁 6 克

服上方 3 剂后，又排出三块米粒样结石，血尿、腰痛均已消失，食欲正常，心慌气短消失，心电图检查结果有好转，继服上方以巩固疗效。

[按语]　输尿管与肾结石的发生，多因肾与膀胱气化功能失常，过食辛辣、肥腻厚味等蕴生热，结于下焦，湿热久蕴煎熬尿液，且与污浊秽物凝结而为砂石。气滞血凝故见腰腹部绞痛，气化不利而见尿频、涩痛，甚而尿流中断，湿

热汐伤血络故见尿血。

案14 宗八正散之意，除用萹蓄、瞿麦、车前子、木通、泽泻清利下焦湿热，通利小便外，并用海金沙、金钱草清热利尿、通淋化石。此外配合赤芍凉血活血，用生芪补气、白芍养血，牛膝补肝肾，使气血充足，气化功能恢复，足以推动结石下行，且牛膝性善下行而滑窍，兼可散瘀，用以治石淋最为理想。独特的是用生瓦楞散痰结，刀豆子以降胃逆，二药并用不但体现了治血必治气的道理，而且关老认为此组药有舒张平滑肌的作用，有利于结石的下行与排出。7剂药后，血尿止，并有结石排出。

案15 因为尿路结石，患者胃中不适，不能饮食，大便不畅，服用排石汤后，反而出现恶心、呕吐，腹泻。见有肝胃不和之象，若继续使用清利排石之剂，反而不利。关老本着"治血必治气"的原则，以平肝和胃调理气机为主，佐以清利湿热。方中覆花、生赭石、藿香降逆和胃，以平肝胃之逆气，杏仁、橘红、蔻仁行气和胃化痰，焦白术健脾和胃而利湿，当归、白芍养血活血而缓急，木瓜、白芍、玄胡索活血行气缓急止痛，川连、酒芩、丹皮、茵陈、车前子，草、六一散清利湿热。从表面上看似与排石无关，而实际上则是治病之本，调理气机，以促进3焦气化之功能，通过治气而达到治血的目的，寓意颇深。所以药进3剂后，血尿止，诸症减，而后在原方的基础上，稍加金钱草、海金沙清利下焦湿热之剂即见结石排出，最后以健脾和胃，养血利湿之法而收功。突出了中医辨证施治的特点，而不拘泥于固定的方药，才能充分地发挥中医中药的治疗作用。

【附】牛皮胶

牛皮胶系民间验方，制法如下：取新鲜牛皮（不拘量）去毛，洗净用绞肉机绞碎后，用清水煎熬成稀胶状，以无皮渣为度。功能养阴补血，效如阿胶，实践证明对升血小板有一定的效果。

服法：成人每日服100～200毫升，小儿每日50～100毫升，分1～3次服完。服时可加入少许香油，食盐或白糖以调其味，可单独服用或配合汤药服用。若有的小儿单服此胶出现烦躁起急者，可另用茅根、小蓟各30克煎水为引同服。

案1 男某，男，3岁。

患儿于1年前（2岁时）因感冒发烧，扁桃体炎而服四环素及注射退烧药，此后发现经常鼻衄，隔几天犯一次，经查血小板60×10^9/升，服维生素等药无效。以后服用鲜牛皮胶，连续服了三个牛头皮，共约1个多月，复查血小板上升为180×10^9/升，近1年来鼻衄一直未犯，发育良好，血小板一直在正常范围。

案2 黄某某，男，35岁。

患者十几年来经常鼻衄，经检查血小板35×10^9/升，曾用各种中西药治疗未见好转，后服用牛皮胶（约一张半牛头皮）半月，复查血小板上升至（100～105）×10^9/升，自觉精神体力均有好转，鼻衄未作。

案3 张某，女，28岁。

患者因病内服氯霉素后血小板下降到55×10^9/升，身出紫斑，经服用维生素、泼尼松、花生米皮片剂，注射辅酶A，血小板上升至80×10^9/升左右，停药则下降。经服牛皮胶（共服牛皮3斤多），血小板增到110×10^9/升，后停药，3年后查血小板一直在（80～120）×10^9/升之间。

案4 谢某，男，3岁。

患儿于1973年10月因患阑尾炎穿孔继发腹膜炎，经某院术后高烧不退，服用多种抗生素腹膜炎治愈。1974年4月右鼻孔经常出血，有时量大不止，血小板降至20×10^9/升，服用维生素、红卫一、二号，注射安络血，输父血200毫升，多种中草药，血小板仍在20×10^9/升左右。于1974年8月开始服用牛皮胶，每日3次，每次20～30毫升，1周后血小板升至50×10^9/升，2周后上升至80×10^9/升，继又服一张牛头皮，血小板升至170×10^9/升，在服用过程中有时烦躁起急，曾同时加服茅根、小蓟煎剂。后停药观察，半月后血小板升至220×10^9/升。半年后复查，血小板稳定在182×10^9/升。

第二十节　常见皮外科病的气血辨证

一、简述

皮外科疾病范围广泛，病种繁杂，其中有的发病急速，病情凶险，确属难治之证。现仅就一般常见皮肤病的辨治施治，阐述关老的学术思想。

常见皮肤病与一般外科疾病，多以红、肿、热、痛、丘疹、水泡、渗出、溃烂瘙痒为主要表现，而属"湿疡"范畴。

二、关老对此病的独特认识

（一）病因病机

究其病因，离不开风、毒、湿、热、虫等几个方面。外感风邪，冒涉水，久坐湿地，汗出当风；饮食不节，嗜食膏粱厚味，鱼虾腥味，或饮酒无度；或素脾虚弱，正气虚衰。以致胃肠积湿蕴热，湿热缠绵不解，经久不愈。兼有风邪则游走善变，瘙痒明显，弥散泛发；湿热从火化则皮肤焮赤流水；湿兼毒邪而破溃生痈疡；湿性重浊黏腻，而经常反复。

关老认为，除了上述原因外，还应重视气血的地位和作用。气血不通，经脉闭阻，可出现麻木、疼痛；溢于肌表发为斑、疹，凝于腠理则生痈疡；结于脏腑而为癥积；阻于神机而为狂妄；血瘀日久，化热灼阴，也可导致发热。其色可见红、紫、青、黑，或鲜明或晦暗。其形可察痈、疽、肿、枯、瘘。

关老认为，"人之所有者，气与血尔"，人体感受病邪，主要是气血失调，致阴阳失衡，正气不足无力抗邪外出；人体发生疾病，不是在气分就是在血分，有的是发病于血而受病于气，有的是发病于气受病于血，有的是气血同病。而本病的发生，是由于外因、内因、不内外因伤及了人体的血分，引起气血阻滞的结果。

（二）辨证施治要点

1. 辨湿热轻重　湿重者，局部皮色暗淡，渗出物多，或结痂很厚，微痒，纳食不甘，口不渴，身重体乏，大便溏薄，小便清长，舌苔白或腻，脉滑。治当健脾利湿，芳香化浊；热盛者，局部皮色潮红，灼热瘙痒，渗出黄水，伴腥臭味，烦躁不安、口苦咽干，大便秘结，小溲短赤，毒热炽盛者可有恶寒发热，舌苔黄，舌质红，脉滑数。治当清热解毒，导赤利湿。前者以利湿为主，兼以清热；后者以清热为主，兼以利湿。

2. 辨邪正虚实　发病急骤者，多为邪气实，采用清热解毒利湿，散风祛邪止痒以治其标；病程日久者，正气耗伤，应采用益气养阴，健脾利湿，以扶正固本为主。病情危重者，又当扶正祛邪并用，以防"闭门留寇"。

3. 格守"治外必平诸内"的原则　局部表现与全身整体症状相结合，根据病情轻重，病程长短，标本缓急，从而进行阴阳、表里、寒热、虚实的辨证。

4. 重视血分药物的应用　多数皮肤病与外科病都与血分有关，无论阴证、阳证，大多数疮疡都痛有定处，并红热焮肿，阴证更是痛处不移，缠绵日久，久病入血，同气相求。故治疗时，对血分药的使用应给以足够的重视。关老认为"疮疡需治血"，治血包括养血、清血、温血、凉血、活血等诸多方面，根据不同的情况酌情使用。

外科治疗的有名方剂中，如"仙方活命饮"（银花、乳香、没药、山甲、皂刺、白芷、赤芍、归尾、花粉、广皮、川贝、防风、甘草）；"大黄牡丹汤"（大黄、丹皮、芒硝、桃仁、冬瓜子）；"阳和汤"（熟地、鹿角胶、姜炭、白芥子、肉桂、麻黄、甘草）等，对血分药的使用非常重视。因此，血分药的应用，对治疗起着重要作用。

本篇不是针对某一具体疾病进行辨证施治，重点在于论述关老对常见皮肤病及一般外科疾病辨证中，重视气血辨证的学术观点，故不再进行分型辨治。

下面介绍一个关老对常见皮肤病及一般外科疾病进行治疗的基本方剂，暂定名为"清热解毒活血汤"，在临床应用颇有效验。

方药组成：

苦　参 10 克　荆　芥 10 克　金银花 30 克　生　地 10 克

赤　芍 15 克　丹　皮 10 克　白鲜皮 10 克　公　英 10 克

地　丁 10 克　生苡米 10 克　生甘草 6 克

方解：荆芥入血分，发表祛风，凉血解毒止痒。金银花既可清风湿之热，又可凉血解毒。公英清热解毒，消肿散结，善治疔毒痈肿。地丁为清热凉血解毒之要药，对血热壅滞，红肿热痛之疮疡，用之最宜。白鲜皮为治疗皮肤疾患之要药，内达关节、外行肌肤。苦参以清热利湿为专长，又有凉血解毒，祛风杀虫之效，虽以参名，其功不补。生苡米健脾利湿。生地、赤芍、丹皮凉血活血，清热消肿。生甘草清热解毒，调合诸药。全方共奏清热解毒，凉血活血，散结消肿，散风祛湿之功，以疗疮疡之效，重在血分用药。

加减化裁：

湿重者，加藿香、苍术、白术等以芳香化浊、健脾利湿。

热盛者，加炒知母、炒黄柏、黄芩、黄连随症加减。口干发热者加生石膏以清胃热，便干者加大黄以釜底抽薪。

痒甚者，加薄荷、蝉蜕、地肤子治风热表证，风盛之瘙痒。

经久不愈者，健脾益气之品以扶正，养血之品以和营，尚可用僵蚕化痰通络，解毒脱敏。

三、验案精选（10 例）

案 1 李某某，男，30 岁，初诊日期：1992 年 2 月 26 日。

主诉：身起疹块瘙痒反复发作 5 年。

现病史：1987 年 8 月外出受雨淋复饮酒后，四肢内侧作痒，搔抓后起红疹块，呈片状分布，迅即蔓延全身。曾在某院诊为荨麻疹，注射葡萄糖酸钙，口服西药后缓解。以后时有反复，每因情志变化、天气变化及大便干燥时均有发作，始未治愈。

现症：全身起红痒疹块，高于皮肤，瘙痒难忍，可见搔痕，疹块以四肢伸侧与胸背部为多，因痒而难以入睡，纳食不甘，口干不思饮，尿黄少，大便调。

既往史：体健，否认其他传染病史及药物过敏史。

舌象：舌苔薄黄，舌质红。

脉象：浮缓。

西医诊断：荨麻疹。

西医诊断：瘾疹。

中医辨证：湿热入于血分，发于腠理。

治法：活血散风，清热利湿。

方药：

芥穗 5 克　苦参 10 克　地肤子 10 克　蝉　蜕 6 克　薄荷 10 克

生地 10 克　赤芍 15 克　丹　皮 10 克　金银花 30 克　黄柏 10 克

治疗经过：上方服用 3 剂，疹块已见消退。继服 7 剂，瘙痒未作，观察 1 年未见复发。

[按语]　此证可分急、慢性两类。急性起病突然，亦有初起因失治而迁延日久，反复发作。关老认为此证是湿热之邪隐于血分，其症以痒为主，而无风不作痒，说明是见邪侵淫，而治风先治血，血行风自灭。因此关老以治血为主，佐以清热利湿之品。方中芥穗、薄荷、蝉蜕透表散风，且入血分，并取生地、赤芍、丹皮凉血活血。金银花、黄柏解毒清热利湿，地肤子、苦参祛湿散风止痒。3 剂疹块消，7 剂病尽除。

此例患者，一般以风施治，兼清湿热，而关老重用凉血活血，重视及早应用血分药，取效快捷。

案 2　李某某，男，31 岁，初诊日期：1992 年 3 月 5 日。

主诉：身起痒疹团块 2 天。

现病史：2 天前因吃无鳞冷冻鱼，过后自觉身肢瘙痒。旋起疹块，搔之加剧，奇痒难忍，心烦急躁，寝食不安，口干思饮，经服用抗氨荨、扑尔敏等未效，而愈加重。

现症：身肢瘙痒，心烦不安，口干思饮，大便干燥，小溲短赤，夜难入睡，纳食不甘。

检查：四肢胸背可见红色疹块，有的呈团片装，高出皮肤，目巢肿胀，阴部潮湿，阴衰肿痒，以致行动不便。

既往史：有饮酒嗜好，素体健，无药物过敏史。

舌象：舌苔薄黄稍腻、质红。

脉象：弦滑。

西医诊断：荨麻疹。

中医辨证：痞瘤。

中医辨证：湿热入于血分，发于腠理。

治法：清热利湿，凉血解毒。

方药：

苦　参 10 克　荆　芥 10 克　生石膏 30 克　僵　蚕 6 克

生　地 10 克　赤　芍 15 克　白鲜皮 30 克　金银花 30 克

丹　皮 10 克　黄　柏 10 克　焦三仙 30 克　熟　军 10 克

生苡米 10 克　地肤子 10 克　蝉　蜕 6 克　防　风 10 克

治疗经过：服药 3 剂，瘙痒渐止，未起新疹，红疹渐消，心烦已减，夜能入睡，大便已畅，目窠肿胀已退，阴囊肿减。舌苔微黄，脉弦滑。此湿热已去大半，去熟军、黄柏、生石膏，加当归 10 克、白芍 10 克以养血和营。

3 月 12 日，7 剂药后瘙痒止，疹块尽消，目窠肿与阴囊肿悉消，已无明显不适，身肢脱皮数处。继服上药 3 剂，嘱隔日 1 剂，以固疗效，信访 1 年半，未见复发。

[按语]　此例患者食用荤腥动风之物，内蕴湿热，发于腠理，来势急骤，症情迅猛。患者口干思饮，便干溲赤，心烦不安热象已明。关老一方面采取表里双解之法：以荆芥、防风解表，以生石膏、熟军清里，生石膏清阳明之热，熟军通里泻下，釜底抽薪。一方面紧紧抓住湿热入于血分之本质，以生地、赤芍、丹皮凉血活血，血活风自灭。同时以白鲜皮、地肤子、蝉蜕、生苡米、焦三仙健脾利湿，祛风止痒。金银花、黄柏、僵蚕清热解毒，金银花花既可清风湿之热，又可解血中之毒，黄柏善清下焦湿热，僵蚕又可脱敏。

热退后，加当归、白芍养血调或，乃为治本之法，重视巩固治疗，以防转为慢性。

案 3　苏某某，女，34 岁，初诊日期：1989 年 12 月 30 日。

主诉：头皮瘙痒，溃破流黄水半个月。

现病史：患者于半个月前感到头皮瘙痒，经抓后溃破流黄水，并逐渐发展到全头部。曾在北京某医院诊为"头癣"，涂一种黑药（药物不详）未效。3 天前病变延至头部、前胸、后背，相继出满成片红疹，奇痒难忍，搔抓后同样溃破流黄水，病情日趋严重，遂找关老诊治。

现症：头部及上身瘙痒难忍，患者痛不欲生，食纳不香，难以入睡，小便正常，大便干燥 2~3 日一解，月经尚调。

既往史：体健，否认其他疾病史。

检查：头部、前胸、后背已成片溃破，溃破处如腐烂的番茄，黄色分泌物淌流不断，只有用卫生纸包裹身体才能穿衣，一天用纸就需十来卷，棉衣上尽是黄水痂块。

舌象：苔白腻，质淡红。

脉象：滑数。

西医诊断：泛发性湿疹。

中医诊断：湿疡。

中医辨证：湿热夹风，郁于血分。

治法：清血解毒，散风祛湿。

方药：

苦　参 10 克	薄　荷 10 克	荆　芥 10 克	蝉　蜕 3 克
酒　芩 10 克	公　英 15 克	地　丁 15 克	生　地 10 克
赤　芍 15 克	丹　皮 10 克	地肤子 10 克	熟　军 10 克
白鲜皮 10 克	生苡米 10 克	金银花 30 克	连　翘 10 克

治疗经过：以上方为主，前后加减使用过的药物有：黄柏、野菊花、防己、茵陈、茜草、僵蚕、茅根、藿香、佩兰。药后病情迅速减轻，分泌物减少，瘙痒显减，溃破处皮肤开始愈合。前后诊治 5 次，服药 40 余剂，临床痊愈，皮肤恢复完好。于 1990 年 6 月 28 日追访患者刚参加完麦收，身体健壮，病情无反复。

案 4 张某某，女，38 岁，初诊日期：1992 年 3 月 14 日。

主诉：全身起痒疹伴流黄水 5 年。

现病史：患者于 1987 年发现四肢胸背皮肤时常起粟粒状皮疹，瘙痒，搔之流黄水，逐渐浸淫成片。曾经静脉注射葡萄糖酸钙，口服扑尔敏及激素等西药暂得缓解，而始终未彻底治愈，且延及头面部，以至口腔黏膜亦有糜烂。

现症：头面、四肢、胸背散在粟粒状皮疹，皮肤嫩红，溢出黄水，可见小片糜烂，瘙痒，面部轻度浮肿，纳食欠甘，腹部胀满，睡眠欠安，溲黄便干，月经尚调。

既往史：体健，对磺胺药过敏。

舌象：苔薄白，质正常。

脉象：沉缓。

西医诊断：慢性湿疹。

中医诊断：湿疡。

中医辨证：湿热蕴于血分，外受风邪。

立法：清热利湿，凉血解毒，散风止痒。

方药：

苦　参 10 克	荆　芥 10 克	防　风 10 克	地肤子 10 克
生　地 10 克	赤　芍 15 克	丹　皮 10 克	蝉　蜕 5 克
僵　蚕 5 克	公　英 10 克	地　丁 15 克	黄　柏 10 克
金银花 30 克	连　翘 15 克		

治疗经过：3 月 21 日，服药 3 剂瘙痒减轻，渗液基本消失，继服 4 剂，逐渐形成结痂。惟纳食欠甘，腹胀，大便干，夜寐多梦。上方去蝉蜕、僵蚕、荆芥、地丁、黄柏等祛风清热解毒之品，加生苡米、白术、厚朴、熟军、首乌藤，以健脾利湿，通腑泻热，兼以养血。

4 月 5 日，服上药 14 剂，纳食增加，腹胀消失，大便通畅，夜安入睡，湿疹得愈。为巩固疗效，去厚朴、熟军、苦参、防风，加生芪、当归益气养血，调和营卫，继服10剂以巩固疗效。

10月22日因感冒来诊，追查湿疡，一直稳定未犯。

案5 李某某，男，32岁，初诊日期：1991年3月25日。

主诉：周身散在暗红色痒疹、流黄水6年。

现病史：6年前患者头面及颈部散在针尖样丘疹，瘙痒。近1年来逐渐加重，皮肤瘙痒扩散全身，四肢躯干多处痒疹，有的形成溃疡，挤压则流出透明黄色黏液，继而结痂。曾服用多种维生素，脱敏药，奴佛卡因局部封闭以及激素等，时有缓解，仍未控制。

现症：头面、颈部、四肢及胸背部散在针尖样丘疹，色暗红，挤压则流黄水，过后结成血痂，血痂脱落遗留片状色素沉着。身肢瘙痒难忍，白天不能正常工作，夜间不能安睡，纳食不甘，头晕乏力，面色萎黄，大便溏软，小例正常。

既往史：素有饮酒嗜好，有血压高史，最高血压170/105毫米汞柱。

舌象：苔白腻，质暗红。

脉象：沉滑。

西医诊断：湿疹。

中医诊断：湿疡。

中医辨证：湿热蕴于血分，兼受风邪。

治法：清热利湿，凉血解毒，散风止痒。

方药：

苦 参 10 克	防 风 10 克	薄 荷 10 克	蝉 蜕 3 克
黄 柏 10 克	生 地 10 克	赤 芍 15 克	丹 皮 10 克
黄 芩 10 克	地肤子 10 克	白鲜皮 10 克	金银花 30 克
草河车 10 克	生苡米 10 克	川 连 10 克	

治疗经过：4月15日服上方21剂，症状明显好转，分泌物减少，未再新起痒疹，瘙痒减轻，已能入睡。以上方加减，流水多加苍术、通草，乏力气短加生芪、山药，纳呆脘堵加旋覆花、生赭石、砂仁。继服14剂，诸症已除，已能入睡，正常工作，尚有极少数丘疹未消，用力挤压而有少许黄水。嘱继服14剂以巩固治疗。

案6 肖某，男，8岁，初诊日期：1993年6月8日。

主诉：身肢瘙痒流黄水3年。

现病史：5岁始患湿疹，经多次诊治，服用中西多种药物均未见明显效果，时轻时重，身痒而不能入睡。

现症：身肢躯干散在丘疹，色暗红，流黄水，患处瘙痒难忍，身肢有搔痕，纳食一般，入睡不安，大便溏软，尿黄。

既往史：2岁时曾患百日咳已愈。

舌象：舌苔薄白微黄，质正常。

脉象：沉滑。

西医诊断：湿疹。

中医诊断：湿疡。

中医辨证：湿热蕴于血分，发于腠理。

立法：清利湿热，凉血解毒，散风止痒。

方药：

苦　参6克　薄　荷6克　蝉　蜕3克　僵　蚕3克

黄　芩6克　生　地10克　丹　皮10克　赤　芍10克

茅　根10克　生苡米10克　白鲜皮10克　地肤子10克

生甘草6克　藿　香10克

治疗经过：6月15日服上药7剂，瘙痒大减，流黄水减少，大便干，已能入睡。上方去茅根，加酒军3克、藕节10克继服7剂，患者皮肤瘙痒已止，丘疹消失，亦无分泌物，食睡正常，二便自调，继服14剂以固疗效。

[按语]　病案3～6四个患者均系湿疡证，湿者是其发病的主要因素，由于饮食或涉水浸湿等各种原因导致内湿，湿蕴日久而化热，湿热互结，渗出流津是其发病的主要根据，虽形于外而实发于内；疡音同"扬"、"痒"，反映了湿疹的弥散，泛发和瘙痒的基本特点。

案3为急性泛发性湿疹，案4、5、6均为慢性湿疹，虽然病程、年龄、性别不同，而均以皮疹、流黄水，奇痒难忍且散发为特点。关在治疗时，标本兼治，整体与局部结合；以黄柏、黄芩、茵陈、茅根除湿利水；以白术、苡米、厚朴、焦三仙、山药等健脾除湿，以助后天运化之本；湿热蕴久生毒，以金银花、公英、地丁、连翘、草河车等清热解毒；用苦参、防风、荆芥、薄荷、蝉蜕、白鲜皮、地肤子等以风胜湿，散风解表，祛湿止痒而治其标；重视血分药的应用，以生地、丹皮、赤芍等凉血活血，便秘者加大黄以入血分，荡涤肠胃，釜底抽薪。

湿疹治愈后，关老紧紧抓住调理脾胃，益气养血和营，以巩固治疗，使顽固之疾不再复发。

案7　肖某某，女，34岁，初诊日期：1990年11月17日。

主诉：面部痤疮1个月余。

现病史：患者面部发现绿豆大小的密集丘疹1个多月，经皮科诊断为"面部痤疮"，先后用西药、中药治疗未见好转。

现症：面部有多个红色丘疹样痤疮，部分有脓点及色斑，自觉患部瘙痒，时有肿痛，大便略干，小便调，月经量少。

既往史：幼年有"慢性扁桃腺炎"史，已于7岁时切除，素体健。

舌象：舌苔薄黄，质正常。

脉象：沉弦。

西医诊断：痤疮。

中医诊断：痤疮。

中医辨证：湿热夹风，郁于血分。

治法：凉血解毒，散风祛湿。

方药：

苦　参 10 克	金银花 30 克	连　翘 10 克	野菊花 10 克
僵　蚕 5 克	炒知母 10 克	炒黄柏 10 克	酒　芩 10 克
生　地 10 克	赤　芍 10 克	丹　皮 10 克	白茅根 30 克
川　芎 10 克			

治疗经过：患者经过四诊，以上方为基础，先后加减用过茜草、熟军、炒栀子、藕节，共服药28剂，面部痤疮消失，皮色恢复如常人，2个月后随访未见复发。

案 8　孟某某，女，29 岁，初诊日期：1991 年 3 月 18 日。

主诉：面部痤疮 4 年余。

现病史：4 年前患者面部出现痤疮，继而逐渐扩大蔓延，头额、两颧、口唇周围，部分杂有感染出现脓点，虽多经治疗，内服外敷药物，未见效果，患者羞于见人，出门常戴口罩遮面，又难于婚恋，痛苦万分。

现症：纳食无味，口干苦，大便干，3 日一解，小便黄，心烦急躁，倦怠乏力，夜寐多梦，时有叹息，月经量少，色黑有块，经行腹痛。

检查：头面部可见点状、丘疹状正常色之疹，偶有少数黑头粉刺，口唇周围可见暗红色丘疹脓疱，脓疱四周有浸润伴压痛，丘疹挤压可有坚韧栓塞样物排出。

既往史：素有胃肠功能紊乱 6 年，大便时有干燥。

舌象：苔薄黄，质稍红。

脉象：沉滑。

西医诊断：痤疮（郁于血分）。

中医诊断：痤疮。

中医辨证：湿热夹风，郁于血分。

治法：凉血解毒，散风祛湿。

方药：

> 苦　参10克　　薄　荷10克　　荆　芥10克　　白鲜皮30克
>
> 酒　芩10克　　公　英15克　　地　丁15克　　地肤子15克
>
> 酒　军10克　　生　地10克　　赤　芍15克　　生苡米10克
>
> 炒知母10克　　炒黄柏10克　　泽　兰15克　　白茅根30克

治疗经过：上方7剂，脓泡消失，大便已通，病有起色，尚觉纳呆，眠差，舌苔转为薄白。上方去知母、黄柏、加白术10克、首乌藤30克，焦三仙30克，以健脾运，养血安神。

上方继服14剂，面部痤疮几除，已无明显不适，患者不盛欣喜。嘱继服上药10剂，隔日1剂，以除后患。

[**按语**]　病案7痤疮日短，病案8痤疮已4年，本病虽不危及生命，而确有难言之苦。《内经·生气通天论》说："荣气不从，逆于内里，乃生痈肿。"关老认为疮疡的发生，是由于内因、外因、不内外因伤及了人的血分，引起气血阻滞的结果，正如温病邪热内郁营血而斑疹外发肌肤的道理一样。因此，关老认为"疮疡需治血"，同时健脾运化以利湿而治本，清热解毒，散风祛邪治其标。标本兼治，根据具体病证灵活化裁，以不变应万变。

案9　史某某，男，47岁，初诊日期：1992年5月14日。

主诉：右下胸部剧烈疼痛起水疱4天。

现病史：4天前患者右侧下胸部疼痛，随后起红斑及水疱，成堆出现，从右前胸串及右后背，呈带状，剧烈疼痛，夜卧不安，心烦急躁，口苦咽干，大便干燥，尿黄短少。

现症：同上所述。

检查：右侧胸下部延及右背部带状分布，散在密集或成团大小不一的水疱，基底紫红色，充血，周围可见红色浸润，未见破溃及分泌物。

既往史：体健，否认其他疾病与药物过敏史。

舌象：苔薄黄，质稍红。

脉象：弦滑。

西医诊断：带状疱疹。

中医诊断：串腰龙。

中医辨证：湿毒蕴于肝胆，郁于血分。

治法：清利肝胆，凉血解毒。

方药：

> 醋柴胡10克　　胆　草10克　　菊　花15克　　草河车10克
>
> 公　英10克　　炒知母10克　　炒黄柏10克　　金银花30克

生　地10克　丹　皮10克　赤　芍15克　花　粉10克

熟　军10克　生苡米10克

治疗经过：5月14日二诊，服上药3剂后局部水疱渐退，疼痛减轻，大便通畅，已能入睡，继服4剂后，局部疱疹已结痂，部分已脱屑。惟纳食不甘，身倦乏力，舌苔仍黄。上方去花粉、知母，加藿香10克、焦三仙30克、车前子10克，以芳香化浊，健脾利湿，继服7剂。

5月21日三诊，患者带状疱疹消失，表面留有色素沉着，诸证消失，继服上方7剂以善其后。追访1年，未再复发。

案10 戴某某，男，40岁，初诊日期：1992年8月12日。

主诉：头面部及胸腹部起水疱剧痛10天。

现病史：头面部及左侧胸腹部突然起无数疹点，开始误以为皮下出血点，继而逐渐增多变大形成水疱，伴有刺痒样剧痛，经服西药消炎镇痛剂以及外敷洗剂而未效，至今已10天，请关老诊治。

现症：局部痛兼痒难忍，不得入睡，心烦起急，口干苦，流泪头痛，视物不清，纳食尚可，二便自调。

检查：左上眼睑及左前额部红肿、上有米粒至绿豆大小水疱，呈带状排列，左眼结膜充血，眼睑㿈肿，左颌下淋巴结肿大压痛。左侧胸腹部有串状水疱，刺痛微痒，有烧灼感，有少许分泌物。

既往史：10年前曾患急性黄疸型肝炎已愈，无药物过敏史。

舌象：舌苔薄白，质稍红。

脉象：沉滑。

西医诊断：带状疱疹。

中医诊断：蛇串疮。

中医辨证：湿毒蕴于血分。

治法：清热凉血，解毒利湿。

方药：

金银花30克　野菊花15克　公　英10克　花　粉10克

炒知母10克　炒黄柏10克　玄　参10克　地　丁10克

生　地10克　赤　芍15克　丹　皮10克　夏枯草10克

薄　荷　6克

治疗经过：8月19日，服药7剂，皮疹大部消退，痂皮干燥脱落，眼睑肿消，局部仍痛，口苦口臭，大便溏日解2次。舌苔薄白，脉沉滑，方药如下：

白　术10克　生苡米10克　酒　芩10克　生甘草10克

公　英15克　野菊花10克　生　地10克　金银花30克

赤　芍 10 克　丹　皮 10 克　炒黄柏 10 克　川　连 6 克

9 月 21 日以上方为主，曾加减服用生芪、当归、醋柴胡、香附、山药，服用 14 剂，面部及胸腹部疱疹已愈，诸症消失。

[按语]　带状疱疹是由病毒感染所致的急性疱疹性皮肤病，俗称"蛇丹"、"缠腰龙"、"串腰龙"。一般认为系肝胆湿热所致，而以清利肝胆湿热为治。而关老认为其忽略热毒之邪郁于血分的特点，故取效不速。病案 9、病案 10，除见水泡之外，尚以色红灼痛为突出。方中除用知母、黄柏、黄芩、黄连清利上、中、下三焦湿热外，还用了大队解毒药物，如公英、地丁、金银花、生草、草河车之属，以及凉血活血的生地、赤芍、丹皮等。方中银花、花粉意在请热解毒，无助湿之弊。例十用薄荷、夏枯草、野菊花清肝热，疗头面之疾。

第二十一节　眼科疾病

眼睛是人体的视觉器官，居五官之首，清明无疵，不容纤毫之邪损，其所以能视万物，辨五色、审长短、神光充沛者，皆由于五脏六腑之精气通过经络的运行，输灌上注濡养的结果。所以双目与脏腑、经络的关系至为密切。《内经·灵枢》谓"五脏六腑之精气皆上注于目、而为之精，精之窠为眼，骨之精为瞳子，筋之精为黑眼，血之精为络，其窠气之精为白眼，肌肉之精为约束，裹撷筋骨血气之精而与脉并为系，上属于脑"。因而眼睛疾患可为全身性疾病的局部表现。故治疗眼病当从整体出发，以中医基本理论为指导，结合眼病特点，进行辨证施治。其主要治疗法则为：清热凉血、活血化瘀，明目退翳。若兼有外邪属实者加散风药；若兼有内伤虚证者可加滋补肝肾或补气养血之品。

一、关老对此病的独特认识

在临证中关老常从以下四个方面进行辨证论治。

（一）从气血论治

中医学认为，目为血脉之宗，百脉皆荣于目。目得血而能视，失血则盲。所以诸凡视物昏瞀不明者，多从益肝养血入手。

血在体内随气而行，六淫、七情所伤皆可令气血运行失常，气不行则滞，血不行则瘀。在脏腑则为癥瘕，在肌肉则为斑块，在目则生云翳。眼球之脉络最为精细丰满。病邪内侵，血脉瘀阻不通，必见白睛络脉怒张、紫赤。遇此当注意活血，用药如：红花、泽兰、川芎、藕节、丹参等，令其血脉通达。用活血化瘀药云翳已成的可促其消退。若目疾初起见红肿热痛者，投用活血药，则有预防云翳生成的作用。若见血热炽盛，上冲两眼，焮红羞明，对此当用芩、连、栀、柏等苦寒之品，直泻其热，为防其因寒凝而致血瘀者，当佐以生地、赤芍、丹皮等凉血活血之品，使血热清而脉络活，不致遗留斑翳影响视力。在用活血药中，往往少佐香附、苏梗之类以调气。只有调气活血并行方能达到气机畅达、血脉通利。如此则余邪难伏，脏腑经络之功能得以及时恢复。中医学认为，"气脱者，目不明"，故在眼科疾病中兼见气虚之症者，当配以参、术、芪等益气之品，以达到气血双补的目的。

（二）从脏腑论治

在五脏六腑之中，肝与两眼的关系最为密切。《内经》中有"肝开窍于目"、"肝受血而能视"、"肝气通于目，肝和则目能辨五色矣"等记述。也就是说视力是否敏锐清爽与肝阴肝血的充足，以及肝阳的内涵有关，此所谓之"肝和"。若是肝阴不足、肝阳上亢，则睛红目涩，视为顿减。更由于肝肾同源，所以滋补肝肾已成为治疗眼病的常用大法。凡两眼昏花、视物模糊、头晕、目眩、头重脚轻者，均应从肝肾论治，用药如石斛、枸杞子、黑芝麻、女贞子等合四物汤同用。然肝肾阴亏者，肝阳因之失潜而上亢，故常常配以平肝潜阳之品，如生赭石、菊花、草决明、白蒺藜等。

（三）从虚实寒热论治

外眼病，起病急者，多为实证热证。若外感风热时邪者，多见目赤焮肿、眵泪糊眼、瘙痒涩痛、羞明难睁，法当疏风清热，用荆芥、薄荷、蝉蜕、银花、菊花等。若无外邪，而由心、肝、肺、胃诸脏之火上攻头目引起者，或目赤多眵或翳障遮睛，甚至失明，多有兼症出现，常用生石膏、川连，栀子、龙胆草、紫地丁、草河车、羚羊角等以清内热，其中羚羊角粉入肝、心、肺三经，具有平肝熄风、清热解毒、散血下气的功效。能消目翳，乃治疗实热性暴盲之要药。清热多与凉血活血药并用。若平素眼无他疾、外不伤及轮廓，内不损及瞳神，渐致视物模糊，多由内虚所致，应当细察，不可延误。

（四）从标本论治

治疗眼病除了应当审证求因，重在治本，根据脏腑、气血虚实情况以调之，达于平衡的整体治疗外；还应重视眼睛的局部特点。目为视器，贵在清彻明亮，最忌障翳形成，因此明目退翳的药如菊花、白蒺藜、木贼草、晚蚕砂亦常选用。方中银柴胡，可引药入肝，升麻轻浮上行，升举清阳之气，但其量不宜大。

二、验案精选（5例）

案1　涂某某，男，35岁，初诊日期：1965年9月11日。

主诉：两眼红肿涩痛已7天

现病史：患者于7天前突然两眼红肿涩痛，外用抗生素治疗无明显效果而来北京中医医院门诊。

现症：两眼睑红肿，自感眼内灼热、刺痒涩痛。畏光羞明，流泪不止。晨间醒来，眼裂大量分泌物堆积黏合，难以睁目。自觉头晕、口苦，大便不畅，小溲短赤。舌苔薄黄，质稍红。脉弦滑而数。

辨证：烦劳伤阴，肝火亢盛，兼受风邪，风火相煽，发为火眼。

治法：滋阴凉血，清肝明目，活血散风。

方药：

　　　荆　芥 5 克　蝉　蜕 5 克　草决明 10 克　木贼草 12 克

　　　薄　荷 5 克　赤　芍 12 克　银柴胡 5 克　鲜石斛 30 克

　　　杭　菊 10 克　川　芎 5 克　当　归 10 克　红　花 12 克

　　　银　花 15 克　川　连 3 克　香　附 10 克

二诊：9 月 13 日，眼睑红肿已消，目赤渐退，流滤减少。仍感磨痛，目眵多，头时疼，大便已通。舌苔黄，脉弦滑。上方去荆芥、草决明、当归、香附、银花，加生地 10 克、玄参 10 克、丹皮 10 克、忍冬藤 30 克。

外洗药：

　　　川　连 3 克　铜　绿 30 克　胆　矾 3 克

　　　乌　梅 3 克　红　花 3 克　薄　荷 3 克

上六味同煎外洗双目，每日 3 次。

三诊：9 月 15 日，两目红肿均退，磨疼已除，惟觉双目干涩不适，视物模糊。舌苔黄，脉弦滑。上方去红花、玄参、银柴胡，加草决明 10 克、酒黄芩 10 克。外洗药同前。

四诊：9 月 18 日，药后目疾已愈，视力恢复正常。

案 2　何某某，女，36 岁，初诊日期：1968 年 7 月 18 日。

主诉：右眼刺痒、涩痛，反复发作近 1 年。

现病史：患者于 1967 年 9 月因右眼发痒、疼痛、畏光、流泪、不欲睁眼。经眼科检查发现角膜面上有颗粒状小疱及浅层溃疡，诊为"疱疹性角膜炎"。治疗后好转，但经常反复发作，平均每月复发 1 次。近日来，感觉右眼发痒，磨痛难忍，流泪不止。右肋胀痛，溲黄，大便正常，舌苔薄白，脉沉弦。

辨证：血虚肝旺，郁火上冲，血络瘀滞。

治法：清热养阴，平肝明目，活血散瘀。

方药：

　　　酒胆草 10 克　草决明 12 克　地　丁 30 克　玄　参 15 克

　　　晚蚕砂 10 克　银柴胡 3 克　生赭石 10 克　川石斛 30 克

　　　生　地 15 克　红　花 12 克　当　归 10 克　川　芎 5 克

银　花 30 克　香　附 10 克　羚羊角粉 0.3 克（冲服）

二诊：7 月 25 日，上方服 7 剂，右眼发红羞明已渐消退，疼痛减轻。上方加炒栀子 10 克，生地增至 30 克。

三诊：8 月 1 日，上方又服 5 剂，自觉右眼已无明显不适。嘱其继服上方，以巩固疗效。

案 3　刘某某，男，53 岁，初诊日期：1970 年 1 月 2 日。

主诉：双目视物模糊已半年。

现病史：患者于 1969 年 6 月以来渐感双目视物模糊不清，逐渐加重。经眼科检查，诊为"中心性视网膜炎"，治疗无效，视力下降。

现症：近查视力，左眼 0.4，右眼 0.1。兼感头晕、头痛，烦急失眠，视物不清，脘腹作胀，饮食二便尚好。平时血压高，一般在 150/100 毫米汞柱。舌质红，舌苔薄白，脉沉弦细。

辨证：阴虚肝热，目失所养。

治法：滋阴养血，清肝明目。

方药：

川石斛 15 克　杭菊花 15 克　蝉　蜕 3 克　木贼草 12 克

晚蚕砂 10 克　生　地 15 克　赤　芍 15 克　当　归 10 克

川　芎 5 克　草决明 10 克　生石膏 15 克　红　花 15 克

升　麻 3 克　羚羊角粉 0.3 克（冲服）

二诊：1 月 12 日，服上方 7 剂，视力有所恢复。上方去蝉蜕、晚蚕砂、升麻、加白蒺藜 15 克、薄荷 5 克、川连 5 克。

三诊：1 月 19 日，继服上方 7 剂，视物模糊已大有好转。昨日查视力，右眼 0.6，左眼 0.9。尚感两肋及腹部胀满不舒。舌苔薄白质红，脉沉弦。上方去白蒺藜、当归、川黄连，加苏梗 6 克、香附 10 克、银柴胡 5 克。

四诊：1 月 29 日，上方服 7 剂，查视力左眼 1.2，右眼 0.9，右眼视野右下角有黑点。后脑有时作痛。舌质稍红无苔，脉沉弦。拟方回原籍继续服用。

方药：

川石斛 15 克　杭菊花 15 克　蝉　蜕 3 克　木贼草 10 克

晚蚕砂 10 克　生　地 15 克　赤　芍 15 克　当　归 12 克

川　芎 6 克　草决明 15 克　红　花 12 克　银柴胡 5 克

酒胆草 6 克

五诊：2 月 21 日，患者来信述：回去后继服前方 20 余剂，视力保持稳定。右眼容易疲劳，自觉有痛辣感，血压有时波动。要求处方。

方药：

> 川石斛 30 克　杭菊花 12 克　旋覆花 10 克　生赭石 12 克
>
> 木贼草 10 克　蝉　蜕 3 克　川　芎 6 克　生　地 15 克
>
> 枸杞子 15 克　红　花 12 克　赤　芍 15 克　藕　节 12 克
>
> 银柴胡 6 克　晚蚕砂 10 克

另：石斛夜光丸，20 丸/每日中午服 1 丸。

1970 年 6 月 10 日患者来信称：右眼视力恢复到 1.0，间或眼球有酸辣胀感，余无所苦，已恢复正常工作。

案 4　黄某某，女，34 岁，初诊日期：1968 年 7 月 22 日。

主诉：周期性双目视物不清已 4 个多月。

现病史：患者素有高度近视，玻璃体浑浊。裸视左眼视力 0.1，右眼视力 0.05。1968 年 3 月以来，眼球发作性酸胀，刺痛难以睁目。视物极端模糊，戴上眼镜也几乎看不清东西。伴有偏头痛，须经过 1 天左右方可恢复。开始每 2 周发作一次，经常是在半夜睡眠中发作。以后发病次数增多，间隔缩短，甚至 3～5 天发作一次。经眼科检查称："眼底黄斑区见有陈旧性出血"。历经多方治疗未效。患者在双目受失明威胁、情绪极端悲观的的情况下于 1968 年 6 月前来北京就医。经某医院眼科检查诊为"两眼高度近视，玻璃体浑浊，黄斑区陈旧性出血，脑血管痉挛，暂时性不全黑朦"。治疗除用一般眼科药外，还服用苯妥英钠、鲁米那、颠茄、菸草酸及组织胺脱敏疗法等，经治疗 1 个多月病情未见好转。乃于 1968 年 7 月 22 日来北京中医医院诊治。

现症：心烦急，夜眠不宁，时头痛，眼部刺痛，视物模糊，口苦，尿赤，肝区隐痛，月经后错，量少色暗。舌质稍红，苔少脉沉弦细。

辨证：阴血暗亏，血运呆滞，肝阳偏亢，目睛失养。

治法：滋阴养血，行气化瘀，清肝明目。

方药：

> 川石斛 30 克　旋覆花 10 克　生赭石 10 克　木贼草 10 克
>
> 除菊花 12 克　蝉　蜕 3 克　草决明 10 克　生　地 12 克
>
> 赤　芍 12 克　当　归 10 克　川　芎 3 克　晚蚕砂 10 克
>
> 银柴胡 3 克　羚羊角粉 0.3 克（吞服）

二诊：服药 10 剂，头痛目胀减轻，夜眠渐安，其后原方去蝉蜕、银柴胡、木贼草等散风清热之品，加生地 15 克、沙蒺藜 12 克、北沙参 15 克以滋养肝肾。调治月余，服药 30 余剂，视力逐渐有了恢复，已能戴镜阅读书报。尔后返回原地。据患者来信所述，回去后曾复发过 2 次，仍服前方，病情迅速好转。

案 5　王某某，女，2 岁半，初期日期：1974 年 2 月 17 日。

主诉：高热后双目视力丧失，仅存光感已 1 个多月。

现病史：患儿于1974年1月5日上午发高烧，体温达41℃左右，伴有抽搐。经某省医院积极抢救，用抗生素及人工冬眠疗法等。当日下午抽搐渐止，2天后体温恢复正常，但发现患儿对周围物体茫然若无所见。初认为乃冬眠药物所致，于第2天方知患儿双目视力丧失，只有光感，不辨物体。立即转眼科治疗，诊断为"高烧后双眼球后视神经炎"，治疗20多天，未见效果。乃转来北京。经某医院眼科、儿科共同会诊，检查双眼外观正常，散瞳查眼底视乳头及黄班部正常，网膜无病变发现，诊断同前。经用泼尼松、菸草酸以及多种维生素治疗1周，未见效果。于1974年2月17日来北京中医医院就诊。

现症：二目只有光感，不能视物，患儿烦躁不安，饮食二便正常。舌苔薄白，舌边尖红，脉沉弦。

辨证：高烧之后阴分大伤，肝热未清，血络不知，目失所养，发为青盲。

治法：急以清热平肝散风，活血养阴明目法治之。

方药：

鲜石斛15克　薄　荷　5克　旋覆花10克　杭菊花10克

草决明10克　生　地10克　赤　芍10克　藕　节10克

川　芎　5克　白蒺藜10克　木贼草　6克　草河车10克

银柴胡　3克　羚羊角粉0.6克（分吞）

二诊：2月25日患儿服上方7剂后，视力已有恢复，能看见窗户和门框以及大街上的汽车跑动，舌苔脉象同前。上方去薄荷、旋覆花、草河车、银柴胡、加川黄连3克、晚蚕砂6克、升麻1.5克、蝉蜕3克。

三诊：3月18日，上方服18剂，患儿双目视力已有明显恢复，地上的瓜子及钮扣均能辨认清楚。食睡正常，玩耍如同平日，要求带药方回原籍继续服用。上方加红花10克。

四诊：6月25日，患儿家长来信叙述：回去后继续服药20天。经过3个月观察，患儿视力恢复良好，掉在地上的针也能看清。

附录

关幼波谈养生之道

人生在世观免生病，得了疾病怎样才能迅速恢复健康？除了及时、正确的治疗，更重要的是要会休养，正如俗话所说："三分吃药，七分养。"人生在世都愿意健康长寿，如何才能不生病、健康长寿呢？关键在于平素的养生。下面扼要谈谈我对有关养生的几点看法。

1. 不能随便消耗精神 "精"，包括来自父母的"先天之精"和来自饮食消化的"后天之精"。精是富有生命力的，它不但有生长发育的能力、繁衍后代的能力，而且具有抵抗疾病的能力；"神"，就是人体的机能状态，包括感觉、视觉、听觉、思维、动作等一系列的精神活动，生于先天，滋养于后天，又称为"水谷之精气"。

精是物质基础，神是外在表现。《内经》中说："精神内守，病安从来。"说的是精神内守，不要随便消耗精神，才能精力充沛，形体健壮，动作敏捷，抵抗和战胜外邪的侵袭，才能健康长寿。

如何做到不随便消耗精神呢？

（1）饮食有节，合理调摄：《内经》中说："欲食自倍，肠胃乃伤"，"高粱之变，足生大疔"。是说饮食要有节制，姿意暴饮，过食生冷会损害肠胃，贪食肥甘厚味，则内热壅盛，易生疔疮。饮食要合理调摄，要根据季节气候的变化，冷热、软硬适宜，富于营养和易于消化。如果肝病患者一味追求高蛋白、高糖、高脂肪等三高饮食，不仅无宜，且可导致脂肪肝、糖尿病等的发生，此乃"过犹不及"。酒为大辛大热之品，必当节制，过量饮酒不仅损伤脾胃，还会造成肝脏损害，易导致肝硬化和肝癌，故肝病患者应当戒酒。

在患病后，用药亦应谨慎，要在医生指导下合理用药，俗话说"是药三分毒"，切忌乱服药品，以免造成损害，加重病情的发展。

饮食不节，调摄不当，则脾胃受损，人体生命物质基本之后天来源不足，精神不能内守，精神消耗致半百而衰。

（2）起居有常，不妄劳作：人的生活要有规律，不能贪图安逸或过于劳累，精神才能充沛。《内经》中说："久视伤血，久卧伤气，久坐伤肉，久立伤骨，久行伤筋"，劳逸过度，都会使人的气血、肌肉、筋骨受到损害，造成人体脏腑功能失调和抵抗能力下降。尤为患病之后，"有病乱投医"，四处奔波，生活极不规律，不仅于病无利，反而伤及形视。性生活要有节制，房劳过度则耗伤人体的精血，加速人体的衰老，降低人体的抗病能力，故古人有"欲者亡身"之说。

2. 心情舒畅，不为七情所伤　七情指"喜、怒、忧、思、悲、恐、惊"七种情志变化，是人体对外界客观事物的反映。如果这些情志长期或过度的兴奋或抑制，就会损害人体而发生疾病，称为"内伤七情"。中医认为：暴怒伤肝，怒则气上；过喜伤心，喜则气缓；忧思伤脾，思则气结；过悲伤肺，悲则气消；大恐伤肾，恐则气下。

人体感受外邪后是否发病，主要靠内因，也就是人体的抗病能力，外因（病邪）只是条件，内因是依据，"正气存内，邪不可干"。人伤七情，一是正气受损，则难于抵御外邪的侵袭；二是七情本身也是一种致病的内因，可造成脏腑的失调而发生病变。

人在社会中，不论在单位与家庭，在个人与周围环境中，总会遇到各种矛盾，其中总是顺心的时候少，如何养生？就是要心情舒畅，不为七情所伤。

《内经》中说："各从其欲，皆得所愿，故美其食，任其服，乐其俗，高下不相慕。"说的是知足者常乐。祸莫大于不知足，咎莫大于所欲。要超离世俗的陈腐观念，不要过于追求吃喝玩乐、衣食享受，不计恩怨，不计个人得失，不为名利所惑，放眼于世界未来，要有逆来顺受的精神。在顺利的时候要多想困难，在困难的时候多想希望，才能心情舒畅，不为七情所伤，则可益寿强身。

在发生疾病后，要"既来之，则安之"，不要悲观丧气，要树立信心。事实上，导致疾病不能痊愈的重要原因，往往来自于自己精神上的压力，而不是疾病的本身。要密切配合医生的治疗，随遇而安，坚定信心，就能战胜疾病，即使是不治之症，也能延年益寿或可痊愈，不少肝癌及其他肿瘤患者，患病后多年仍健在，就是最好的鉴证。

3. 坚持户外活动，调养情操　人在日常生活中，除了工作学习外，要有户外活动。从事脑力劳动者，户外活动可以锻炼身体。从事体力劳动者，户外活动可以锻炼身体。从事体力劳动者，户外活动可以调养情志。户外活动可使紧张的工作得以松弛，身体得以调养。老年人的精神要有所寄托，如下棋、养花、养鱼、养鸟、书法、绘画、钓鱼、练气功等，以调节情操，而健康长寿。

在养生方面，更重要的是：要有"云水的风度"：能聚能散，心情开阔，胸襟坦然，如俗语所说："宰相肚里能撑船。"要严以律己，宽以待人，有远大的抱负和大无畏的气魄；还要有"松柏的精神"：在风寒中搏击，在大雪中磨练，在困境中傲立，有刚直不阿的精神和坚韧挺拔克服困难的毅力。

如果能做到以上几点养生，并持之以恒，则可形与神俱，而尽终天年。

关幼波谈肝病食疗养生五则

俗话说"药补不如食补"，中医药学的特色之一是药食同源，许多单味中药就是日常的食物，可以说药食是不分家的。很多食物，不仅含有丰富的营养，各种维生素、矿物质、微量元素，以供人体热能与新陈代谢的需要，而且具有重要的治疗疾病与养生长寿的作用。因此，合理地调摄饮食，对人体的健康是非常重要的一个因素。下面我谈谈有关肝病养生饮食五则：

（1）肝病食疗方　薏苡仁粥：组成：生苡仁米、枸杞子、莲子、山药各适量。制作：用适量生苡仁米煮开，再放入少量的枸杞子、莲子、山药共煮。是营养极佳的保健粥品。山药补中健脾固肾，为治虚劳不可缺少之要药；枸杞子补肝养血明目，补肾益精助阳；莲子养心安神，益肾固精，功专补脾，可作为脾胃正气不足之营养品；生苡仁米健脾利湿，清热利水，对包括肝癌在内的各种癌症，也有一定的预防作用。薏苡仁粥补而不腻，性味平和而不燥烈，可以保肝补虚，健身延寿。

（2）宜用偏凉去湿的膳食调理：食疗是调整肝脏功能的重要手段。作为肝病患者，应多吃含蛋白质、维生素及热量较高又易消化的食品。而肝病患者尤为急性肝炎患者，多伴有湿热症候，所以宜选用偏凉且有去湿作用的膳食调理。例如鸭架冬瓜汤，红豆薏仁粥、鲫鱼汤等，以利于肝病的恢复。

（3）限制蛋白质、脂肪、糖的摄入，是肝硬化患者膳食调理的重要一环：肝硬化的患者，其食疗原则不同于一般肝炎，如肝硬化肠道出血，消化不良，或有肝昏迷征兆时，就需要严格控制蛋白质糖类的摄取，过多的蛋白质，糖类，助热伤肝，生湿伤脾，增加肝脏负责，易诱生肝昏迷。肝硬化患者，对脂肪的消化吸收能力下降，应限制过高的摄入脂肪。应尽量选用植物性脂肪，以减轻肝脏负担。

（4）拟制冬季食用补方　乌鸡归参汤：冬季严寒适合温补，可用乌鸡归参汤，即用乌骨鸡一只，配合当归、党参或西洋参各适量，共煮，多喝汤少吃肉。乌骨鸡营养价值很高，常吃可以镇定安神，养颜扶正；当归养血和血；人参既能大补元气，又能益气生津，为各种虚证之要药，如有阴虚内热之象者（口干舌燥，手足心热，便秘溲赤）可用西洋参以养阴清热，益胃生津。关老用百分之五十的乌骨鸡粉，加上何首乌，枸杞子等多味中药创制十全乌鸡精，补而不助热，可用于各种肝脾肾虚之患者取得显著效果。

（5）饮食有节：任何食疗保健方法，仍应以个人生理实际所需为度，只要把握饮食有节的原则，不宜任意强加一套固定的食疗方法。人们的口味有所偏好，是由于生活的习惯，或反映出他身体需要该类食物。每一个人对酸、甜、苦、辣、咸等五味的要求都不一样，如果强迫他们去改变口味，反而导致消化吸收不良症状，要因人而宜，对任何食物都不可过与不及，只要坚持饮食有节的原则，就可吃出健康来。

关幼波养生床上八段锦

关老自行研创了"床上八段锦",可以在床上做调身运动。其步骤如下:每天早晨起床后盘腿坐在床头,首先双手搓三十次,再开始做以下脸部按摩动作:

(1)双手由眼角往耳际打圈子按摩三十次,这个动作对一些用眼过度造成的疲劳,有很好的缓解作用。

(2)双手搓热后,沿鼻梁由上往下来回搓动三十次,如此可以改善感冒所引起鼻塞现象,并可减少感冒的机会。

以上两项脸部按摩动作,对延缓鼻子、眼角处产生皱纹,也有一定缓解作用。

(3)脸部按摩结束后,闭眼捂耳朵做一紧一松的压放动作三十次。接着叩齿一百次,将积聚在口腔的唾液咽下,有固齿和调理脏腑的作用。

(4)双手搓热后,放在背后两肾部位揉搓三十下,可以改善下半部冷虚及腰背酸痛现象。

(5)盘腿静坐,双手握两膝盖,以尾椎为轴心从左至右,再由右至左打转各三十次。接着再前后摇荡三十次。这套柔软脊椎运动,可以有限度地改变中老年人常见的颈椎系统疾病。一个人老化的先兆,便是腰杆挺不起来,而静坐握膝前后摆荡的运动,便是调理督脉(脊背)的一种功法。

(6)最后是双手自胸前后两侧平伸,做一百次扩胸运动,以强化心肺活动机能。然后再澄心息虑静坐二十分钟,以腹式呼吸法调息。

关老虽八旬之躯,犹能耳聪目明,身心状况不输年青后者,赖以每天勤练这套平实无奇的养生运动,亦乐于向中高龄人士推荐。